珠海市第六次
国家卫生服务调查研究报告

An Analysis Report of the Sixth
National Health Services Survey in Zhuhai City

主　编　梅文华
副主编　方国伦　梁　渊
编　者　（按姓氏笔画排序）

王　贞　华中科技大学同济医学院公共卫生学院
王玛璠　华中科技大学同济医学院公共卫生学院
王晓宇　华中科技大学同济医学院公共卫生学院
王绪红　珠海市公立医院管理中心
方国伦　珠海市公立医院管理中心
叶贝珠　华中科技大学同济医学院公共卫生学院
乔淑琴　珠海市中西医结合医院
刘学文　珠海市公立医院管理中心
刘楠楠　华中科技大学同济医学院公共卫生学院
江　鸿　珠海市人民医院
李交研　华中科技大学同济医学院公共卫生学院
张　萍　珠海市公立医院管理中心
张　燕　珠海市妇幼保健院
张建端　华中科技大学同济医学院公共卫生学院
陈菊莲　珠海市公立医院管理中心
徐玉良　珠海市公立医院管理中心
梅文华　珠海市公立医院管理中心
龚言红　华中科技大学同济医学院公共卫生学院
梁　渊　华中科技大学同济医学院公共卫生学院
蒋红卫　华中科技大学同济医学院公共卫生学院
韩利萍　华中科技大学同济医学院公共卫生学院
韩慧楠　华中科技大学同济医学院公共卫生学院
蒙　衡　华中科技大学同济医学院公共卫生学院
雷　蕾　珠海市公立医院管理中心

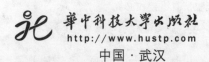

华中科技大学出版社
http://www.hustp.com
中国·武汉

内 容 简 介

本书分为五部分,包括珠海市第六次国家卫生服务调查概述、家庭健康调查、医务人员调查、机构调查、主要发现与建议。书后还附有关于开展珠海市第六次国家卫生服务调查工作的通知、珠海市第六次国家卫生服务调查实施方案等。

本书可供国内各级卫生健康行政管理部门工作者决策参考,还可作为高等院校公共卫生管理、护理、全科医学、社会学等相关专业的教师、研究生等的教材与科研参考书籍。

图书在版编目(CIP)数据

珠海市第六次国家卫生服务调查研究报告/梅文华主编.—武汉:华中科技大学出版社,2022.6
ISBN 978-7-5680-8141-2

Ⅰ.①珠… Ⅱ.①梅… Ⅲ.①卫生服务-调查报告-珠海 Ⅳ.①R197.1

中国版本图书馆 CIP 数据核字(2022)第 100486 号

珠海市第六次国家卫生服务调查研究报告
梅文华　主编
Zhuhai Shi Di-liu Ci Guojia Weisheng Fuwu Diaocha Yanjiu Baogao

策划编辑:余　雯	
责任编辑:余　雯　方寒玉	
封面设计:原色设计	
责任校对:王亚钦	
责任监印:周治超	
出版发行:华中科技大学出版社(中国·武汉)	电话:(027)81321913
武汉市东湖新技术开发区华工科技园	邮编:430223
录　　排:华中科技大学惠友文印中心	
印　　刷:武汉科源印刷设计有限公司	
开　　本:889mm×1194mm　1/16	
印　　张:18.25	
字　　数:562千字	
版　　次:2022年6月第1版第1次印刷	
定　　价:62.80元	

本书若有印装质量问题,请向出版社营销中心调换
全国免费服务热线:400-6679-118　　竭诚为您服务
版权所有　侵权必究

前言
Preface

国家卫生服务调查始于1993年,每5年开展一次,2018年开展的是第六次。国家卫生服务调查是我国政府了解居民卫生服务需要、需求和利用、居民健康及其影响因素以及居民对医疗服务的满意度等的主要信息来源,客观反映了卫生服务改革与发展所取得的主要成绩和存在的主要问题,可以为政府部门科学制定卫生事业发展规划提供参考依据和建议。

珠海市第六次国家卫生服务调查是广东省第六次国家卫生服务调查的重要组成部分,目的是围绕当前医药卫生体制改革的重点,分析珠海市卫生服务改革与发展所取得的主要成绩和面临的挑战,为珠海市人群健康和珠海市社会经济的发展提供重要决策依据。在完成国家和广东省规定的调查地区和样本的基础上,珠海市扩大了调查地区和样本,于2018年9月至10月在全市范围内开展了珠海市第六次国家卫生服务调查。

本次卫生服务调查包括三个方面:家庭健康调查(包括居民人口与社会经济学特征、居民卫生服务需要、居民卫生服务需求与利用、居民医疗保障、特殊人群卫生健康服务利用情况等)、医务人员调查(包括调查对象所属机构等级与性质、调查对象的社会人口特征和工作环境特征等)、机构调查(包括资源配置、收支情况与业务开展情况等)。调查在珠海市三个行政区(香洲区、斗门区、金湾区)和四个功能区(高新区、万山区、横琴新区、高栏港区)采取多阶段分层整群抽样方法抽取了调查样本点,共抽取7个区17个乡镇/街道39个样本村/居委会,共涉及2340个常住户,调查人口7425人;同时,在10家样本医院中随机抽取489名医务人员进行调查。

本研究报告分为五部分:第一部分为珠海市第六次国家卫生服务调查概述;第二部分为家庭健康调查;第三部分为医务人员调查;第四部分为机构调查;第五部分为主要发现与建议。

本次调查得到了市、区各相关部门和工作人员的高度重视和大力支持,从组织到实施的整个阶段实行了严格的质量控制,保证了调查的系统性、全面性、完整性和可靠性;同时,有关专家给予了宝贵的建议和意见,在此一并表示衷心的感谢。由于编写工作量较大,报告如有疏漏之处,还恳请各位专家、同仁和读者批评指正。

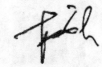

目录
Contents

第一部分 珠海市第六次国家卫生服务调查概述

2 第一章 调查概述
2 　　第一节 基本情况
4 　　第二节 质量控制
5 　　第三节 数据分析

第二部分 家庭健康调查

8 第二章 家庭健康调查概况
10 第三章 家庭健康调查基本特征
10 　　第一节 家庭的基本特征
13 　　第二节 调查人群的基本特征
18 　　第三节 调查人群的卫生服务可及性
20 　　第四节 本章小结
21 第四章 居民健康状况及卫生服务需要
21 　　第一节 健康相关生命质量
24 　　第二节 两周患病特征
29 　　第三节 慢性病患病特征
32 　　第四节 本章小结
34 第五章 居民医疗服务需求、利用及费用
34 　　第一节 两周患病治疗情况
41 　　第二节 住院服务利用情况
49 　　第三节 居民医疗服务费用情况
49 　　第四节 基本医疗保障与居民医疗服务需求、利用情况
51 　　第五节 本章小结
53 第六章 重点慢性病管理及健康影响因素
53 　　第一节 慢性病管理
58 　　第二节 健康相关行为
65 　　第三节 本章小结
67 第七章 卫生系统反应性及居民满意度
67 　　第一节 门诊服务满意度
70 　　第二节 住院服务满意度
74 　　第三节 本章小结

75	**第八章　孕产妇和儿童保健**
75	第一节　15~64岁妇女保健
79	第二节　6岁及以下儿童保健
81	第三节　本章小结
82	**第九章　老年人健康及卫生服务需要、需求、利用**
82	第一节　老年人基本特征
84	第二节　老年人基本健康状况与卫生服务需要
90	第三节　老年人卫生服务需求与利用
93	第四节　老年人社会支持
94	第五节　本章小结

第三部分　医务人员调查

96	**第十章　医务人员调查概况**
97	**第十一章　医务人员基本特征**
97	第一节　医务人员人口学特征
102	第二节　医务人员身心健康
104	第三节　本章小结
105	**第十二章　医务人员工作状况**
105	第一节　医务人员工作特征
109	第二节　医务人员工作环境
112	第三节　医务人员工作感受
120	第四节　医务人员工作态度
126	第五节　医务人员执业环境
131	第六节　医务人员感知变化
143	第七节　本章小结

第四部分　机构调查

146	**第十三章　机构调查概况**
147	**第十四章　机构基本特征**
147	第一节　调查地区基本特征
148	第二节　医疗卫生机构基本特征
149	第三节　本章小结
150	**第十五章　医院调查**
150	第一节　卫生资源与医疗服务
152	第二节　收入和支出
153	第三节　医改进展情况
154	第四节　本章小结

155	**第十六章 基层医疗卫生机构调查**
155	第一节 基本情况
156	第二节 卫生资源
158	第三节 收入和支出
159	第四节 业务开展情况
161	第五节 本章小结

第五部分 主要发现与建议

164	**第十七章 调查结果概要**
164	第一节 基本特征
164	第二节 家庭健康调查结果
170	第三节 医务人员调查结果
171	第四节 机构调查结果
173	**第十八章 发现与建议**
173	第一节 主要成就
174	第二节 问题与挑战
175	第三节 分析报告的局限性
175	第四节 政策建议

附录

178	附录A 关于开展珠海市第六次国家卫生服务调查工作的通知
180	附录B 珠海市第六次国家卫生服务调查实施方案
184	附录C 广东省卫生计生委办公室关于开展全省第六次国家卫生服务调查工作的通知
186	附录D 珠海市第六次国家卫生服务调查家庭健康询问样本住户的抽取方法
189	附录E 家庭健康询问调查样本住户抽样操作表
190	附录F 家庭健康调查表
206	附录G 医务人员调查表
214	附录H 全国第六次卫生服务调查县(市、区)级基本情况调查表
216	附录I 全国第六次卫生服务调查县(市、区)级医院调查表
221	附录J 全国第六次卫生服务调查社区卫生服务中心、乡镇/街道卫生院调查表
227	附录K 珠海市第六次国家卫生服务调查工作人员名单
230	附录L 珠海市第六次国家卫生服务调查分析结果表

第一部分

珠海市第六次国家卫生服务调查概述

第一章 调查概述

第一节 基本情况

一、调查目的

国家卫生服务调查是我国卫生和计划生育调查制度的重要组成部分,是政府掌握城乡居民健康状况及其卫生服务需求与利用特征以及卫生服务供方(包括医务人员和医疗卫生机构)特征的主要手段。该制度始于1993年,每5年开展一次,2018年开展的是第六次。

珠海市第六次国家卫生服务调查是广东省第六次国家卫生服务调查的组成部分,在完成国家和广东省规定的调查地区和样本的基础上,珠海市扩大了调查地区和样本,其目的一方面是为珠海市人群健康服务,另一方面是为珠海市经济社会发展服务,具体包括以下三个方面。

(1)了解珠海市居民卫生服务需要、需求与利用的基本特征,了解医务人员工作状况与医疗卫生机构的资源分布情况,分析珠海市卫生服务改革与发展所取得的主要成绩和存在的主要问题,为政府部门制定卫生事业发展规划,特别是卫生资源的配置与卫生服务供求关系的调整及卫生行政的科学管理等提供参考和建议。

(2)分析珠海市居民健康状况的影响因素,分析其与经济社会发展之间的关系,为保障珠海市社会生产力的可持续发展提供参考和建议。

(3)为珠海市后续相关调查及分析比较提供参考。

二、调查内容

根据国家及广东省第六次国家卫生服务调查的总体部署,调查内容包括以下三个方面。

(1)家庭健康调查:国家卫生服务调查的重点。调查内容主要包括:居民人口与社会经济特征;居民卫生服务需要;居民卫生服务需求与利用;居民医疗保障;妇女、儿童、老年人等重点人群卫生服务利用情况等。

(2)医务人员调查:调查对象所属机构(服务机构)的等级与性质、地域分布;调查对象的社会人口特征,如性别、年龄、文化程度、婚姻状况、执业情况等。

(3)机构调查:调查的对象包括市级、区级和基层医疗卫生机构,调查的内容包括人员情况、设备配置、卫生服务与经费投入、收支管理方式、收支情况与业务开展情况等。

三、调查方法

1. 家庭健康调查

(1)调查对象。

家庭健康调查的对象为所抽中样本住户的实际人口(凡居住并生活在一起的家庭成员和其他人,或单身居住、生活的,均作为一个住户)。

(2)调查时间。

调查时间为2018年9月至10月。

(3) 抽样方法。

采用多阶段分层整群抽样的方法获取调查对象,纳入本次调查范围的是珠海市三个行政区(香洲区、斗门区、金湾区)和四个功能区(高新区、万山区、横琴新区、高栏港区)。按人口标识,在香洲区抽取4个乡镇/街道,斗门区抽取5个乡镇/街道,金湾区抽取2个乡镇/街道,高新区抽取1个乡镇/街道,横琴新区抽取1个乡镇/街道,高栏港区抽取2个乡镇/街道,万山区抽取2个乡镇/街道,全市共抽取17个乡镇/街道。村/居委会样本点原则上与第五次国家卫生服务调查保持一致,但样本住户需重新抽取。

每个乡镇/街道根据实际情况分别抽取2~4个村/居委会,每个村/居委会随机抽取60户为样本住户,在样本住户抽样完成后,再随机抽取10户为候补调查户。

本次调查实际覆盖7个区、17个乡镇/街道、39个村/居委会,共涉及2340个常住户,调查人口7425人(表1-1-1)。

表1-1-1 家庭健康调查样本来源

区域名称	乡镇/街道样本	村/居委会样本	平均家庭户数	合计
行政区				
香洲区	4	2.5	60	600
斗门区	5	2	60	600
金湾区	2	2	60	240
功能区				
高新区	1	4	60	240
万山区	2	2	60	240
横琴新区	1	3	60	180
高栏港区	2	2	60	240
全市	17	39		2340

(4) 调查工具与方法。

本次调查采用第六次国家卫生服务调查的家庭健康调查表,由家庭一般情况调查表、家庭成员个人情况调查表(包括个人基本情况、健康行为与状况、调查前两周内病伤情况、调查前一年内住院情况等)、15~64岁女性调查表、6岁及以下儿童调查表和60岁及以上老年人调查表组成。

本次调查采用入户询问的方法进行家庭健康调查资料收集。家庭健康调查设置调查指导员和调查员,调查指导员负责调查的组织、指导、检查及验收工作,调查员负责入户调查。经过培训后合格的调查员按调查表的项目对调查户的所有成员逐一进行询问。

2. 机构及医务人员调查

(1) 调查对象。

机构调查包括区级基本情况调查和医疗卫生服务机构调查(包括社区卫生服务中心和乡镇卫生院在内的基层医疗卫生机构调查以及医院调查)。医务人员指所属医疗卫生服务机构的医护人员等。

(2) 调查时间。

调查时间为2018年9月至10月。

(3) 抽样方法。

①机构样本来源。

市区级医疗卫生机构包括:香洲区的中山大学附属第五医院、广东省中医院珠海医院、珠海市人民医院、珠海市中西医结合医院、香洲区人民医院;斗门区的遵义医学院第五附属(珠海)医院(现遵义医科大学第五附属(珠海)医院)、珠海市斗门区侨立中医院;金湾区的广东省人民医院珠海医院(珠海市金湾中心医院);高新区的珠海高新技术产业开发区人民医院(广东省第二人民医院珠海医院);高栏港区的珠海市第五人民医院(珠海市平沙医院)。

基层医疗卫生机构包括样本乡镇/街道中的所有乡镇卫生院和社区卫生服务中心。

②医务人员样本来源。

医院医护人员的样本来自10间医院,分别是香洲区的中山大学附属第五医院、广东省中医院珠海医院、珠海市人民医院、珠海市中西医结合医院、香洲区人民医院;斗门区的遵义医学院第五附属(珠海)医院、珠海市斗门区侨立中医院;金湾区的广东省人民医院珠海医院(珠海市金湾中心医院);高新区的珠海高新技术产业开发区人民医院(广东省第二人民医院珠海医院);高栏港区的珠海市第五人民医院(珠海市平沙医院)。

在以上10个样本医院中随机抽取临床医生20名、护理人员10名。全院所有临床科室均要抽到且样本随机抽取要求职称分布均匀,兼顾高、中、初级职称人员。

基层医疗卫生机构医护人员的样本来自机构调查的样本。在每所样本社区卫生服务中心、乡镇卫生院中随机抽取临床医生5名、护理人员3名、防保人员2名。如机构人员数不满足样本量时,按实际人数进行调查。

(4)调查工具与方法。

机构及医务人员调查采用第六次国家卫生服务调查的相应调查表。

机构及医务人员调查采用自填问卷的方式收集资料,问卷填写设置调查指导员和调查员,调查指导员负责调查的组织、指导、检查及验收工作。经过培训后合格的调查员按调查表的项目为调查对象提供咨询和指导。

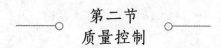

第二节 质量控制

为保证调查的系统性、全面性、完整性和可靠性,必须对调查的每一个环节实行严格的质量控制,将质量控制贯穿于调查的全过程,包括调查方案设计阶段的质量控制、调查员选择与培训阶段的质量控制、现场调查阶段的质量控制、资料整理阶段的质量控制等。

一、调查方案设计

本次调查以广东省第六次国家卫生服务调查方案为基础,遵循科学可行的原则,严格按照国家方案方法实施。

二、调查员的选择与培训

调查员和调查指导员是从事社会调查的主要力量。调查员是调查的实施者,调查人员的素质直接影响到调查结果的质量。由于调查内容主要关于健康、疾病与卫生服务,因此要求选择愿意从事调查工作、诚实认真、勤奋负责、谦虚、有耐心并具备一定工作与沟通能力的相关卫生人员作为调查员,这些调查员必须经过严格正规的统一培训。

培训目的是让调查员明确本次调查的目的、意义、原则和调查的主要内容,系统学习调查问卷和调查员手册,明确调查要求和现场调查工作纪律,以保证调查工作的顺利实施和调查结果的质量把控。

三、现场调查分工与组织保证

调查员和调查指导员必须严格按照"国家卫生服务调查调查人员职责及现场工作准则"的要求开展工作。现场调查过程组织专人进行现场督导,确保调查工作的高效、有序进行。

四、信息核对、复查与数据录入

一审:现场入户调查过程中,在每户调查完毕之后,调查员在现场当即进行查漏补缺,完成一审。

二审:每个乡镇/街道的调查指导员当天要对完成调查的每户问卷进行逐项审核,保证每份调查表的完整性和准确性,发现问题要求对应的调查员第二天返回住户补充更正,完成二审。

复核:每个县(区)设立质量考核小组,调查完成后进行复查考核,在已完成户数中随机抽取10%,通过电话或再入户的方式对已完成的调查表进行重新询问,复核结果完成后,与原调查结果进行对比,观察符合率,完成复核。

数据录入:各调查样本点将审核无误的调查表收齐后,在数据录入前对所有参与录入的成员进行统一培训,使用统一的录入软件进行数据录入。

五、质量检验评价

调查资料的质量可以通过数据内部的逻辑关系来评价。为评价调查质量,检验资料的准确性和一致性,本次使用玛叶指数来比较调查结果。

玛叶指数理论原理:假设在一个不存在任何数据偏性的人口中,以0~9中的任何一个数字结尾的年龄别人口数,应该占总人口的十分之一。实际人口年龄分布与理论分布差数的绝对值之和,就是玛叶指数。玛叶指数的取值范围为0~99,0表示实际数据严格符合理论分布,没有任何堆积现象,99表示该人群年龄都是同一个数字结尾,数据存在严重偏性。一般情况下,由于各年龄组均存在死亡、迁移等现象且各年龄组死亡概率、迁移率均不一致,实际人口年龄分布与理论分布有差别。但玛叶指数不能大于60,大于60则认为该数据存在严重年龄偏性,即堆积现象。玛叶指数越小,数据的质量越好。本次家庭健康调查的玛叶指数为3.70,说明调查结果无年龄偏好,符合理论分布。具体见表1-2-1。

表1-2-1　2018年珠海市第六次国家卫生服务调查家庭健康调查人口玛叶指数计算表

年龄结尾数字	10~99岁			20~99岁				Pi/(%)	与10%的离差绝对值
	总和	权重		总和	权重				
	(1)	(2)	(3)	(4)	(5)	(6)	(7)	(8)	
0	656	1	656	569	9	5121	5777	9.40	0.60
1	674	2	1348	587	8	4696	6044	9.84	0.16
2	658	3	1974	599	7	4193	6167	10.04	0.04
3	695	4	2780	640	6	3840	6620	10.78	0.78
4	639	5	3195	576	5	2880	6075	9.89	0.11
5	693	6	4158	644	4	2576	6734	10.96	0.96
6	630	7	4410	592	3	1776	6186	10.07	0.07
7	574	8	4592	540	2	1080	5672	9.23	0.77
8	611	9	5499	572	1	572	6071	9.88	0.12
9	609	10	6090	577	0	0	6090	9.91	0.09
总计	6439			5896			61436		3.70

注:(3)=(1)×(2);(6)=(4)×(5);(7)=(3)+(6)。

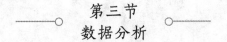

第三节　数据分析

一、基本原则

根据调查研究的目的,数据分析拟按如下原则进行。

(1) 目标导向的原则:分析报告的设计要紧密围绕其目的来展开,从需方角度来分析珠海市卫生服务的成绩与问题,以提供相应的科学数据和建议。

(2) 博采广询的原则:在分析报告设计思路、统计分析、成果应用与推广等方面征求相关专家的意见和建议。

(3) 易于比较的原则:包括两个方面,一是与全国以及广东省第五次国家卫生服务调查数据的比较;二是与珠海市第五次国家卫生服务调查数据的比较。因此,在方案设计时需要借鉴和参考既往的相关工作。

(4) 简洁明了的原则:考虑到国家卫生服务调查指标的全面性与数据的复杂性,为节约决策者和管理者的时间,提高工作效率,分析报告的设计与呈现在内容上要重点突出(目标导向),在形式上要简洁明了。

二、分层方法

虽然国家及广东省卫生服务调查分析考虑到城乡二元经济结构的差异,但结合珠海市城乡经济结构的特点,本次分析没有采用城乡分层。

考虑到珠海市行政区划的特点,本报告拟按七个区进行分层(分组),即三个行政区(香洲区、斗门区、金湾区)和四个功能区(高新区、万山区、横琴新区、高栏港区)。

三、描述性分析

(1) 现况描述:家庭健康调查结果包括总体情况、不同地区、不同人口学特征下居民的健康状况(卫生服务需要)及其需求与利用情况的描述。此外,拟根据机构调查及医务人员调查的结果进行相关描述性分析。

(2) 专题分析:拟对主要慢病人群、妇女儿童人群、老年人群以及不同医疗保险参保人群之间的卫生服务利用状况以及医疗费用与经济风险进行专题分析。

(3) 变化趋势分析:拟将本次即珠海市第六次国家卫生服务调查中家庭健康调查的结果与珠海市、广东省以及全国第五次国家卫生服务调查的数据结果分别进行比较,以分析不同地区、不同人口学特征下居民的卫生服务需要、需求与利用及其影响因素的变化趋势等。

第二部分
家庭健康调查

第二章 家庭健康调查概况

一、调查目的

珠海市第六次家庭健康调查是为了全面了解珠海市居民健康状况,卫生服务需要、需求与利用,卫生系统反应以及居民对医疗卫生服务的满意度等内容而开展的一项入户调查。调查的主要目的是客观反映卫生改革与发展的成就与问题,分析并预测未来卫生服务供需变化的趋势,客观评价卫生改革政策效果,并将信息提供给各级管理部门和全社会,为当地政府科学合理制定符合国家要求和珠海市实际的卫生事业发展规划提供科学依据。本次家庭健康调查的具体目的如下。

(1) 了解城乡居民卫生服务需要、需求与利用的水平和特点,分析卫生服务供需变化趋势及其影响因素,为进一步客观评价卫生改革政策效果、合理配置卫生资源提供依据。

(2) 了解各区不同医疗保障制度的覆盖水平,分析不同医疗保障类型居民医疗服务的利用情况及费用,掌握其对减轻居民医疗经济负担的作用,为进一步完善医疗保障制度提供依据。

(3) 了解居民对医疗卫生服务的满意度,分析其影响因素,为评价卫生改革政策效果、进一步改善卫生服务的公平性及可及性提供依据。

(4) 了解重点特殊人群卫生服务利用情况,分析其主要卫生状况、卫生服务需要情况及对卫生服务的特殊需求和在利用卫生服务过程中的障碍,为进一步健全卫生服务体系提供依据。

二、调查内容

家庭健康调查是本次调查的核心内容,主要内容包括以下五个方面。

(1) 居民人口与社会经济特征。

(2) 居民对医疗卫生服务的需要、需求与利用情况:居民自我健康评价、两周患病及慢性病患病情况、两周治疗情况、住院情况以及居民医疗服务费用等。

(3) 居民基本医疗保障:不同医疗保障类型的覆盖率、补偿范围与补偿水平、不同医疗保险居民医疗服务的利用情况等。

(4) 居民的满意度情况:对医疗服务系统及医疗服务提供过程和结果的满意度。

(5) 妇女、儿童、老年人等重点人群的卫生服务需要、需求与利用情况。

三、调查方法

样本来源为分层整群随机抽样,调查对象是抽取的家庭成员,并按一定的年龄和性别进行询问;采用入户询问的方法收集资料。

四、分析方法

采用现况描述和分层分析。另外,针对调查的部分指标结合珠海市、广东省及全国第五次国家卫生服务调查的数据,与珠海市第六次国家卫生服务调查的数据进行对比分析。

五、报告内容

家庭健康调查报告共七部分内容:家庭健康调查基本特征,描述了调查家庭一般情况、调查人口基本特征及卫生服务可及性;居民健康状况及卫生服务需要,介绍了10岁及以上居民健康相关生命质量、居民两周患病情况和15岁及以上居民慢性病患病情况;居民医疗服务需求、利用及费用,分析了居民门诊和住院服务利用的特点及医疗服务费用；重点慢性病管理及健康影响因素，描述了居民高血压、糖尿病等慢性病管理情况及居民健康体检、吸烟、饮酒、体育锻炼等与健康相关的行为与生活方式；卫生系统反应性及居民满意度，通过患者对门诊及住院服务的满意度来反映居民对医疗服务系统及医疗服务过程和结果总体的满意度；孕产妇和儿童保健，描述了15~64岁女性健康检查和生育情况、孕产期保健、分娩及费用以及6岁及以下儿童健康体检率、计划免疫情况等；老年人健康及卫生服务需要、需求、利用，分析了60岁及以上老年人一般基本情况、基本健康状况、卫生服务需要、需求与利用及社会支持情况等。

第三章 家庭健康调查基本特征

本章通过对调查对象的家庭基本生活设施及收入与支出等的分析来了解其家庭的基本特征;通过对调查对象的性别、年龄、文化、婚姻、就业等人口统计学信息的分析来了解人口与社会经济特征;通过对就医距离与时间及医疗保险覆盖情况的分析来了解卫生服务的可及性。

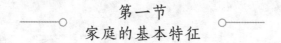

第一节 家庭的基本特征

一、调查样本与家庭规模

本次调查涵盖珠海市7个区,17个乡镇/街道,39个村/居委会,2340个住户,共调查7425人。

分析结果显示,调查居民家庭平均人口为3.17人,其中斗门区家庭平均人口最多,平均每户3.58人,其次是横琴新区,平均每户3.44人;家庭平均人口最少的是万山区,平均每户2.45人,其次是香洲区,平均每户2.87人(表3-1-1)。

表3-1-1 居民健康询问调查范围和家庭规模

	合计	行政区			功能区			
		香洲区	斗门区	金湾区	高新区	万山区	横琴新区	高栏港区
样本区/个	7							
样本户数/户	2340	600	600	240	240	240	180	240
样本人口/人	7425	1721	2149	821	741	589	619	785
户均人口/人	3.17	2.87	3.58	3.42	3.09	2.45	3.44	3.27

与珠海市第五次国家卫生服务调查(2013年)的结果相比,珠海市2018年的户均人口减少了,且低于广东省2013年的户均人口(3.4人),但高于全国2013年的户均人口(2.9人)(表3-1-2)。

表3-1-2 户均人口的比较

	第六次(2018年)国家卫生服务调查	第五次(2013年)国家卫生服务调查		
	珠海市	珠海市	广东省	全国
户均人口/人	3.17	3.3	3.4	2.9

二、家庭收入及支出

1. 家庭收支构成

分析结果显示,平均每户每年的总收入为12.53万元,平均每户每年的总支出为7.35万元,其中平均每户每年总收入最高的是横琴新区,为26.05万元,其次是香洲区,为14.38万元;最低的是斗门区,为9.05万元,其次是高栏港区,为9.28万元。平均每户每年总支出与其平均每户每年总收入相似,最高的是横琴新区,为9.69万元,其次是香洲区,为8.88万元;最低的是斗门区,为5.28万元,其次是高栏港区,为 6.02 万元。

本次调查将家庭消费支出划分为食品支出(包括购买食品和饮食服务)、医疗支出(包括购买医疗器械、药品及医疗服务)、保健支出(包括购买保健器具、用品及服务)。其中平均每户每年的食品支出占居民消费总支出的 46.64%,平均每户每年的医疗支出占居民消费总支出的 9.62%,平均每户每年的保健支出占居民消费总支出的 2.05%。各区之间的差异见表 3-1-3。

表 3-1-3 调查家庭的收支情况构成

区域范围	平均每户每年总收入/元	平均每户每年总支出/元	食品支出		医疗支出		保健支出	
			均值/元	占比/(%)	均值/元	占比/(%)	均值/元	占比/(%)
合计	125328.31	73478.84	34272.09	46.64	7065.39	9.62	1508.66	2.05
行政区								
香洲区	143761.31	88789.61	39584.83	44.58	9296.80	10.47	2922.72	3.29
斗门区	90477.73	52827.05	27038.80	51.18	5457.56	10.33	636.27	1.20
金湾区	105290.13	80707.63	39487.75	48.93	5708.86	7.07	1129.04	1.40
功能区								
高新区	113074.72	74382.05	31933.68	42.93	4117.40	5.54	891.03	1.20
万山区	129824.08	74379.67	28308.25	38.06	8226.48	11.06	1674.57	2.25
横琴新区	260533.69	96934.36	53488.43	55.18	7966.26	8.22	1517.61	1.57
高栏港区	92764.23	60206.97	27747.81	46.09	7974.18	13.24	979.83	1.63

2. 家庭人均年收入与年消费支出

分析结果显示,调查家庭人均年收入为 4.32 万元,其中最高的是横琴新区,为 6.38 万元,其次为香洲区,为 5.74 万元;最低的是斗门区,为 2.74 万元,其次是高栏港区,为 3.18 万元。

2018 年珠海市居民家庭人均年支出 2.61 万元,其中最多的是香洲区,为 3.52 万元,其次为万山区,为 3.28 万元;最少的是斗门区,为 1.61 万元,其次是高栏港区,为 2.08 万元(表 3-1-4)。

表 3-1-4 调查家庭人均年收入和人均年支出　　　　　　　　　　　　　　　(单位:元)

	合计	行政区			功能区			
		香洲区	斗门区	金湾区	高新区	万山区	横琴新区	高栏港区
人均年收入	43232.83	57370.32	27379.90	33326.56	40000.85	56660.40	63843.71	31773.94
人均年支出	26135.85	35235.32	16051.83	25943.67	26588.77	32846.10	27223.38	20810.62

三、改水改厕情况

饮用水、卫生厕所等是公共卫生和疾病控制的重要环节。调查结果显示,2018 年调查地区住户中,居民生活饮用水以自来水为主,饮用集中净化处理的自来水的家庭比例达到 94.32%,其中最高的是高新区,为 98.75%,最低的是万山区,为 82.50%(表 3-1-5)。

表 3-1-5 调查家庭生活饮用水类型　　　　　　　　　　　　　　　(单位:%)

饮用水类型	合计	行政区			功能区			
		香洲区	斗门区	金湾区	高新区	万山区	横琴新区	高栏港区
集中净化处理的自来水	94.32	95.50	97.67	92.92	98.75	82.50	92.78	92.92
受保护的井水或泉水	3.63	2.17	0.33	4.17	1.25	16.67	7.22	1.67
不受保护的井水或泉水	1.45	0.83	2.00	2.92	0.00	0.00	0.00	4.17

续表

饮用水类型	合计	行政区			功能区			
		香洲区	斗门区	金湾区	高新区	万山区	横琴新区	高栏港区
收集雨水	0.04	0.00	0.00	0.00	0.00	0.42	0.00	0.00
江河湖泊沟塘水	0.00	0.00	0.00	0.00	0.00	0.00	0.00	0.00
其他水源	0.56	1.50	0.00	0.00	0.00	0.42	0.00	1.25

另外,调查地区住户使用水冲式卫生厕所的比例为97.52%,各个区调查住户使用水冲式卫生厕所的比例均超过90%(表3-1-6)。

表 3-1-6 调查家庭使用厕所类型 (单位:%)

厕所类型	合计	行政区			功能区			
		香洲区	斗门区	金湾区	高新区	万山区	横琴新区	高栏港区
水冲式卫生厕所	97.52	99.67	97.17	95.42	100.00	96.67	100.00	91.67
水冲式非卫生厕所	1.67	0.33	1.83	4.58	0.00	3.33	0.00	2.92
卫生旱厕	0.64	0.00	0.33	0.00	0.00	0.00	0.00	5.42
非卫生旱厕	0.00	0.00	0.00	0.00	0.00	0.00	0.00	0.00
公厕	0.13	0.00	0.50	0.00	0.00	0.00	0.00	0.00
无厕所	0.00	0.00	0.00	0.00	0.00	0.00	0.00	0.00
其他	0.04	0.00	0.17	0.00	0.00	0.00	0.00	0.00

四、贫困或低保户家庭

1. 贫困户和低保户比例

分析结果显示,在所调查的家庭中,贫困户所占的比例为0.98%,低保户所占的比例为1.20%。在所调查的7个区中,贫困户和低保户占比最高的都是斗门区,分别达到2.83%和3.67%。另外,在本次调查的住户中,香洲区和横琴新区没有贫困户和低保户(表3-1-7)。

表 3-1-7 调查住户中贫困户和低保户比例 (单位:%)

区域范围	贫困户		低保户	
	是	否	是	否
合计	0.98	99.02	1.20	98.80
行政区				
香洲区	0.00	100.00	0.00	100.00
斗门区	2.83	97.17	3.67	96.33
金湾区	1.25	98.75	0.83	99.17
功能区				
高新区	0.42	99.58	0.42	99.58
万山区	0.00	100.00	0.42	99.58
横琴新区	0.00	100.00	0.00	100.00
高栏港区	0.83	99.17	0.83	99.17

2. 致困原因

根据调查居民提供的信息,除去没有贫困户和低保户的香洲区和横琴新区,从其他5个区来看,总体上造成贫困户或低保户较主要的致困原因依次是劳动力不足(53.33%)、疾病损伤影响劳动力

(20.00%)、治疗疾病的花费高(13.33%)(表3-1-8)。

表3-1-8 调查住户中贫困户或低保户致困原因构成 (单位:%)

致困原因	合计	行政区			功能区			
		香洲区	斗门区	金湾区	高新区	万山区	横琴新区	高栏港区
疾病损伤影响劳动力	20.00		9.09	25.00	100.00	0.00		100.00
劳动力不足	53.33		63.64	25.00	0.00	100.00		0.00
治疗疾病的花费高	13.33		13.64	25.00	0.00	0.00		0.00
其他	13.33		13.64	25.00	0.00	0.00		0.00

另外,与广东省第五次国家卫生服务调查中相应数据比较,珠海市第六次国家卫生服务调查结果显示住户中贫困户或低保户致困原因构成变化明显,即主要原因不再是"因病致贫",而是"劳动力不足"(占53.33%);与珠海市第五次国家卫生服务调查结果比较可知,"劳动力不足"原因的占比增加。(表3-1-9)。

表3-1-9 住户贫困户或低保户致困原因构成变化情况 (单位:%)

致困原因	第六次(2018年)国家卫生服务调查	第五次(2013年)国家卫生服务调查		
	珠海市	珠海市	广东省	全国[#]
疾病损伤影响劳动力	20.00	35.90	32.50	
劳动力不足	53.33	35.90	25.10	
治疗疾病的花费高	13.33	2.60	10.20	
其他	13.33	25.70	32.20	

注:[#]表示数据缺失。

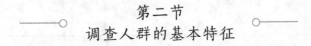

第二节 调查人群的基本特征

一、性别构成

调查人群中,男性占49.99%,女性占50.01%,男女性别比为1.00∶1。其中,斗门区、高新区、万山区和高栏港区这4个区调查的人口中男性多于女性,男女性别比分别为1.02∶1,1.02∶1,1.07∶1和1.03∶1;香洲区、金湾区和横琴新区这3个区调查的人口中男性少于女性,男女性别比分别为0.95∶1,0.96∶1和0.98∶1(表3-2-1)。

表3-2-1 调查人口性别构成和性别比

项目	合计	行政区			功能区			
		香洲区	斗门区	金湾区	高新区	万山区	横琴新区	高栏港区
男/(%)	49.99	48.69	50.58	49.09	50.61	51.61	49.60	50.70
女/(%)	50.01	51.31	49.42	50.91	49.39	48.39	50.40	49.30
男女性别比	1.00	0.95	1.02	0.96	1.02	1.07	0.98	1.03

分别对比珠海市第六次国家卫生服务调查与珠海市、广东省及全国第五次国家卫生服务调查的人口性别构成,数据表明性别构成的差异不大且相对均衡,结果见表3-2-2。

表 3-2-2 调查人口的性别构成和性别比变化情况

项目	第六次(2018 年)国家卫生服务调查	第五次(2013 年)国家卫生服务调查		
	珠海市	珠海市	广东省	全国
男/(%)	49.99	50.3	50.8	49.5
女/(%)	50.01	49.7	49.2	50.5
男女性别比	1.00	1.01	1.03	0.98

二、年龄构成

调查地区人口年龄结构呈现老龄化的特征,65 岁及以上人口占调查人口总数的 12.55%,按照 65 岁及以上人口的比例超过 7% 作为老龄化社会的标准(国际标准),珠海市已经进入了人口老龄化社会。其中,斗门区 65 岁及以上人口所占比例最高,达 15.36%,横琴新区 65 岁及以上人口所占比例最低,为 8.56%(表 3-2-3)。

表 3-2-3 调查人口年龄构成   (单位:%)

年龄	合计	行政区			功能区			
		香洲区	斗门区	金湾区	高新区	万山区	横琴新区	高栏港区
0～4 岁	7.15	5.87	7.26	8.28	7.15	3.74	9.21	9.43
5～14 岁	10.86	11.45	11.03	10.48	15.25	3.90	11.63	9.94
15～24 岁	6.86	7.21	7.03	8.04	5.40	3.90	8.24	6.88
25～34 岁	15.81	14.06	15.40	16.32	17.00	12.05	20.84	17.96
35～44 岁	15.19	17.26	12.52	16.44	17.54	22.41	14.05	9.94
45～54 岁	18.06	18.30	14.70	17.78	17.68	31.24	17.45	17.96
55～64 岁	13.52	13.36	16.71	12.30	8.50	11.04	10.02	15.80
65 岁及以上	12.55	12.49	15.36	10.35	11.47	11.71	8.56	12.10

与珠海市、广东省及全国第五次国家卫生服务调查的人口年龄构成相比,珠海市第六次国家卫生服务调查的 0～4 岁人口比例(7.15%)明显高于珠海市、广东省及全国第五次国家卫生服务调查的 0～4 岁人口比例(分别是 5.6%、5.8% 和 5.7%),在一定程度上揭示了计划生育政策对出生人口具有促进作用(表 3-2-4)。

表 3-2-4 调查人口年龄构成的变化情况   (单位:%)

年龄	第六次(2018 年)国家卫生服务调查	第五次(2013 年)国家卫生服务调查		
	珠海市	珠海市	广东省	全国
0～4 岁	7.15	5.6	5.8	5.7
5～14 岁	10.86	8.4	10.4	10.3
15～24 岁	6.86	12.6	13.8	9.3
25～34 岁	15.81	17.5	14.0	11.6
35～44 岁	15.19	15.5	14.3	15.1
45～54 岁	18.06	15.1	15.0	17.0
55～64 岁	13.52	14.0	13.9	16.6
65 岁及以上	12.55	11.3	12.8	14.5

三、调查人口年龄结构的性别差异

分析结果显示,在调查人口中,24岁及以下人群的男性所占的比例均高于女性。25~34岁、35~44岁、55~64岁、65岁及以上人群中男性所占比例分别为15.41%、15.01%、13.12%和12.12%,都低于女性的16.21%、15.38%、13.92%和12.98%(表3-2-5,图3-2-1)。

表3-2-5 调查人口年龄结构的性别差异 (单位:%)

年龄	性别	
	男	女
0~4岁	7.52	6.79
5~14岁	11.37	10.34
15~24岁	7.38	6.33
25~34岁	15.41	16.21
35~44岁	15.01	15.38
45~54岁	18.08	18.04
55~64岁	13.12	13.92
65岁及以上	12.12	12.98

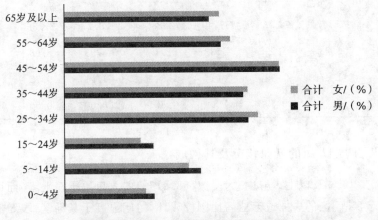

图3-2-1 调查人口年龄结构的性别差异

四、6岁及以上调查人口的文化程度及其构成

本次调查地区的6岁及以上的人群中,初中及以下学历者所占比例为60.90%,高中/技工学校、中专、大专、本科及以上学历者所占比例分别为15.74%、6.27%、9.61%和7.47%,调查人口普遍是初中及以下学历者。按地区比较,万山区初中及以下学历者占比最多,达78.90%;香洲区调查居民的文化程度较高,大专及以上学历者占比最多,达33.90%(表3-2-6)。

表3-2-6 6岁及以上调查人口的文化程度构成 (单位:%)

文化程度	合计	行政区			功能区			
		香洲区	斗门区	金湾区	高新区	万山区	横琴新区	高栏港区
没上过学	5.66	2.06	8.41	4.69	4.14	7.98	4.17	8.03
小学	25.98	16.01	35.10	24.66	23.63	29.79	24.68	24.82

续表

文化程度	合计	行政区			功能区			
		香洲区	斗门区	金湾区	高新区	万山区	横琴新区	高栏港区
初中	29.26	19.51	29.14	31.77	34.86	41.13	28.86	34.58
高中/技工学校	15.74	21.39	13.60	16.49	13.88	10.11	13.25	16.36
中专	6.27	7.13	4.84	8.31	6.65	3.55	8.53	6.17
大专	9.61	15.01	5.76	9.92	10.64	4.96	13.25	7.60
本科及以上	7.47	18.89	3.16	4.16	6.20	2.48	7.26	2.44

五、10岁及以上调查人口的婚姻状况及其构成

本次调查的10岁及以上的人群中,已婚者所占比例达到75.07%,丧偶者所占的比例为5.23%;在调查的7个区中,婚姻状况为丧偶者所占比例最高的是斗门区,比例为7.53%(表3-2-7)。

表3-2-7 10岁及以上调查人口的婚姻状况构成 (单位:%)

婚姻状况	合计	行政区			功能区			
		香洲区	斗门区	金湾区	高新区	万山区	横琴新区	高栏港区
未婚	18.08	19.52	19.81	18.39	20.19	7.41	18.39	16.24
已婚	75.07	74.19	71.74	72.28	73.77	87.88	78.54	77.24
丧偶	5.23	3.97	7.53	5.94	4.93	3.98	2.30	4.55
离婚	1.37	1.99	0.91	1.84	1.11	0.72	0.77	1.97
其他	0.25	0.33	0.00	1.56	0.00	0.00	0.00	0.00

六、10岁及以上调查人口的就业状况及其构成

调查结果显示,在10岁及以上人群中,大多数(58.81%)的人口属于在业者,而15.67%的被调查者处于失业或无业状态,斗门区的失业或无业者比例(25.18%)明显高于其他区(表3-2-8)。

表3-2-8 10岁及以上调查人口的就业状况构成 (单位:%)

就业状况	合计	行政区			功能区			
		香洲区	斗门区	金湾区	高新区	万山区	横琴新区	高栏港区
在业	58.81	56.32	56.94	61.67	59.94	75.95	55.56	53.87
离退休	16.87	25.35	9.26	17.26	15.26	11.03	15.71	25.80
在校学生	8.65	10.13	8.61	9.19	10.81	1.99	10.54	6.83
失业	2.90	2.05	3.01	3.25	1.59	0.90	4.41	5.92
无业	12.77	6.15	22.17	8.63	12.40	10.13	13.79	7.59

七、10岁及以上调查人口的职业类型及其构成

调查结果显示,在10岁及以上人群中,职业类型为职员和工人的占比相对较多,分别为22.80%和20.21%,现役军人所占的比例最低,为0.04%(表3-2-9)。

表 3-2-9　10岁及以上调查人口的职业类型构成　　　　　　　　　　　　　　（单位:%）

职业类型	合计	行政区			功能区			
		香洲区	斗门区	金湾区	高新区	万山区	横琴新区	高栏港区
国家公务员	2.28	5.02	1.38	1.08	2.11	1.04	1.88	0.76
专业技术人员	9.81	16.45	7.32	6.63	13.32	2.08	7.26	9.14
职员	22.80	32.17	13.17	28.85	28.75	16.42	28.23	13.52
企业管理人员	4.64	10.62	1.54	4.84	4.44	2.49	1.08	2.29
工人	20.21	10.94	30.41	22.04	26.43	4.99	12.10	30.29
农民	9.64	1.22	18.13	7.89	3.59	2.29	8.87	24.19
现役军人	0.04	0.08	0.08	0.00	0.00	0.00	0.00	0.00
自由职业者	9.58	7.46	12.36	9.32	5.07	19.54	8.33	4.19
个体经营者	13.75	8.35	10.89	13.44	15.22	38.05	18.28	6.67
其他	7.24	7.70	4.72	5.91	1.06	13.10	13.98	8.95

八、调查人口的户口性质及其构成

调查结果显示,农业和非农业户口者所占比例分别为38.33%和39.42%,无户口者所占比例为0.50%;高栏港区无户口者所占比例(1.27%)相比其他区较高(表3-2-10)。

表 3-2-10　调查人口的户口性质构成　　　　　　　　　　　　　　　　　（单位:%）

户口性质	合计	行政区			功能区			
		香洲区	斗门区	金湾区	高新区	万山区	横琴新区	高栏港区
农业	38.33	15.22	71.52	30.21	35.49	42.95	20.52	19.87
非农业	39.42	38.70	11.96	66.75	52.77	45.50	51.53	60.89
现为居民,之前为农业	3.77	0.93	5.86	0.97	2.16	7.64	7.11	3.18
现为居民,之前为非农业	2.92	1.92	1.02	0.73	0.27	1.19	15.99	6.11
直接登记为居民户口	15.06	42.48	9.35	0.61	9.18	2.55	4.85	8.66
无户口	0.50	0.76	0.28	0.73	0.13	0.17	0.00	1.27

九、调查人口的户口登记地及其构成

调查地区75.16%的调查人口户口登记地在本县/区,12.43%的户口登记地在外省,户口待定的比例为0.54%;横琴新区调查人口户口待定的比例(1.45%)相比其他区较高(表3-2-11)。

表 3-2-11　调查人口的户口登记地构成　　　　　　　　　　　　　　　　（单位:%）

户口登记地	合计	行政区			功能区			
		香洲区	斗门区	金湾区	高新区	万山区	横琴新区	高栏港区
本县/区	75.16	72.81	93.90	68.82	55.87	46.52	75.28	75.29
本省外县/区	11.87	14.12	3.35	12.55	20.51	27.33	12.76	9.04
外省	12.43	12.55	2.47	18.15	23.21	25.98	10.50	14.65
户口待定	0.54	0.52	0.28	0.49	0.40	0.17	1.45	1.02

十、调查人口的民族及其构成

调查结果显示,汉族和其他民族所占比例分别为 98.06% 和 1.94%;从调查的各个区来看均是汉族人口所占比例高(表 3-2-12)。

表 3-2-12 调查人口的民族构成 (单位:%)

民族	合计	行政区			功能区			
		香洲区	斗门区	金湾区	高新区	万山区	横琴新区	高栏港区
汉族	98.06	98.49	98.79	98.29	97.71	93.89	100.00	96.82
其他	1.94	1.51	1.21	1.71	2.29	6.11	0.00	3.18

第三节 调查人群的卫生服务可及性

一、距调查地区居民最近的医疗机构的类型

调查数据显示,距调查地区居民最近的医疗机构的类型中"乡镇卫生院"和"社区卫生服务站"所占比例分别达到 27.31% 和 25.26%,距调查的各个地区的居民距最近的医疗机构类型有所差异,结果见表 3-3-1。

表 3-3-1 距调查地区居民最近的医疗机构类型构成 (单位:%)

距调查最近的医疗机构类型	合计	行政区			功能区			
		香洲区	斗门区	金湾区	高新区	万山区	横琴新区	高栏港区
诊所	9.70	3.50	7.33	28.33	2.08	1.67	22.78	18.33
门诊部	4.02	12.00	0.33	1.25	3.33	0.42	4.44	0.00
村卫生室	12.91	0.17	48.67	0.42	0.00	0.00	0.00	3.33
社区卫生服务站	25.26	41.17	1.50	46.25	19.58	0.00	8.89	67.08
社区卫生服务中心	12.61	20.50	2.83	3.75	16.67	0.00	58.33	0.42
乡镇卫生院	27.31	0.00	37.00	16.67	48.33	97.92	0.56	10.42
医院	8.12	22.33	2.33	3.33	10.00	0.00	5.00	0.42
其他	0.09	0.33	0.00	0.00	0.00	0.00	0.00	0.00

二、调查地区居民距最近医疗机构的距离与时间

调查数据显示,调查地区居民距最近医疗机构的距离"不足 1 千米"所占比例为 49.40%,距最近医疗机构距离 3 千米以上所占比例接近 10%(9.45%),表明珠海市居民在距离上的就医可及性情况虽整体良好,但可及性有限,仍有部分居民在距离上的就医可及性很差。

另外,调查地区居民到最近医疗机构所需时间也是衡量一个地区卫生服务可及性的重要指标之一,它反映的是居民在时间上的就医可及性。调查表明,珠海市居民在时间上的就医可及性整体处于较好状态,调查地区居民距最近医疗机构的时间"不超过 10 分钟"所占比例为 84.06%,14.74% 的居民在 11~20 分钟可以到达最近的医疗机构,仅有 0.34% 的居民距最近医疗机构的时间为 30 分钟以上(表 3-3-2)。

对比珠海市第六次与第五次国家卫生服务调查的结果,从居民距最近医疗机构的距离来看,可

及性略有下降。但与广东省、全国第五次国家卫生服务调查地区居民距最近医疗机构的距离与时间比较,无论是距离可及性还是时间可及性,2018年珠海市居民的卫生服务可及性均相对较好(表3-3-2)。

表 3-3-2 调查地区居民距最近医疗机构的距离和时间的变化情况 (单位:%)

距最近医疗机构 距离与时间	第六次(2018年) 国家卫生服务调查	第五次(2013年) 国家卫生服务调查		
	珠海市	珠海市	广东省	全国
距最近医疗机构距离				
不足1千米	49.40	54.3	51.9	63.9
1千米~	30.56	23.3	23.1	16.7
2千米~	10.60	13.7	12.9	9.7
3千米~	4.96	5.7	6.1	4.2
4千米~	1.84	1.8	2.8	2.1
5千米及以上	2.65	1.2	3.2	3.4
距最近医疗机构时间				
不超过10分钟	84.06	85.0[a]	74.9	84.0[a]
11~20分钟	14.74	10.4[b]	21.3	7.9[b]
21~30分钟	0.85	4.6[c]	3.2	8.1[c]
超过30分钟	0.34		0.6	

注:[a]采用的时间分段是≤15分钟;[b]采用的时间分段是16~19分钟;[c]采用的时间分段是≥20分钟。

三、调查地区医疗保险参保情况

1. 基本医疗保险参保情况

调查结果显示,调查地区2018年居民基本医疗保险覆盖率达到93.51%。在基本医疗保险类型中,居民参加城镇职工基本医疗保险、城镇居民基本医疗保险、新型农村合作医疗、城乡居民基本医疗保险和三保合一的比例分别为41.32%、8.17%、7.53%、36.29%和0.20%(表3-3-3)。

表 3-3-3 调查人口基本医疗保险的参保情况 (单位:%)

医疗保险类型	合计
基本医疗保险	93.51
城镇职工基本医疗保险	41.32
城镇居民基本医疗保险	8.17
新型农村合作医疗	7.53
城乡居民基本医疗保险	36.29
三保合一	0.20

2. 其他医疗保险参保情况

调查结果显示,5.91%的居民参加了含公费医疗保险在内的其他社会医疗保障,购买商业医疗保险的比例为18.06%,大多数的居民参加了大病保险,比例达到74.69%(表3-3-4)。

表 3-3-4　调查人口各种医疗保险的参保情况　　　　　　　　　　　　　　（单位：%）

医疗保险参保情况	合计
其他社会医疗保险	5.91
商业医疗保险	18.06
大病保险	74.69

第四节　本章小结

（1）调查地区居民家庭消费支出。在家庭消费支出中,平均每户每年的食品支出占居民消费总支出的46.64%。

（2）调查地区住户家庭生活条件。调查地区居民生活用水以经过集中净化处理的自来水为主,饮用集中净化处理的自来水的家庭比例达到94.32%。家庭厕所类型多为水冲式卫生厕所,使用的比例达到97.52%。

（3）调查地区住户贫困户或低保户情况。在调查地区居民家庭中,贫困户和低保户所占的比例较低,分别为0.98%和1.20%。其中在所调查的7个区中,斗门区的贫困户和低保户占比最多,分别达到2.83%和3.67%,致困的原因主要是劳动力不足。

（4）调查地区人口学特征。一是调查地区居民总体性别比均衡,二是65岁及以上老年人所占比例达到12.55%,超过国际人口老龄社会的标准;0~4岁人口所占比例(7.15%)与珠海市、广东省及全国第五次国家卫生服务调查0~4岁人口所占比例相比明显增高。三是6岁及以上调查人口普遍是初中及以下学历者(60.90%),文化水平较低。四是调查人口就业状态良好,大多数(58.81%)的人口属于在业者。

（5）贫困户或低保户的首要致贫原因由"因病致贫"转变为"劳动力不足",可能揭示医保政策对降低贫困增量的作用和二孩政策的必要性,而0~4岁人口的占比变化则可能揭示了二孩政策的有效性。

（6）调查地区居民卫生服务可及性。调查显示,调查地区居民距最近医疗机构的距离"不足1千米"的比例为49.40%,距最近医疗机构的时间"不超过10分钟"的比例达到84.06%;2018年居民基本医疗保险覆盖率较高,达到93.51%。

第四章　居民健康状况及卫生服务需要

本章将通过对居民自我健康评价、两周患病率、慢性病患病率等指标的描述,分析调查地区居民健康状况及卫生服务需要情况。

第一节　健康相关生命质量

本调查中,10岁及以上居民对当日的自我健康评价采用了国际上广泛应用的、标准化、普适性健康相关生命质量量表:欧洲五维健康量表(EQ-5D量表)。该量表共包含5个对自身躯体及精神状况评价的健康测量维度,即行动、自我照顾、日常活动、疼痛/不适、焦虑/抑郁。每个维度分为三个层次,即无任何困难、中度困难和严重困难。利用视觉模拟评分法(visual analogue scale,VAS)记录调查对象综合自身躯体、心理等各方面而对总体健康的自我评价,在0~100分值区间内给出自身健康状况的评分,0分代表最差的健康状况,100分代表最好的健康状况。

值得指出的是,第五次国家卫生服务调查中EQ-5D和VAS量表的评估对象是15岁及以上居民,因此,没有对其相应的分析结果进行比较。

一、10岁及以上调查人口自评健康总体情况

2018年调查地区居民在"行动""自我照顾""日常活动""疼痛/不适""焦虑/抑郁"五个维度中自我报告存在中度及以上困难的比例分别为3.59%、1.65%、2.14%、9.61%、5.00%。评价"疼痛/不适"和"焦虑/抑郁"有中度及以上困难的比例分别位居第一(9.61%)和第二位(5.00%),评价"自我照顾"有中度及以上困难的比例最低(1.65%)。调查地区居民自评健康得分82.57分,整体自评健康状况良好(表4-1-1)。

表4-1-1　10岁及以上居民自我评价有中度及以上困难的比例及自评健康得分

项目	合计
行动/(%)	3.59
自我照顾/(%)	1.65
日常活动/(%)	2.14
疼痛/不适/(%)	9.61
焦虑/抑郁/(%)	5.00
自评健康得分/分	82.57

二、10岁及以上调查人口自评健康的地区差异

调查显示,调查地区居民在"行动""自我照顾""日常活动""疼痛/不适""焦虑/抑郁"五个维度中自我报告存在中度及以上困难比例最高的地区分别为万山区(5.06%)、高栏港区(2.58%)、斗门区(3.01%)、高栏港区(13.20%)、香洲区(7.48%)。居民自评健康得分居于第一和第二位的是高新区和万山区,分别为88.84分和82.91分,最低的是高栏港区,为80.58分(表4-1-2,图4-1-1)。

表 4-1-2　按地区分居民存在中度及以上困难的比例及自评健康得分

	合计	行政区			功能区			
		香洲区	斗门区	金湾区	高新区	万山区	横琴新区	高栏港区
行动/(%)	3.59	2.78	4.52	3.25	1.75	5.06	2.87	4.25
自我照顾/(%)	1.65	0.99	2.05	2.26	0.48	1.63	1.53	2.58
日常活动/(%)	2.14	1.39	3.01	2.40	0.79	1.99	2.11	2.58
疼痛/不适/(%)	9.61	8.80	10.87	7.64	5.56	12.12	7.85	13.20
焦虑/抑郁/(%)	5.00	7.48	3.66	6.08	1.43	4.34	6.90	4.40
自评健康得分/分	82.57	81.19	82.22	82.79	88.84	82.91	82.15	80.58

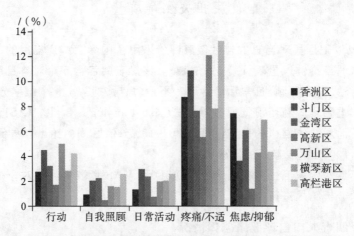

图 4-1-1　调查各区健康自评各维度有中度及以上困难的比例

三、10 岁及以上调查人口自评健康的性别差异

在健康测量五个维度上,女性在"行动""自我照顾""日常活动""疼痛/不适""焦虑/抑郁"五个维度中自我报告存在中度及以上困难占比分别为 4.09%、2.12%、2.71%、11.02%、5.57%,都分别高于男性的 3.07%、1.16%、1.57%、8.18%、4.42%。可见女性自我感觉有困难的比例都明显高于男性,尤其是在"疼痛/不适"维度上的差异最为明显;女性自评健康得分为 81.92 分,低于男性的 83.23 分,表明男性比女性的总体自评健康状况更好(表 4-1-3)。

表 4-1-3　按性别分居民存在中度及以上困难的比例及自评健康得分

项目	性别	
	男	女
行动/(%)	3.07	4.09
自我照顾/(%)	1.16	2.12
日常活动/(%)	1.57	2.71
疼痛/不适/(%)	8.18	11.02
焦虑/抑郁/(%)	4.42	5.57
自评健康得分/分	83.23	81.92

四、10 岁及以上调查人口自评健康的年龄差异

调查显示,随着年龄的增长,在五个健康测量维度上自觉有中度及以上困难的比例普遍呈现增加的

趋势,其中"行动""日常活动"和"疼痛/不适"三个维度的涨幅比较明显。居民自评健康得分随着年龄的增长而逐年下降,10~24岁年龄组的自评健康得分最高,为90.91分;65岁及以上年龄组的得分最低,为71.85分(表4-1-4)。

表4-1-4　按年龄分居民存在中度及以上困难的比例及自评健康得分

项目	年龄					
	10~24岁	25~34岁	35~44岁	45~54岁	55~64岁	65岁及以上
行动/(%)	0.12	0.68	0.44	1.49	3.39	17.49
自我照顾/(%)	0.23	0.43	0.35	0.30	1.59	8.05
日常活动/(%)	0.23	0.43	0.71	0.45	1.89	10.52
疼痛/不适/(%)	0.35	2.64	3.55	9.69	15.64	27.68
焦虑/抑郁/(%)	1.40	2.64	4.70	6.11	6.97	7.94
自评健康得分/分	90.91	87.76	84.85	81.79	77.81	71.85

五、10岁及以上调查人口自评健康得分的性别年龄别差异

男性和女性居民的自评健康得分都随着年龄的增长呈现下降的趋势。其次,男性各个年龄组的得分都普遍高于女性,尤以65岁及以上年龄组的差异更明显,65岁及以上的男性自评健康得分为72.98分,65岁及以上的女性自评健康得分为70.80分(表4-1-5,图4-1-2)。

表4-1-5　按性别分各年龄段自评健康得分　　　　　　　　　　　　　　(单位:分)

年龄	性别	
	男	女
10~24岁	91.26	90.52
25~34岁	88.53	87.02
35~44岁	85.31	84.40
45~54岁	81.85	81.73
55~64岁	78.58	77.09
65岁及以上	72.98	70.80

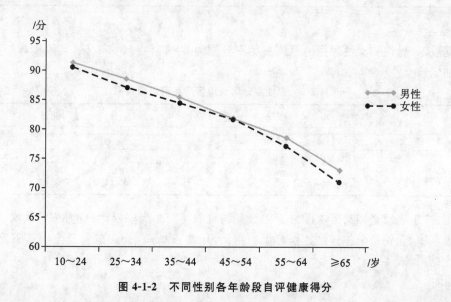

图4-1-2　不同性别各年龄段自评健康得分

第二节 两周患病特征

家庭健康调查所定义的"患病"是从居民的卫生服务需要角度考虑的,并非严格意义上的"患病",主要依据被调查者的自身感受和经培训的调查员的客观判断综合评定。反映居民医疗服务需要量和疾病负担的指标主要由疾病发生的频率(度)指标和严重程度两类指标组成。

两周患病率是反映疾病频率(度)的常用指标之一。我国国家卫生服务调查将"患病"的概念定义为:①自觉身体不适,曾去医疗卫生单位就诊、治疗;②自觉身体不适,未去医疗卫生单位诊治,但采取了自服药物或一些辅助疗法,如推拿按摩等;③自觉身体不适,未去医疗卫生单位就诊、治疗,也未采取任何自服药物或辅助疗法,但因身体不适休工、休学或卧床1天及以上,上述三种情况有其一者为"患病"(另,自觉身体不适,通过网络咨询过具有执业资格的正规医生,也计入两周患病);疾病严重程度可通过询问被调查者在过去的某一个时期内患病伤持续天数和因病伤卧床、休工、休学天数来间接了解,以此推算因病伤所造成的经济损失。

一、两周患病率

本次调查通过询问调查前两周内被调查者患病情况来计算两周患病率。在具体测量上,两周患病率用每百人两周内患病人数或例数(人次数)来表示,本报告采取后一种定义。本次调查居民7425人,其中,自我报告调查前两周患病人数为1809人,患病的人次数为2167人次。调查地区居民总体两周患病率为29.19%,在调查的7个区中,万山区居民的两周患病率为41.60%,远高于其他区居民的两周患病率(表4-2-1)。

表4-2-1 调查地区居民两周患病人(次)数和患病率

患病人数及患病率	合计	行政区			功能区			
		香洲区	斗门区	金湾区	高新区	万山区	横琴新区	高栏港区
两周患病人数/人	1809	426	499	173	168	195	142	206
两周患病人次数/人次	2167	513	575	204	206	245	165	259
调查总人口数/人	7425	1721	2149	821	741	589	619	785
两周患病率/(%)	29.19	29.81	26.76	24.85	27.80	41.60	26.66	32.99

1. 性别差异

调查数据显示,男性和女性居民的两周患病率分别为27.75%和30.62%,且除横琴新区外,男性的两周患病率都低于女性(表4-2-2)。

表4-2-2 按性别分调查地区居民两周患病率 (单位:%)

性别	合计	行政区			功能区			
		香洲区	斗门区	金湾区	高新区	万山区	横琴新区	高栏港区
男	27.75	28.64	26.22	24.07	25.33	39.14	27.36	27.64
女	30.62	30.92	27.31	25.60	30.33	44.21	25.96	38.50

与珠海市、广东省及全国第五次国家卫生服务调查的两周患病率相比,珠海市第六次国家卫生服务调查的两周患病率,无论是总体还是性别分组的结果,均高于珠海市、广东省及全国第五次国家卫生服务调查的相应结果(表4-2-3)。

表 4-2-3　调查对象两周患病率性别构成变化情况　　　　　　　　　　　　　　　　(单位:%)

两周患病率	第六次(2018年)国家卫生服务调查	第五次(2013年)国家卫生服务调查		
	珠海市	珠海市	广东省	全国
总体	29.19	19.2	21.5	24.1
男	27.75	18.1	19.7	22.4
女	30.62	20.2	23.4	25.9

2. 年龄差异

调查显示,年龄别两周患病率的变化呈"√"状,15岁以下的各年龄组居民的两周患病率随着年龄的增长而逐渐降低,15岁及以上的各年龄组居民的两周患病率随着年龄的增长而逐渐增加。从总体来看,15~24岁年龄组的两周患病率最低,为7.27%;65岁及以上年龄组的两周患病率最高,达78.76%。从调查的7个区来看,65岁及以上年龄组的两周患病率都为最高(表4-2-4,图4-2-1)。

表 4-2-4　调查地区居民年龄别两周患病率　　　　　　　　　　　　　　　　(单位:%)

年龄	合计	行政区			功能区			
		香洲区	斗门区	金湾区	高新区	万山区	横琴新区	高栏港区
0~4岁	14.88	15.84	14.74	8.82	20.75	4.55	24.56	10.81
5~14岁	7.82	10.66	5.49	12.79	4.42	0.00	11.11	6.41
15~24岁	7.27	9.68	3.31	7.58	10.00	8.70	11.76	5.56
25~34岁	10.22	12.40	7.25	11.94	10.32	15.49	9.30	9.93
35~44岁	16.84	16.84	9.67	17.04	15.38	31.06	14.94	21.79
45~54岁	33.11	29.52	31.96	19.18	31.30	47.28	35.19	39.72
55~64岁	49.80	50.87	42.06	52.48	65.08	63.08	41.94	57.26
65岁及以上	78.76	80.93	70.30	72.94	83.53	89.86	90.57	89.47

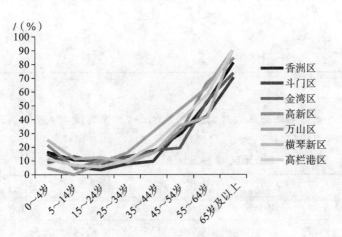

图 4-2-1　调查各区年龄别两周患病率

与珠海市、广东省及全国第五次国家卫生服务调查的年龄组的两周患病率相比,除0~4岁年龄组外,珠海市第六次国家卫生服务调查的居民其他年龄组的两周患病率均不同程度高于相应的珠海市、广东省及全国第五次国家卫生调查的结果(表4-2-5)。

表 4-2-5 调查对象两周患病率年龄构成的变化情况　　　　　　　　　　　　　　　　　（单位：%）

年龄	第六次（2018年）国家卫生服务调查	第五次（2013年）国家卫生服务调查		
	珠海市	珠海市	广东省	全国
0～4 岁	14.88	9.1	15.0	10.6
5～14 岁	7.82	6.1	7.8	5.3
15～24 岁	7.27	5.5	4.9	3.7
25～34 岁	10.22	5.4	6.9	5.7
35～44 岁	16.84	10.9	12.6	12.4
45～54 岁	33.11	16.8	22.6	24.3
55～64 岁	49.80	38.1	37.9	42.0
65 岁及以上	78.76	61.8	60.6	62.2

3. 文化程度差异

调查显示，总体来看，文化程度为中专以下的居民两周患病率随着受教育程度的降低而逐渐增加，中专及以上居民的两周患病率随着受教育程度的提升而逐渐增加。从总体情况来看，没上过学的居民两周患病率最高（59.48%），其次是小学文化程度（41.22%）（表 4-2-6）。

表 4-2-6 调查地区 6 岁及以上调查人口的文化程度别两周患病率　　　　　　　　　（单位：%）

文化程度	合计	行政区			功能区			
		香洲区	斗门区	金湾区	高新区	万山区	横琴新区	高栏港区
没上过学	59.48	84.85	50.91	57.14	57.14	46.67	60.87	82.14
小学	41.22	37.50	37.45	40.22	35.63	55.36	47.06	49.71
初中	27.10	28.21	25.00	20.25	30.93	39.66	17.61	27.80
高中/技工学校	25.98	31.87	13.86	26.83	24.47	42.11	24.66	29.82
中专	17.14	24.56	14.74	14.52	11.11	35.00	10.64	11.63
大专	19.75	29.58	8.85	9.46	19.44	17.86	16.44	18.87
本科及以上	20.28	24.50	8.06	19.35	16.67	14.29	20.00	5.88

4. 婚姻状况差异

调查显示，丧偶的居民两周患病率最高，达到 71.81%，其次为离婚人群，为 36.36%；除其他婚姻状况外，未婚人群两周患病率相对较低，为 9.71%（表 4-2-7）。

表 4-2-7 调查地区 10 岁及以上调查人口的婚姻别两周患病率　　　　　　　　　　（单位：%）

婚姻状况	合计	行政区			功能区			
		香洲区	斗门区	金湾区	高新区	万山区	横琴新区	高栏港区
未婚	9.71	11.19	7.88	10.77	9.45	9.76	13.54	7.48
已婚	34.30	35.33	31.73	28.96	31.90	43.83	30.24	40.47
丧偶	71.81	68.33	63.57	64.29	93.55	95.45	66.67	90.00
离婚	36.36	43.33	17.65	15.38	42.86	150.00	0.00	38.46
其他	6.25	20.00	—	0.00	—	—	—	—

注："—"表示在斗门区、高新区、万山区、横琴新区和高栏港区的 10 岁及以上调查人口中没有婚姻状况为其他的人群，故无法计算两周患病率。

二、两周患病时间及疾病构成

1. 两周患病发病时间

在本次调查的两周患者中,67.10%为慢性病持续到两周内,两周内新发急性病患占27.46%,两周前急性病发生延续到两周内的占5.45%。在各区两周患者中,慢性病持续到两周内的比例最高的为万山区(74.29%),两周前急性病发生延续到两周内比例最低的为高新区(3.88%)(表4-2-8)。

表4-2-8 调查地区两周患病发病时间构成 (单位:%)

发病时间	合计	行政区			功能区			
		香洲区	斗门区	金湾区	高新区	万山区	横琴新区	高栏港区
两周内新发	27.46	36.45	21.91	27.45	23.30	21.22	37.58	24.71
急性病两周前发病	5.45	4.87	7.30	5.39	3.88	4.49	4.85	5.02
慢性病持续到两周内	67.10	58.67	70.78	67.16	72.82	74.29	57.58	70.27

2. 疾病系统别两周患病率

按照疾病系统分类,从总体情况来看,两周患病率居前5位的疾病系统依次是循环系统(106.26‰)、呼吸系统(64.78‰)、内分泌营养代谢系统(32.73‰)、肌肉骨骼结缔组织系统(27.21‰)和消化系统(24.24‰)。各个区两周患病率较高的疾病系统基本一致但排序有差异(表4-2-9)。

表4-2-9 调查地区居民疾病系统别两周患病率 (单位:‰)

疾病系统	合计	行政区			功能区			
		香洲区	斗门区	金湾区	高新区	万山区	横琴新区	高栏港区
循环系统	106.26	98.20	111.21	73.08	116.06	149.41	79.16	124.84
呼吸系统	64.78	83.09	55.84	54.81	44.53	74.70	63.00	72.61
内分泌营养代谢系统	32.73	31.96	27.92	28.01	37.79	47.54	33.93	35.67
肌肉骨骼结缔组织系统	27.21	16.85	26.99	25.58	22.94	47.54	29.08	39.49
消化系统	24.24	28.47	18.15	17.05	29.69	33.96	27.46	24.20
泌尿生殖系统	7.41	6.39	3.72	8.53	8.10	13.58	11.31	10.19
皮肤	5.25	4.07	5.58	9.74	5.40	6.79	3.23	2.55
损伤中毒	4.58	3.49	6.05	1.22	4.05	5.09	4.85	6.37
眼、耳	4.18	6.39	3.72	2.44	0.00	8.49	6.46	1.27
神经系统	2.96	4.65	1.86	1.22	2.70	6.79	3.23	1.27

3. 疾病别两周患病率

按照疾病种类分类,从总体上看,疾病别两周患病率排名前5位的疾病依次是高血压(93.87‰)、糖尿病(25.59‰)、上呼吸道感染(25.32‰)、急性鼻咽炎(20.88‰)和急慢性胃肠炎(9.70‰)。各个区患病率最高的前5种疾病基本一致但排序有差异(表4-2-10)。

表4-2-10 调查地区居民疾病别两周患病率 (单位:‰)

顺位	疾病名称	合计	行政区			功能区			
			香洲区	斗门区	金湾区	高新区	万山区	横琴新区	高栏港区
1	高血压	93.87	84.83	98.19	66.99	97.17	139.22	71.08	110.83
2	糖尿病	25.59	23.82	21.41	20.71	24.29	37.35	30.69	34.39

续表

顺位	疾病名称	合计	行政区			功能区			
			香洲区	斗门区	金湾区	高新区	万山区	横琴新区	高栏港区
3	上呼吸道感染	25.32	29.05	26.06	23.14	21.59	22.07	21.00	26.75
4	急性鼻咽炎	20.88	29.05	13.49	17.05	14.84	16.98	32.31	26.75
5	急慢性胃肠炎	9.70	6.39	9.77	7.31	14.84	15.28	12.92	7.64
6	椎间盘疾病	9.43	6.97	11.17	7.31	10.80	5.09	12.92	11.46
7	流行性感冒	6.73	13.95	3.72	1.22	0.00	20.37	1.62	5.10
8	牙齿疾患	5.66	8.72	1.86	4.87	5.40	10.19	4.85	7.64
9	类风湿性关节炎	5.39	4.07	3.26	7.31	4.05	13.58	3.23	8.92
10	脑血管病	2.83	1.16	3.72	0.00	5.40	3.40	4.85	2.55

三、两周患病情况

1. 两周患病严重程度

调查显示,在两周患者中,15.97%的患者认为自己所患疾病严重,61.88%的患者认为一般,22.15%的患者认为不严重。其中,高新区的两周患者认为自己所患疾病严重所占比例最高,达19.90%(表4-2-11)。

表4-2-11 调查地区两周患病严重程度及构成　　　　　　　　　　　　　　　(单位:%)

严重程度	合计	行政区			功能区			
		香洲区	斗门区	金湾区	高新区	万山区	横琴新区	高栏港区
严重	15.97	16.76	16.87	17.65	19.90	9.39	13.33	15.83
一般	61.88	53.41	67.13	60.78	55.83	71.43	59.39	65.25
不严重	22.15	29.82	16.00	21.57	24.27	19.18	27.27	18.92

2. 每千人两周患病持续天数

调查地区居民每千人两周患病天数为2896.84天,万山区平均每千人两周患病天数最多(4471.99天),金湾区和横琴新区平均每千人两周患病天数最少(均为2386.11天)。

3. 两周患病卧床情况

调查地区每千人两周卧床天数为108.02天,其中横琴新区每千人两周卧床天数最多(143.78天),高新区每千人两周卧床天数最少(21.59天)。

调查地区居民两周患病卧床率为2.05%,其中,平均卧床率居于第一和第二位的区分别是横琴新区(2.75%)和斗门区(2.37%),两周患病卧床率最低的是高新区,仅为0.67%。

4. 休工/休学情况

调查地区居民两周患病平均休工/休学天数为57.91天,其中金湾区居民两周患病平均休工/休学天数最多(95.01天),高新区每千人两周患病休工/休学天数最少(13.50天),金湾区约是高新区的7倍。

调查地区居民两周患病休工/休学率为1.35%,其中,平均休工/休学率居于第一位和第二位的区分别是万山区(2.38%)和金湾区(1.58%),两周患病休工/休学率最低的是高新区,仅为0.54%(表4-2-12)。

表 4-2-12　调查地区居民两周患病严重程度指标

指标	合计	行政区			功能区			
		香洲区	斗门区	金湾区	高新区	万山区	横琴新区	高栏港区
每千人两周患病天数/天	2896.84	2836.14	2836.67	2386.11	2431.85	4471.99	2386.11	3388.54
每千人两周卧床天数/天	108.02	110.98	127.50	121.80	21.59	42.44	143.78	136.31
两周患病卧床率/(%)	2.05	1.86	2.37	2.07	0.67	2.04	2.75	2.29
每千人两周患病休工/休学天数/天	57.91	52.30	59.10	95.01	13.50	66.21	61.39	61.15
两周患病休工/休学率/(%)	1.35	1.28	1.26	1.58	0.54	2.38	1.29	1.53

第三节　慢性病患病特征

我国国家卫生服务调查将慢性病的概念定义为:①被调查者在调查的前半年内,经过医务人员明确诊断有慢性病;②半年以前经医生诊断有慢性病,在调查的前半年内时有发作,并采取了治疗措施,如服药、理疗等。两者有其一者为患有慢性病。本次慢性病的调查对象均为 15 岁及以上人口。

一、15 岁及以上调查人口慢性病患病率

对慢性病患病率的概念一般有两种定义:调查前半年内 15 岁及以上调查人口患病人数与调查总人口数之比;调查前半年内 15 岁及以上调查人口患病例数与调查总人口数之比。本报告慢性病患病率的计算按后一种定义进行。本次被调查的 15 岁及以上居民共计 6088 人,其中,半年内慢性病的患病人数为 1659 人,患病例数为 2332 人次,按患病人数和例数计算,调查地区居民慢性病总体患病率分别为27.25% 和 38.30%(表 4-3-1)。

表 4-3-1　调查地区居民慢性病患病率　　　　　　　　　　(单位:%)

慢性病患病率	合计	行政区			功能区			
		香洲区	斗门区	金湾区	高新区	万山区	横琴新区	高栏港区
按患病人数计算	27.25	24.88	27.56	23.24	26.09	35.11	24.69	32.23
按患病例数计算	38.30	35.56	37.98	30.58	38.61	48.71	34.90	46.92

1. 15 岁及以上调查人口慢性病患病率性别差异

调查结果显示,女性居民慢性病患病率(39.68%)普遍高于男性居民慢性病患病率(36.90%)。从调查的 7 个区来看,除香洲区和万山区居民外,均是女性居民慢性病患病率高于男性居民慢性病患病率(表 4-3-2)。

表 4-3-2　调查地区不同性别居民慢性病患病率　　　　　　(单位:%)

性别	合计	行政区			功能区			
		香洲区	斗门区	金湾区	高新区	万山区	横琴新区	高栏港区
男	36.90	36.73	36.24	29.41	37.41	49.10	33.05	38.36
女	39.68	34.46	39.79	31.69	39.73	48.30	36.58	55.56

按患病例数计算,与珠海市、广东省及全国第五次国家卫生服务调查的慢性病患病率相比,无论是

总体还是性别分组的结果,珠海市第六次国家卫生服务调查的慢性病患病率均明显升高(表4-3-3)。

表4-3-3 调查对象慢性病患病性别构成变化情况　　　　　　　　　　　　　(单位:%)

慢性病患病率	第六次(2018年)国家卫生服务调查	第五次(2013年)国家卫生服务调查		
	珠海市	珠海市	广东省	全国
总体	38.30	21.2	23.2	33.1
男	36.90	20.0	21.5	31.0
女	39.68	22.3	25.0	35.0

2. 15岁及以上调查人口慢性病患病率年龄别差异

15～24岁居民的慢性病患病率最低,为2.55%;65岁及以上居民的慢性病患病率最高,达到102.36%。在调查的所有区中,15岁及以上调查人口的慢性病患病率均随着年龄的增长而增高,且高栏港区的增幅最为明显,由1.85%增长到了125.26%(表4-3-4,图4-3-1)。

表4-3-4 调查地区居民年龄别慢性病患病率　　　　　　　　　　　　　(单位:%)

年龄	合计	行政区			功能区			
		香洲区	斗门区	金湾区	高新区	万山区	横琴新区	高栏港区
15～24岁	2.55	3.23	1.99	0.00	5.00	4.35	3.92	1.85
25～34岁	7.33	9.92	4.23	5.97	10.32	16.90	4.65	6.38
35～44岁	15.34	10.77	10.04	16.30	12.31	27.27	25.29	23.08
45～54岁	34.30	32.38	32.28	23.97	35.11	47.28	32.41	37.59
55～64岁	64.34	59.57	55.99	63.37	80.95	78.46	72.58	78.23
65岁及以上	102.36	96.28	96.97	88.24	110.59	113.04	115.09	125.26

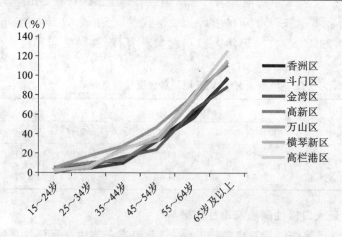

图4-3-1 调查各区15岁及以上居民年龄别慢性病患病率

按患病例数计算,与珠海市、广东省及全国第五次国家卫生服务调查的年龄组慢性病患病率相比,珠海市第六次国家卫生服务调查的居民各年龄组的慢性病患病率均不同程度高于相应的珠海市、广东省及全国第五次国家卫生服务调查的结果(表4-3-5)。

3. 15岁及以上调查人口慢性病患病率文化程度别差异

从总体情况来看,15岁及以上的调查人口中,没上过学的被调查者慢性病患病率最高,达82.17%;中专学历的被调查者慢性病患病率最低,为16.71%。从各个区来看,除万山区外,没上过学的被调查者的慢性病患病率均为最高(表4-3-6)。

表 4-3-5　调查对象慢性病患病率年龄构成变化情况　　　　　　　　　　　　　　　　　　　　　（单位:%）

年龄	第六次（2018年）国家卫生服务调查	第五次（2013年）国家卫生服务调查		
	珠海市	珠海市	广东省	全国
15～24岁	2.55	1.2	1.5	1.6
25～34岁	7.33	2.9	3.9	4.2
35～44岁	15.34	6.9	9.5	13.5
45～54岁	34.30	17.6	20.9	29.5
55～64岁	64.34	39.3	39.6	52.6
65岁及以上	102.36	73.5	68.3	78.4

表 4-3-6　调查地区居民文化程度别慢性病患病率　　　　　　　　　　　　　　　　　　　　　　（单位:%）

文化程度	合计	行政区			功能区			
		香洲区	斗门区	金湾区	高新区	万山区	横琴新区	高栏港区
没上过学	82.17	90.91	77.78	85.29	80.00	54.55	100.00	101.79
小学	65.03	67.44	55.94	63.71	73.12	70.86	72.16	85.83
初中	34.98	40.00	32.33	23.23	41.43	40.43	27.66	40.00
高中/技工学校	26.29	29.71	18.05	26.83	20.21	45.61	26.76	29.82
中专	16.71	31.58	11.58	11.29	15.56	15.00	8.70	6.98
大专	20.09	31.25	13.27	4.05	19.44	21.43	15.28	13.21
本科及以上	19.49	23.51	6.45	6.45	23.81	42.86	12.50	5.88

4. 15岁及以上调查人口慢性病患病率婚姻别差异

调查居民中,丧偶的居民慢性病患病率最高,达95.54‰;未婚居民的慢性病患病率最低,为8.16‰。调查的各个区中,未婚居民的慢性病患病率均为最低(表4-3-7)。

表 4-3-7　调查地区居民婚姻别慢性病患病率　　　　　　　　　　　　　　　　　　　　　　　（单位:‰）

婚姻状况	合计	行政区			功能区			
		香洲区	斗门区	金湾区	高新区	万山区	横琴新区	高栏港区
未婚	8.16	8.92	8.21	6.12	6.67	18.18	10.77	3.70
已婚	39.53	38.25	38.84	31.31	38.96	47.42	36.83	47.54
丧偶	95.54	76.67	88.57	83.33	109.68	109.09	109.09	153.33
离婚	38.64	40.00	23.53	23.08	42.86	125.00	25.00	46.15
其他	25.00	100.00	—	0.00	—	—	—	—

注:"—"表示在斗门区、高新区、万山区、横琴新区和高栏港区的15岁及以上调查人口中没有婚姻状况为其他的人群,故无法计算慢性病患病率。

二、慢性病患病构成

1. 疾病系统别慢性病患病率

在调查地区居民中疾病系统别慢性病患病率排名前5位的依次是:循环系统(166.06‰)、肌肉骨骼结缔组织系统(58.64‰)、内分泌营养代谢系统(52.07‰)、消化系统(32.19‰)和呼吸系统(27.27‰),各个区患病率最高的前3位疾病系统都为循环系统、肌肉骨骼结缔组织系统和内分泌营养代谢系统但排序略有差异(表4-3-8)。

表4-3-8　调查地区居民疾病系统别慢性病患病率　　　　　　　　(单位:‰)

疾病系统	合计	行政区			功能区			
		香洲区	斗门区	金湾区	高新区	万山区	横琴新区	高栏港区
循环系统	166.06	163.04	168.56	131.93	193.04	189.34	128.57	186.41
肌肉骨骼结缔组织系统	58.64	34.43	66.63	44.98	59.13	58.82	61.22	102.69
内分泌营养代谢系统	52.07	55.52	45.56	44.98	43.48	69.85	55.10	60.03
消化系统	32.19	23.89	39.29	17.99	29.57	56.99	26.53	31.60
呼吸系统	27.27	34.43	26.20	11.99	26.09	29.41	30.61	26.86
泌尿生殖系统	12.48	10.54	6.83	6.00	10.43	25.74	12.24	30.02
眼及附器	6.08	4.92	5.69	6.00	1.74	11.03	12.24	4.74
传染病	4.43	3.51	2.28	3.00	3.48	9.19	8.16	7.90
神经系统	4.11	2.81	3.42	4.50	1.74	9.19	8.16	3.16
良性肿瘤	3.78	4.22	1.71	3.00	6.96	11.03	0.00	3.16

2. 疾病别慢性病患病率

调查地区慢性病患病率排在前5位的慢性病依次是:高血压(137.32‰)、糖尿病(35.81‰)、椎间盘疾病(23.32‰)、急慢性胃肠炎(19.55‰)和类风湿性关节炎(11.83‰)。高血压在各个区疾病别慢性病患病率中均居于首位,其他慢性病患病率较高的疾病基本一致但排序不同(表4-3-9)。

表4-3-9　调查地区居民疾病别慢性病患病率　　　　　　　　(单位:‰)

顺位	疾病名称	合计	行政区			功能区			
			香洲区	斗门区	金湾区	高新区	万山区	横琴新区	高栏港区
1	高血压	137.32	127.90	136.67	116.94	151.30	172.79	112.24	157.98
2	糖尿病	35.81	37.95	28.47	34.48	22.61	44.12	46.94	48.97
3	椎间盘疾病	23.32	18.27	29.61	11.99	24.35	9.19	18.37	44.23
4	急慢性胃肠炎	19.55	12.65	24.49	17.99	10.43	36.76	12.24	22.12
5	类风湿性关节	11.83	8.43	10.82	10.49	8.70	9.19	12.24	28.44
6	脑血管病	8.54	10.54	7.97	1.50	17.39	7.35	10.20	4.74
7	慢性咽喉炎	7.23	13.35	5.69	3.00	5.22	9.19	4.08	4.74
8	泌尿系结石	4.11	1.41	3.42	0.00	5.22	3.68	2.04	17.38
9	甲亢	3.94	4.22	3.99	6.00	0.00	7.35	2.04	3.16
10	白内障	3.78	1.41	4.56	1.50	1.74	7.35	10.20	3.16

第四节　本章小结

(1) 调查地区居民健康相关生命质量。调查地区居民自评健康得分为82.57分,整体自评健康状况良好,女性自评健康得分低于男性得分且随着年龄的增长自评健康得分呈现下降的趋势;在健康测量的5个维度上,评价"疼痛/不适"和"焦虑/抑郁"有中度及以上困难的比例分别位居第一(9.61%)和第二位(5.00%),而评价"自我照顾"有中度及以上困难的比例最低(1.65%)。

(2) 调查地区居民医疗卫生服务需要情况。调查地区居民总体两周患病率为29.19%,慢性病总体患病率为38.30%;女性居民两周患病率(30.62%)和慢性病患病率(39.68%)都普遍高于男性居民两周患病率(27.75%)和慢性病患病率(36.90%);且15岁及以上的各年龄组居民的两周患病率和慢性病患病率都随着年龄的增长而逐渐增加。

(3) 珠海市第六次国家卫生服务调查中居民两周患病率和慢性病患病率均高于珠海市、广东省及全国第五次国家卫生服务调查结果,揭示调查地区居民健康问题的严重性及其对经济社会发展的潜在负面影响。

(4) 调查地区居民两周患病发病时间构成。67.10%为慢性病持续到两周内,两周内新发急性病患占27.46%,两周前急性病发生延续到两周内的占5.45%。

(5) 调查地区居民两周患病严重程度。调查地区居民两周患病卧床率为2.05%,平均卧床率居于第一和第二位的区分别是横琴新区(2.75%)和斗门区(2.37%);两周患病休工/休学率为1.35%,平均休工/休学率居于第一和第二位的区分别是万山区(2.38%)和金湾区(1.58%);两周患病卧床率、休工/休学率最低的区均是高新区。

(6) 调查地区居民两周患病和慢性病患病构成。疾病系统别两周患病率和慢性病患病率排名首位的均是循环系统,疾病别两周患病率和慢性病患病率排名首位的均是高血压。

第五章 居民医疗服务需求、利用及费用

需求是指有支付能力的需要。卫生服务需求是指从经济和价值观念出发,在一定时期内、一定价格水平上人们愿意而且有能力消费的卫生服务量。卫生服务利用是卫生服务需求者实际利用的卫生服务的数量。

本章通过对调查地区居民两周患病治疗情况、住院服务利用情况的了解来系统描述和反映居民的卫生服务需求及利用情况;通过对居民在获得医疗服务过程中产生的门诊及住院费用等内容的描述来反映产生的直接和间接医疗费用。

第一节 两周患病治疗情况

一、两周患病者采取治疗措施情况

两周患病治疗情况包括就诊和未就诊(包括纯自我治疗和未采取任何治疗措施)两种情况。就诊分为两周内就诊和两周前就诊两种情况。两周内就诊是指疾病或损伤发生在两周内并到医疗机构就诊;两周前就诊是指调查前两周发病并到医疗机构就诊,在调查两周内正在延续两周前的治疗情况;纯自我治疗是指在未就诊的前提下自己进行了治疗;未治疗即两周内未采取任何治疗措施。

本次调查结果显示,在2167例两周患者中,80.29%的患者到医疗机构就诊,其中43.42%的患者在两周内到医疗机构就诊,36.87%的患者在两周前到医疗机构就诊治疗延续至两周内;在未就诊的患者中,4.89%的患者未采取任何治疗措施,14.82%的患者采取纯自我治疗(表5-1-1)。

表5-1-1 调查地区居民两周患病治疗情况 (单位:%)

治疗措施	合计	行政区			功能区			
		香洲区	斗门区	金湾区	高新区	万山区	横琴新区	高栏港区
就诊	80.29	73.69	89.05	71.57	81.56	76.33	78.79	84.56
两周内就诊	43.42	49.32	46.96	43.14	51.46	17.96	44.85	40.93
两周前就诊	36.87	24.37	42.09	28.43	30.10	58.37	33.94	43.63
未就诊	19.71	26.31	10.95	28.43	18.44	23.67	21.21	15.44
纯自我治疗	14.82	20.66	8.86	18.14	16.98	14.28	17.57	10.81
未采取任何治疗措施	4.89	5.65	2.09	10.29	1.46	9.39	3.64	4.63

与珠海市、广东省及全国第五次国家卫生服务调查的两周患病治疗情况相比,珠海市第六次国家卫生服务调查中到医疗机构就诊的患者比例高于广东省第五次国家卫生服务调查的结果但低于珠海市和全国第五次国家卫生服务调查的结果。另外,从未就诊的情况来看,珠海市第六次国家卫生服务调查中采取纯自我治疗的患者比例均高于珠海市、广东省及全国第五次国家卫生服务调查的结果(表5-1-2)。

表 5-1-2　两周患病治疗情况的变化　　　　　　　　　　　　　　　　　　　　（单位：%）

治疗措施	第六次（2018年）国家卫生服务调查	第五次（2013年）国家卫生服务调查		
	珠海市	珠海市	广东省	全国
就诊	80.29	83.2	78.0	84.4
两周内就诊	43.42	44.2	51.6	37.2
两周前就诊	36.87	39.0	26.4	47.2
未就诊	19.71	16.8	22.1	15.5
纯自我治疗	14.82	12.0	13.5	14.1
未采取任何治疗措施	4.89	4.8	8.6	1.4

二、两周就诊率

两周就诊率是指调查前两周内因病或身体不适寻求各级医疗机构治疗服务的人（次）数占调查人数的百分比。调查地区居民两周就诊率为16.74%，在调查的7个区中，高栏港区居民的两周就诊率最高，达20.64%；万山区居民的两周就诊率最低，为8.32%（表5-1-3）。

表 5-1-3　调查居民两周就诊人（次）数和两周就诊率

指标	合计	行政区			功能区			
		香洲区	斗门区	金湾区	高新区	万山区	横琴新区	高栏港区
就诊人数/人	941	253	270	88	106	44	74	106
就诊人次数/人次	1243	314	397	115	117	49	89	162
调查人口数/人	7425	1721	2149	821	741	589	619	785
两周就诊率/(%)	16.74	18.25	18.47	14.01	15.79	8.32	14.38	20.64

1. 两周就诊率性别差异

调查结果显示，男性居民两周就诊率（15.36%）低于女性居民两周就诊率（18.13%），且除金湾区、万山区和横琴新区外，女性居民两周就诊率均高于男性居民（表5-1-4）。

表 5-1-4　调查地区不同性别居民两周就诊率　　　　　　　　　　　　　　　　（单位：%）

性别	合计	行政区			功能区			
		香洲区	斗门区	金湾区	高新区	万山区	横琴新区	高栏港区
男	15.36	16.35	17.30	15.14	13.87	8.88	16.94	13.32
女	18.13	20.05	19.68	12.92	17.76	7.72	11.86	28.17

与珠海市、广东省及全国第五次国家卫生服务调查的两周就诊率相比，珠海市第六次国家卫生服务调查中总体和性别分组的两周就诊率均高于相应的珠海市和全国第五次国家卫生服务调查的结果但低于广东省第五次国家卫生服务调查的结果（表5-1-5）。

2. 两周就诊率年龄别差异

从年龄来看，年龄别两周就诊率的变化趋势大致呈现"√"状，15岁之前随着年龄的增长两周就诊率降低，15岁及之后随着年龄的增长两周就诊率增高，到65岁及以上年龄组达到高峰（表5-1-6）。

表 5-1-5 调查对象两周就诊率性别构成变化情况 (单位:%)

两周就诊率	第六次(2018年)国家卫生服务调查	第五次(2013年)国家卫生服务调查		
	珠海市	珠海市	广东省	全国
总体	16.74	16.0	18.9	13.0
男	15.36	13.9	17.4	11.9
女	18.13	18.0	20.5	14.1

表 5-1-6 调查地区居民年龄别两周就诊率 (单位:%)

年龄	合计	行政区			功能区			
		香洲区	斗门区	金湾区	高新区	万山区	横琴新区	高栏港区
0~4 岁	17.33	13.86	23.72	10.29	20.75	4.55	19.30	14.86
5~14 岁	7.32	6.09	7.17	10.47	6.19	0.00	13.89	5.13
15~24 岁	5.11	6.45	1.99	1.52	7.50	13.04	9.80	5.56
25~34 岁	7.41	9.09	8.76	10.45	3.97	1.41	3.10	8.51
35~44 岁	9.84	8.42	8.18	11.11	10.77	5.30	4.60	30.77
45~54 岁	17.30	20.00	19.30	10.96	18.32	11.96	18.52	18.44
55~64 岁	26.10	36.52	23.68	13.86	28.57	9.23	19.35	34.68
65 岁及以上	40.13	40.00	43.33	45.88	41.18	13.04	43.40	41.05

与珠海市、广东省及全国第五次国家卫生服务调查的两周就诊率相比,珠海市第六次国家卫生服务调查的两周就诊率,几乎在所有年龄段(除 25~34 岁外)均低于广东省第五次国家卫生服务调查的结果;在所有的年龄段均高于相应的全国第五次国家卫生服务调查的结果;相对珠海市自身而言,0~24 岁和 65 岁及以上年龄段的两周就诊率相对降低(表 5-1-7)。

表 5-1-7 两周就诊率年龄别变化情况 (单位:%)

年龄	第六次(2018年)国家卫生服务调查	第五次(2013年)国家卫生服务调查		
	珠海市	珠海市	广东省	全国
0~4 岁	17.33	18.6	27.2	14.6
5~14 岁	7.32	9.1	10.8	6.2
15~24 岁	5.11	6.9	5.4	3.4
25~34 岁	7.41	6.6	6.4	4.8
35~44 岁	9.84	7.9	11.7	8.5
45~54 岁	17.30	15.9	19.3	13.7
55~64 岁	26.10	25.7	28.4	19.7
65 岁及以上	40.13	43.4	47.3	26.4

3. 两周就诊率文化程度别差异

调查显示,从总体情况来看,没上过学的人群两周就诊率最高(27.27%),其次为小学文化程度人群(23.78%),中专文化程度人群两周就诊率最低(10.33%)。从调查的 7 个区来看,除香洲区和万山区外,两周就诊率最低的人群为中专或大专学历(表 5-1-8)。

表 5-1-8　调查地区 6 岁及以上居民文化程度别两周就诊率　　　　　　　　(单位:%)

文化程度	合计	行政区			功能区			
		香洲区	斗门区	金湾区	高新区	万山区	横琴新区	高栏港区
没上过学	27.27	30.30	30.91	20.00	32.14	2.22	21.74	39.29
小学	23.78	22.66	25.83	26.09	16.88	12.50	23.53	32.37
初中	14.98	23.08	16.61	10.13	17.37	7.33	10.06	13.69
高中/技工学校	13.83	18.13	8.24	10.57	12.77	8.77	13.70	21.05
中专	10.33	14.91	9.47	11.29	6.67	5.00	8.51	6.98
大专	11.03	17.50	1.77	5.41	9.72	10.71	5.48	18.87
本科及以上	11.02	12.58	3.23	12.90	16.67	0.00	7.50	11.76

三、两周就诊的疾病构成

1. 疾病系统别两周就诊率

调查地区居民疾病系统别两周就诊率排名前 5 位的疾病系统依次是:呼吸系统(46.73‰)、循环系统(35.15‰)、消化系统(21.01‰)、肌肉骨骼结缔组织系统(17.51‰)和内分泌营养代谢系统(10.91‰)。呼吸系统和循环系统在各个区疾病系统别两周就诊率中基本居于前两位,各个区两周就诊率较高的疾病系统基本一致但排序不同(表 5-1-9)。

表 5-1-9　调查地区居民疾病系统别两周就诊率　　　　　　　　(单位:‰)

疾病系统	合计	行政区			功能区			
		香洲区	斗门区	金湾区	高新区	万山区	横琴新区	高栏港区
呼吸系统	46.73	38.93	66.54	40.19	21.59	18.68	33.93	71.34
循环系统	35.15	51.71	30.25	30.45	51.28	13.58	24.23	26.75
消化系统	21.01	18.59	22.34	15.83	28.34	10.19	22.62	28.03
肌肉骨骼结缔组织系统	17.51	22.66	24.20	4.87	14.84	6.79	14.54	14.01
内分泌营养代谢系统	10.91	13.95	7.91	7.31	22.94	1.70	11.31	11.46
泌尿生殖系统	9.56	8.13	6.05	7.31	4.05	8.49	12.92	28.03
皮肤、皮下组织	6.46	3.49	6.51	17.05	5.40	3.40	8.08	3.82
损伤中毒	5.79	5.23	7.91	0.00	4.05	5.09	4.85	10.19
眼、耳	4.04	4.65	5.12	1.22	0.00	10.19	4.85	1.27
恶性肿瘤	2.15	1.16	3.26	3.65	4.05	0.00	0.00	1.27

2. 疾病别两周就诊率

调查地区居民疾病别两周就诊率排在前 5 位的疾病依次是:高血压(28.96‰)、急性上呼吸道感染(20.47‰)、急性鼻咽炎(13.06‰)、急慢性胃肠炎(7.95‰)和糖尿病(7.54‰)。各个区疾病别两周就诊率较高的疾病基本一致但排序不同(表 5-1-10)。

表 5-1-10 调查地区居民疾病别两周就诊率　　　　　　　　　　　　　　　　　（单位：‰）

顺位	疾病名称	合计	行政区			功能区			
			香洲区	斗门区	金湾区	高新区	万山区	横琴新区	高栏港区
1	高血压	28.96	43.58	24.66	26.80	43.18	11.88	21.00	16.56
2	急性上呼吸道感染	20.47	12.20	31.64	24.36	10.80	5.09	12.92	30.57
3	急性鼻咽炎	13.06	13.95	13.96	8.53	9.45	6.79	14.54	20.38
4	急慢性胃肠炎	7.95	3.49	12.56	3.65	16.19	3.40	6.46	6.37
5	糖尿病	7.54	9.30	5.12	6.09	16.19	1.70	11.31	5.10
6	椎间盘疾病	6.33	4.65	11.63	0.00	6.75	1.70	6.46	5.10
7	牙齿疾患	6.20	6.97	2.33	7.31	6.75	6.79	1.62	16.56
8	流行性感冒	4.85	6.97	7.45	0.00	0.00	3.40	0.00	7.64
9	类风湿性关节炎	3.77	9.30	2.79	2.44	2.70	1.70	1.62	0.00
10	皮炎	2.69	0.58	4.65	2.44	4.05	1.70	0.00	3.82

四、两周就诊机构及医疗方式

1. 首选医疗机构

从调查地区居民两周就诊首选医疗机构情况来看，多数选择就近的基层医疗机构（诊所、村卫生室、社区卫生服务站、卫生院、社区卫生服务中心），占总数的 58.45%，其次为县属医疗机构（表 5-1-11）。

表 5-1-11 调查地区居民两周就诊机构构成　　　　　　　　　　　　　　　　　（单位：%）

首选医疗机构	合计	行政区			功能区			
		香洲区	斗门区	金湾区	高新区	万山区	横琴新区	高栏港区
诊所、村卫生室	19.98	3.95	33.33	21.59	12.26	4.55	14.86	40.57
社区卫生服务站	10.31	18.18	0.74	20.45	10.38	4.55	9.46	10.38
卫生院、社区卫生服务中心	28.16	24.11	34.07	18.18	33.96	50.00	39.19	8.49
县属医疗机构	19.66	16.21	20.74	23.86	18.87	27.27	6.76	28.30
县属以上医疗机构	14.88	27.27	5.19	9.09	17.92	9.09	24.32	7.55
其他	7.01	10.28	5.93	6.82	6.60	4.55	5.41	4.72

2. 中医药利用情况

总体上，两周就诊患者中利用中医服务的比例为 15.94%，在利用中医服务的两周就诊患者中，有 60.67% 是到中医类医疗机构就诊（表 5-1-12）。

表 5-1-12 调查地区居民两周患者中医药利用情况　　　　　　　　　　　　　　（单位：%）

中医药利用情况	合计	行政区			功能区			
		香洲区	斗门区	金湾区	高新区	万山区	横琴新区	高栏港区
利用中医服务	15.94	20.16	14.07	3.41	13.21	9.09	31.08	16.04
到中医类医疗机构就诊	60.67	64.71	50.00	66.67	50.00	50.00	78.26	58.82

五、两周未就诊情况

两周未就诊比例是指两周内患病但未去医疗机构就诊的例数与两周患病总例数之比。由于目前慢性病患者较多，因此未去医疗机构就诊的例数中不包括两周前已就诊延续至两周内仍在治疗的例数。

两周未就诊比例这一指标反映了两周内卫生服务利用情况。

1. 两周未就诊比例性别差异

调查显示,调查地区居民的两周未就诊比例为19.71%,男性居民两周未就诊比例(20.00%)高于女性居民(19.44%)。在调查的7个区中,金湾区居民的两周未就诊比例最高,达28.43%;斗门区居民的两周未就诊比例最低,为10.95%(表5-1-13)。

表5-1-13 调查地区不同性别居民两周未就诊比例　　　　　　　　　　　　　(单位:%)

两周未就诊比例	合计	行政区			功能区			
		香洲区	斗门区	金湾区	高新区	万山区	横琴新区	高栏港区
总体	19.71	26.31	10.95	28.43	18.44	23.67	21.21	15.44
男	20.00	25.42	11.58	30.93	20.00	21.85	25.00	14.55
女	19.44	27.11	10.34	26.17	17.12	25.40	17.28	16.11

与珠海市、广东省及全国第五次国家卫生服务调查的两周未就诊比例相比,珠海市第六次国家卫生服务调查的两周未就诊比例,无论是总体还是性别分组的结果,均明显低于相应的珠海市、广东省及全国第五次国家卫生服务调查的结果(表5-1-14)。

表5-1-14 调查对象两周未就诊比例性别构成变化情况　　　　　　　　　　　(单位:%)

两周未就诊比例	第六次(2018年)国家卫生服务调查	第五次(2013年)国家卫生服务调查		
	珠海市	珠海市	广东省	全国
总体	19.71	28.8	22.1	27.3
男	20.00	25.4	21.6	26.9
女	19.44	32.0	22.4	27.6

2. 两周未就诊比例年龄别差异

从年龄别两周未就诊比例上看,0~4岁年龄组两周未就诊比例较低(15.19%),随着年龄的增加两周未就诊比例先波动上升,在35~44岁年龄组后波动下降(表5-1-15)。

表5-1-15 调查地区居民年龄别两周未就诊比例　　　　　　　　　　　　　　(单位:%)

年龄	合计	行政区			功能区			
		香洲区	斗门区	金湾区	高新区	万山区	横琴新区	高栏港区
0~4岁	15.19	25.00	13.04	16.67	9.09	0.00	14.29	12.50
5~14岁	33.33	52.38	7.69	36.36	20.00	—	50.00	0.00
15~24岁	37.84	33.33	20.00	80.00	25.00	0.00	33.33	66.67
25~34岁	26.67	30.00	16.67	25.00	30.77	27.27	41.67	21.43
35~44岁	33.16	48.00	3.85	30.43	40.00	26.83	61.54	23.53
45~54岁	24.32	35.48	19.80	25.00	17.07	26.44	21.05	17.86
55~64岁	20.40	17.95	13.25	41.51	24.39	39.02	11.54	14.08
65岁及以上	10.22	16.67	5.60	14.52	8.45	8.06	6.25	11.76

注:"—"表示万山区5~14岁的调查人口中没有两周患病的例数,故无法计算两周未就诊比例。

与珠海市、广东省及全国第五次国家卫生服务调查的年龄组两周未就诊比例相比,珠海市第六次国家卫生服务调查显示,45岁及以上年龄组居民的两周未就诊比例均低于相应的珠海市、广东省及全国第五次国家卫生服务调查的结果(表5-1-16)。

表 5-1-16　调查对象两周未就诊比例年龄构成变化情况　　　　　　　　　　（单位：%）

年龄	第六次(2018年)国家卫生服务调查	第五次(2013年)国家卫生服务调查		
	珠海市	珠海市	广东省	全国
0～4 岁	15.19	10.5	10.7	14.4
5～14 岁	33.33	11.1	16.0	21.8
15～24 岁	37.84	35.0	27.9	31.9
25～34 岁	26.67	24.1	37.3	36.0
35～44 岁	33.16	48.7	31.7	31.4
45～54 岁	24.32	28.1	25.4	29.3
55～64 岁	20.40	29.3	20.7	28.4
65 岁及以上	10.22	27.7	18.8	27.6

3. 两周未就诊原因构成

根据两周患者报告，在两周未就诊的原因中，自感病轻而未就诊的比例占 57.55%，认为无有效措施的占 16.98%，认为无时间的仅占 1.89%（图 5-1-1）。

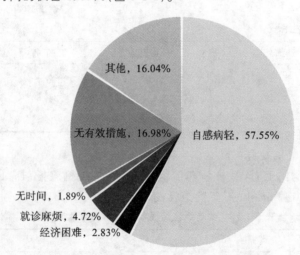

图 5-1-1　调查地区居民两周未就诊原因构成

对比珠海市第六次与珠海市、广东省及全国第五次国家卫生服务调查的两周未就诊的原因构成，虽然在计算方式上存在差异，但仍然可以看出两周未就诊的首要原因均是自感病轻（表 5-1-17）。

表 5-1-17　两周未就诊原因变化情况　　　　　　　　　　（单位：%）

两周未就诊原因	第六次(2018年)国家卫生服务调查	第五次(2013年)国家卫生服务调查		
	珠海市	珠海市	广东省	全国
自感病轻	57.55	68.6	54.7	69.8
经济困难	2.83	10.8		7.6
就诊麻烦	4.72	12.9	5.2	5.2
无时间	1.89	2.9	3.0	4.5
无有效措施	16.98	7.5		
其他	16.04	15.7	18.8	13.0

六、两周患者纯自我治疗

纯自我治疗是指两周内患病但未去医疗机构就诊,而是自行服药或采取其他措施进行治疗的情况。调查显示,调查地区两周患者中,两周自行用药比例达到91.17%,在纯自我治疗服用药物类型和成分上,药物为处方药的比例为20.79%,药物中含有抗生素的比例为6.03%(表5-1-18)。

表5-1-18 调查地区居民两周患者纯自我治疗情况构成 (单位:%)

两周患者纯自我治疗情况	合计	行政区			功能区			
		香洲区	斗门区	金湾区	高新区	万山区	横琴新区	高栏港区
自行用药	91.17	93.85	92.02	83.33	79.31	92.65	92.86	94.94
药物为处方药	20.79	22.62	14.00	12.00	23.91	7.94	37.18	28.00
药物中含有抗生素	6.03	9.52	5.33	6.00	6.52	1.59	5.13	4.00

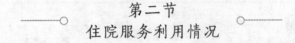

第二节 住院服务利用情况

一、住院率

住院率是指自调查之日前一年内,每百名(每千名)被调查者中住院次数,用每百人口(或每千人口)年住院人(次)数表示。该指标用于了解居民对住院服务的利用程度,也是衡量卫生服务利用的重要指标之一,从而为确定医疗卫生机构布局,制定相应的病床发展和卫生人力规划提供依据。调查地区居民总住院率为10.30%,高栏港区居民住院率最高,达15.03%(表5-2-1)。

表5-2-1 调查地区居民住院人(次)数和住院率

指标	合计	行政区			功能区			
		香洲区	斗门区	金湾区	高新区	万山区	横琴新区	高栏港区
住院人数/人	616	117	207	62	55	26	50	99
住院人次数/人次	765	132	267	89	76	27	56	118
调查人口数/人	7425	1721	2149	821	741	589	619	785
住院率/(%)	10.30	7.67	12.42	10.84	10.26	4.58	9.05	15.03

1. 住院率性别差异

调查结果显示,男性居民住院率为8.19%,女性居民住院率为12.42%,男性居民住院率低于女性居民住院率且各区的男性居民住院率均低于女性居民住院率(表5-2-2)。

表5-2-2 调查地区不同性别居民住院率 (单位:%)

性别	合计	行政区			功能区			
		香洲区	斗门区	金湾区	高新区	万山区	横琴新区	高栏港区
男	8.19	7.04	9.11	10.67	8.80	3.95	4.89	10.80
女	12.42	8.27	15.82	11.00	11.75	5.26	13.14	19.38

与珠海市、广东省及全国第五次国家卫生服务调查的住院率相比,珠海市第六次国家卫生服务调查的总体住院率和各性别组的住院率,均高于珠海市自身及广东省和全国的第五次国家卫生服务调查的结果(表5-2-3)。

表 5-2-3　住院率性别差异变化情况　　　　　　　　　　　　　　　　（单位：%）

住院率	第六次（2018年）国家卫生服务调查	第五次（2013年）国家卫生服务调查		
	珠海市	珠海市	广东省	全国
总体	10.30	6.5	6.4	9.0
男	8.19	5.5	5.3	8.0
女	12.42	7.6	7.5	10.1

2. 住院率年龄别差异

调查地区不同年龄组住院率存在差异。5~14岁年龄组居民住院率最低，为1.36%，15~24岁年龄组的住院率开始上升，25~34岁年龄组出现波峰，35~44岁年龄组下降，45岁及以上年龄组住院率随着年龄的增加而上升（表5-2-4）。

表 5-2-4　调查地区不同年龄别居民住院率　　　　　　　　　　　　　　（单位：%）

年龄	合计	行政区			功能区			
		香洲区	斗门区	金湾区	高新区	万山区	横琴新区	高栏港区
0~4岁	4.71	2.97	4.49	4.41	1.89	0.00	0.00	14.86
5~14岁	1.36	1.02	2.11	0.00	1.77	0.00	0.00	2.56
15~24岁	4.32	0.81	3.97	7.58	2.50	4.35	3.92	11.11
25~34岁	11.58	8.68	8.46	17.16	15.87	9.86	9.30	17.73
35~44岁	9.13	5.39	12.64	11.11	14.62	1.52	8.05	12.82
45~54岁	6.26	6.98	5.38	4.79	8.40	4.35	6.48	8.51
55~64岁	12.85	6.96	17.27	14.85	9.52	4.62	11.29	16.13
65岁及以上	27.36	23.72	32.73	24.71	18.82	8.70	39.62	33.68

与珠海市、广东省及全国第五次国家卫生服务调查的不同年龄别的住院率相比，珠海市第六次国家卫生服务调查中0~14岁人群的住院率均低于珠海市、广东省及全国第五次国家卫生服务调查的相应结果，而55岁及以上人群的住院率均高于珠海市、广东省及全国第五次国家卫生服务调查的相应结果（表5-2-5）。

表 5-2-5　住院率年龄别差异变化情况　　　　　　　　　　　　　　　　（单位：%）

年龄	第六次（2018年）国家卫生服务调查	第五次（2013年）国家卫生服务调查		
	珠海市	珠海市	广东省	全国
0~4岁	4.71	5.4	5.6	8.6
5~14岁	1.36	1.8	1.6	2.2
15~24岁	4.32	2.8	2.8	5.0
25~34岁	11.58	5.8	5.9	7.3
35~44岁	9.13	4.9	3.5	5.5
45~54岁	6.26	6.3	5.6	7.3
55~64岁	12.85	7.8	8.6	12.4
65岁及以上	27.36	16.5	16.8	19.9

3. 住院率文化程度别差异

调查显示,从文化程度上看,总体上没上过学的6岁及以上居民住院率最高(17.92%),小学文化程度的6岁及以上居民住院率次之(12.51%),学历为"高中/技工学校"的6岁及以上居民住院率最低(8.32%)。各个区不同文化程度的6岁及以上居民住院率有所差异(表5-2-6)。

表5-2-6 调查地区6岁及以上居民文化程度别住院率 (单位:%)

文化程度	合计	行政区			功能区			
		香洲区	斗门区	金湾区	高新区	万山区	横琴新区	高栏港区
没上过学	17.92	18.18	21.82	11.43	7.14	2.22	47.83	16.07
小学	12.51	8.59	14.08	14.67	10.63	7.14	11.76	17.34
初中	9.80	6.41	13.46	6.75	6.36	3.02	7.55	19.92
高中/技工学校	8.32	7.31	10.11	12.20	6.38	1.75	6.85	8.77
中专	10.33	10.53	9.47	9.68	15.56	10.00	10.64	6.98
大专	9.34	7.92	7.08	21.62	8.33	10.71	4.11	11.32
本科及以上	11.22	7.95	6.45	6.45	52.38	7.14	10.00	0.00

二、住院疾病构成

1. 不同疾病系统别住院率

调查地区居民疾病系统别住院率排名前5位的依次是:妊娠分娩疾病系统(18.72‰)、循环系统(16.16‰)、呼吸系统(10.91‰)、消化系统(9.70‰)和泌尿生殖系统(9.02‰)。调查的各个区的居民疾病系统别住院率较高的疾病系统基本一致但排序不同(表5-2-7)。

表5-2-7 调查地区居民疾病系统别住院率 (单位:‰)

疾病系统	合计	行政区			功能区			
		香洲区	斗门区	金湾区	高新区	万山区	横琴新区	高栏港区
妊娠分娩疾病系统	18.72	13.95	15.82	19.49	20.24	10.19	27.46	34.39
循环系统	16.16	11.62	27.45	2.44	13.50	1.70	12.92	25.48
呼吸系统	10.91	11.62	13.03	12.18	5.40	3.40	9.69	14.01
消化系统	9.70	5.81	11.17	14.62	9.45	3.40	8.08	15.29
泌尿生殖系统	9.02	3.49	12.56	12.18	8.10	1.70	6.46	16.56
肌肉骨骼结缔组织系统	7.00	2.32	9.77	2.44	13.50	5.09	3.23	12.74
恶性肿瘤	6.87	1.74	5.58	23.14	20.24	0.00	1.62	1.27
损伤中毒	6.60	4.07	9.31	6.09	2.70	0.00	11.31	10.19
内分泌营养代谢系统	5.12	7.55	4.65	3.65	4.05	3.40	4.85	5.10
良性肿瘤	3.10	4.07	4.19	1.22	1.35	3.40	1.62	2.55

2. 不同疾病别住院率

调查地区居民因病住院的前5位的疾病依次是:正常分娩(14.81‰)、高血压(5.12‰)、脑血管病(4.31‰)、肺炎(4.31‰)和骨折(3.91‰)。在调查的各个区中位居首位的大多是正常分娩,但住院位列前5位疾病及其顺位在不同调查地区之间均有所不同(表5-2-8)。

表 5-2-8　调查地区居民疾病别住院率　　　　　　　　　　　　　　　　　　　　（单位：‰）

顺位	疾病名称	合计	行政区			功能区			
			香洲区	斗门区	金湾区	高新区	万山区	横琴新区	高栏港区
1	正常分娩	14.81	9.88	13.03	15.83	17.54	10.19	25.85	21.66
2	高血压	5.12	5.23	9.31	1.22	2.70	0.00	3.23	5.10
3	脑血管病	4.31	2.32	8.38	0.00	4.05	0.00	4.85	5.10
3	肺炎	4.31	3.49	5.58	0.00	2.70	1.70	6.46	8.92
5	骨折	3.91	1.74	5.58	3.65	2.70	0.00	9.69	3.82
6	糖尿病	3.50	4.65	2.33	3.65	2.70	3.40	3.23	5.10
7	泌尿系统结石	3.23	1.74	3.26	4.87	6.75	0.00	1.62	5.10
8	椎间盘疾病	2.83	0.58	5.12	0.00	4.05	1.70	1.62	5.10
9	急慢性胃肠炎	2.69	2.32	2.79	4.87	0.00	0.00	3.23	5.10
10	鼻咽恶性肿瘤	2.56	0.58	1.40	18.27	0.00	0.00	0.00	0.00

三、住院治疗

1. 住院原因及其构成

在调查地区居民住院原因中，疾病为主要原因，其次为分娩，所占比例分别为74.64%和16.73%，住院原因占比最低的为计划生育服务，仅为0.26%；在调查的7个区中，住院原因排在前两位的均是疾病和分娩（表5-2-9）。

表 5-2-9　调查地区居民住院原因构成　　　　　　　　　　　　　　　　　　　　（单位：%）

住院原因	合计	行政区			功能区			
		香洲区	斗门区	金湾区	高新区	万山区	横琴新区	高栏港区
疾病	74.64	71.21	79.03	77.53	77.63	70.37	62.50	71.19
损伤中毒	2.61	1.52	3.37	3.37	0.00	0.00	5.36	2.54
康复	1.31	2.27	2.25	1.12	0.00	0.00	0.00	0.00
计划生育服务	0.26	0.76	0.00	0.00	0.00	0.00	0.00	0.85
分娩	16.73	17.42	11.61	15.73	18.42	22.22	30.36	19.49
健康体检	1.31	3.79	0.75	2.25	0.00	3.70	0.00	0.00
其他	3.14	3.03	3.00	0.00	3.95	3.70	1.79	5.93

2. 住院医疗机构的选择

从调查地区居民选择的住院医疗机构的情况来看，大多数居民选择的是县级及县级以上医院（93.73%），只有少数人群选择卫生院或社区卫生服务中心等基层医疗机构（3.92%），选择民营医院等其他医院的比例最低，仅为2.35%。从调查的各个区情况来看，高新区（100%）和横琴新区（98.21%）的居民更倾向于选择县级及县级以上医院（表5-2-10）。

表 5-2-10　调查地区居民住院医疗机构构成　　　　　　　　　　　　　　　　　　（单位：%）

住院医疗机构	合计	行政区			功能区			
		香洲区	斗门区	金湾区	高新区	万山区	横琴新区	高栏港区
卫生院、社区卫生服务中心	3.92	0.76	4.12	2.25	0.00	7.41	0.00	11.86
县级医院	46.80	22.73	61.80	57.30	43.42	55.56	12.50	48.31
县级以上医院	46.93	74.24	30.71	38.20	56.58	25.93	85.71	39.83
其他（民营医院等）	2.35	2.27	3.37	2.25	0.00	11.11	1.79	0.00

3. 住院情况构成

调查地区住院患者平均等候入院时间为 1.36 天,其中万山区住院患者平均等候入院时间最长,达 2.04 天。此外,住院患者平均住院天数为 8.46 天,各区中患者平均住院天数排在前两位的分别是金湾区和香洲区,分别为 10.28 天和 10.01 天(表 5-2-11)。

表 5-2-11 调查地区居民住院情况 （单位:天）

住院情况	合计	行政区			功能区			
		香洲区	斗门区	金湾区	高新区	万山区	横琴新区	高栏港区
等候入院时间	1.36	1.70	1.14	1.25	1.07	2.04	1.27	1.65
平均住院天数	8.46	10.01	7.91	10.28	7.07	7.78	8.05	7.81

四、转归与出院

1. 出院原因及其构成

在出院患者中,95.42% 的出院患者是遵医嘱离院,3.53% 的患者未遵医嘱要求而自动离院,遵医嘱转院的占 0.52%,其他原因占 0.52%。从调查的各个区来看,出院原因中占比最多的均是遵医嘱离院(表 5-2-12)。

表 5-2-12 调查地区出院患者出院原因构成 （单位:%）

出院原因	合计	行政区			功能区			
		香洲区	斗门区	金湾区	高新区	万山区	横琴新区	高栏港区
遵医嘱离院	95.42	96.21	94.01	92.13	100.00	100.00	94.64	96.61
未遵医嘱离院	3.53	3.79	3.37	7.87	0.00	0.00	3.57	3.39
遵医嘱转院	0.52	0.00	1.50	0.00	0.00	0.00	0.00	0.00
其他	0.52	0.00	1.12	0.00	0.00	0.00	1.79	0.00

2. 自动出院原因及其构成

在自动离院的患者中,有 25.93% 的患者是因为花费太多出院,22.22% 的患者是因为病愈而出院,因经济困难出院的患者的比例为 11.11%(图 5-2-1)。

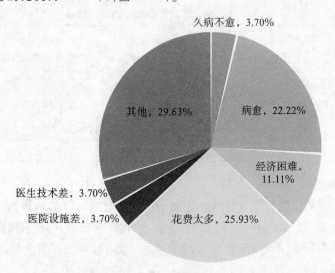

图 5-2-1 调查地区住院患者自动离院原因构成

五、应住院而未住院情况

1. 应住院而未住院的比例

应住院而未住院是指经医生诊断需住院而未住院的情况,即调查前一年内,被调查者在医疗卫生机构经诊断需要住院治疗而未住院人次数,一般用未住院人次数占所有医生诊断需要住院人次数的百分比(%)来表示。

调查地区居民应住院而未住院的比例为13.27%,其中高栏港区应住院而未住院的比例最高,为28.05%;横琴新区应住院而未住院的比例最低,仅为3.45%(表5-2-13)。

表5-2-13 调查地区居民应住院而未住院的比例

指标	合计	行政区			功能区			
		香洲区	斗门区	金湾区	高新区	万山区	横琴新区	高栏港区
应住院人次数/人次	882	146	298	97	90	29	58	164
未住院人次数/人次	117	14	31	8	14	2	2	46
应住院而未住院比例/(%)	13.27	9.59	10.40	8.25	15.56	6.90	3.45	28.05

2. 应住院而未住院比例的性别差异

从性别来看,调查地区男性居民应住院而未住院的比例为13.39%,女性居民应住院而未住院的比例为13.18%,男性居民应住院而未住院的比例总体高于女性居民。除香洲区、万山区和高栏港区外,调查的其他区男性居民应住院而未住院的比例均高于女性居民(表5-2-14)。

表5-2-14 调查地区不同性别人口应住院而未住院的比例   (单位:%)

性别	合计	行政区			功能区			
		香洲区	斗门区	金湾区	高新区	万山区	横琴新区	高栏港区
男	13.39	6.35	17.50	10.42	17.50	0.00	6.25	17.31
女	13.18	12.05	5.62	6.12	14.00	11.76	2.38	33.04

与珠海市、广东省及全国第五次国家卫生服务调查应住院而未住院的比例相比,珠海市第六次国家卫生服务调查的总体和各性别组所占的比例均低于珠海市、广东省及全国第五次国家卫生服务调查的相应结果(表5-2-15)。

表5-2-15 应住院而未住院比例变化情况   (单位:%)

应住院而未住院的比例	第六次(2018年)国家卫生服务调查	第五次(2013年)国家卫生服务调查		
	珠海市	珠海市	广东省	全国
总体	13.27	15.6	17.3	17.1
男	13.39	14.3	19.1	17.4
女	13.18	16.5	15.9	16.9

3. 应住院而未住院比例的年龄别差异

居民年龄别应住院而未住院的比例总体呈现先下降后上升再下降的趋势,其中15~44岁各年龄组应住院而未住院的比例较低,均小于10%,45~64岁各年龄组应住院而未住院的比例较高,均超过20%,而65岁及以上年龄组应住院而未住院的比例又下降至11.15%。各个区年龄别应住院而未住院的比例有差异,见表5-2-16。

表 5-2-16　调查地区不同年龄别应住院而未住院的比例　　（单位:%）

年龄	合计	行政区			功能区			
		香洲区	斗门区	金湾区	高新区	万山区	横琴新区	高栏港区
0～4 岁	16.67	25.00	12.50	0.00	50.00	—	100.00	8.33
5～14 岁	15.38	33.33	0.00	—	33.33	—	—	0.00
15～24 岁	4.35	0.00	14.29	0.00	0.00	0.00	0.00	0.00
25～34 岁	2.16	0.00	3.45	0.00	4.76	0.00	0.00	3.85
35～44 岁	9.65	5.88	2.86	6.25	20.83	33.33	12.50	9.09
45～54 岁	20.75	21.43	19.05	30.00	21.43	11.11	0.00	29.41
55～64 岁	24.12	11.11	11.43	6.25	14.29	0.00	0.00	59.18
65 岁及以上	11.15	5.56	12.20	12.50	11.11	0.00	0.00	21.95

注:"—"表示金湾区 5～14 岁、万山区 0～4 岁和 5～14 岁、横琴新区 5～14 岁的调查人口中没有需要住院的人次数,故无法计算应住院而未住院的比例。

与珠海市、广东省及全国第五次国家卫生服务调查的应住院而未住院的比例相比,珠海市第六次国家卫生服务调查的 0～4 岁年龄组应住院而未住院的比例明显高于珠海市、广东省及全国第五次国家卫生服务调查的相应结果,但 65 岁及以上年龄组则明显低于珠海市、广东省及全国第五次国家卫生服务调查的相应结果(表 5-2-17)。

表 5-2-17　应住院而未住院比例年龄组变化情况　　（单位:%）

年龄	第六次(2018 年)国家卫生服务调查	第五次(2013 年)国家卫生服务调查		
	珠海市	珠海市	广东省	全国
0～4 岁	16.67	14.3	13.3	6.6
5～14 岁	15.38	0.0	16.8	11.0
15～24 岁	4.35	6.7	8.0	7.5
25～34 岁	2.16	7.0	9.1	7.5
35～44 岁	9.65	14.3	15.3	19.3
45～54 岁	20.75	22.9	21.7	23.1
55～64 岁	24.12	14.0	19.0	19.7
65 岁及以上	11.15	19.8	19.9	17.7

4. 应住院而未住院的原因及其构成

在应住院而未住院的原因及其构成中,自认为没有必要住院的比例占 33.33%,认为没有时间的占 20.83%,经济困难的占 19.44%,认为无有效措施的占 4.17%(表 5-2-18,图 5-2-2)。

表 5-2-18　调查地区居民应住院而未住院的原因构成　　（单位:%）

应住院而未住院的原因	合计	行政区			功能区			
		香洲区	斗门区	金湾区	高新区	万山区	横琴新区	高栏港区
自认为不需要	33.33	53.85	41.18	50.00	16.67	100.00	50.00	5.56
无有效措施	4.17	0.00	0.00	0.00	8.33	0.00	0.00	11.11
经济困难	19.44	0.00	17.65	25.00	33.33	0.00	0.00	27.78

续表

应住院而未住院的原因	合计	行政区			功能区			
		香洲区	斗门区	金湾区	高新区	万山区	横琴新区	高栏港区
医院服务差	1.39	0.00	0.00	0.00	0.00	0.00	0.00	5.56
没有时间	20.83	15.38	17.65	12.50	25.00	0.00	50.00	27.78
医院无床位	4.17	15.38	5.88	0.00	0.00	0.00	0.00	0.00
医疗保险限制	1.39	7.69	0.00	0.00	0.00	0.00	0.00	0.00
其他	15.28	7.69	17.65	12.50	16.67	0.00	0.00	22.22

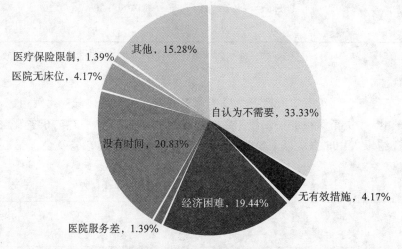

图 5-2-2　调查地区居民应住院而未住院的原因构成

通过对比珠海市第六次与珠海市、广东省及全国第五次国家卫生服务调查的应住院而未住院的原因构成,虽然在计算方式上存在差异,但仍然可以看出其分布的构成,即珠海市第六次和珠海市第五次国家卫生服务调查的结果显示,应住院而未住院的首要原因是自认为不需要;而广东省和全国第五次国家卫生服务调查的相应结果显示,应住院而未住院的首要原因是经济困难(表 5-2-19)。

表 5-2-19　应住院而未住院原因变化情况　　　　　　　　　　　　　　　　(单位:%)

应住院而未住院的原因	第六次(2018年)国家卫生服务调查	第五次(2013年)国家卫生服务调查		
	珠海市	珠海市	广东省	全国
自认为不需要	33.33	38.1	31.0	4.1
无有效措施	4.17	2.4	4.1	
经济困难	19.44	21.4	34.7	7.4
医院服务差	1.39			
没有时间	20.83	11.9	6.4	2.0
医院无床位	4.17	9.5		0.3
医疗保险限制	1.39			
其他	15.28	16.7	23.8	3.4

第三节 居民医疗服务费用情况

一、门诊医疗服务费用

在调查地区两周就诊者中,次均门诊自付费用(不包括报销及个人医疗账户中支出的部分)为488.99元,其中金湾区的次均门诊自付费用最高,达892.19元,香洲区的最低,为263.06元。其中,次均门诊间接费用(交通等其他相关费用)为74.52元,其中高栏港区的次均门诊间接费用最高,为231.64元,高新区的最低,为11.19元(表5-3-1)。

表 5-3-1 调查地区居民门诊医疗费用 (单位:元)

门诊医院费用	合计	行政区			功能区			
		香洲区	斗门区	金湾区	高新区	万山区	横琴新区	高栏港区
次均门诊自付费用	488.99	263.06	472.29	892.19	453.14	610.11	860.54	466.71
次均门诊间接费用	74.52	34.00	73.70	52.75	11.19	134.49	13.55	231.64

二、住院医疗服务费用

在调查地区住院患者中,次均住院医疗费用为14536.75元,其中金湾区次均住院医疗费用最高,达18526.64元,高新区的最低,为12205.68元。另外,次均住院自付费用(不包括报销及个人医疗账户中支出的部分)为5134.10元,其中金湾区的次均住院自付费用最高,达6680.98元,斗门区的最低,为3764.38元。其中,次均住院间接费用(交通、住宿、伙食、陪护等其他费用)为941.38元,其中香洲区的次均住院间接费用最高,为1637.37元,高新区的最低,为353.43元(表5-3-2)。

表 5-3-2 调查地区居民住院费用 (单位:元)

住院费用	合计	行政区			功能区			
		香洲区	斗门区	金湾区	高新区	万山区	横琴新区	高栏港区
次均住院医疗费用	14536.75	17388.25	13133.20	18526.64	12205.68	13626.00	15464.39	12782.94
次均住院自付费用	5134.10	6462.75	3764.38	6680.98	3811.77	6003.41	6594.23	5540.21
次均住院间接费用	941.38	1637.37	729.98	1112.87	353.43	1551.33	798.18	818.91

第四节 基本医疗保障与居民医疗服务需求、利用情况

一、不同医疗保障类型居民的自我健康评价

在健康测评五个维度中,存在中度及以上困难的比例较高的是"疼痛/不适"维度,比例较低的是"自我照顾"维度;参加城镇职工基本医疗保险的居民自评健康得分最高(82.92分),其次是参加城乡居民基本医疗保险的居民(82.67分)(表5-4-1)。

表 5-4-1　不同参保居民自我评价有中度及以上困难的比例及自评健康得分

医疗保险类型	行动/(%)	自我照顾/(%)	日常活动/(%)	疼痛/不适/(%)	焦虑/抑郁/(%)	自评健康得分/分
城镇职工基本医疗保险	2.47	0.96	1.22	8.34	4.75	82.92
城镇居民基本医疗保险	3.21	2.20	2.61	10.02	7.82	80.77
新型农村合作医疗(新农合)	5.20	2.00	2.40	10.00	4.00	81.75
城乡居民基本医疗保险	5.08	2.49	3.49	12.00	5.13	82.67
三保合一	0.00	0.00	0.00	11.11	0.00	79.22

二、不同医疗保障类型居民的两周患病和慢性病患病情况

从两周患病情况来看,参加城镇居民基本医疗保险居民的两周患病率最高(30.62%)。从慢性病患病情况来看,参加城镇职工基本医疗保险居民的慢性病患病率最高(35.39%)(表5-4-2)。

表 5-4-2　不同医疗保险类型居民的两周患病和慢性病患病率　　　　　(单位:%)

指标	合计	基本医疗保险类型				
		城镇职工	城镇居民	新农合	城乡居民	三保合一
两周患病率	29.19	30.10	30.62	29.06	28.88	20.00
慢性病患病率	38.30	35.39	33.28	32.49	29.06	33.33

三、不同医疗保障类型居民对两周患病治疗方式的影响

在两周患病者采取的治疗措施上,参加城乡居民基本医疗保险的两周患者中到医疗机构就诊的比例最高(83.53%)(表5-4-3)。

表 5-4-3　调查地区不同医疗保险类型居民两周患病治疗情况　　　　　(单位:%)

治疗措施	合计	基本医疗保险类型				
		城镇职工	城镇居民	新农合	城乡居民	三保合一
就诊	80.29	78.69	79.89	78.88	83.53	66.67
两周内就诊	43.42	44.92	38.59	34.16	45.01	0.00
两周前就诊	36.87	33.77	41.30	44.72	38.52	66.67
未就诊	19.71	21.31	20.11	21.12	16.47	33.33
纯自我治疗	14.82	15.74	14.67	14.29	12.84	0.00
未采取任何治疗措施	4.89	5.57	5.43	6.83	3.63	33.33

四、不同医疗保障类型居民医疗服务的利用

在医疗服务利用上,参加城乡居民基本医疗保险的两周患者两周就诊率最高,为17.68%,参加城镇职工、城镇居民和新农合三种医疗保险的两周患者的两周就诊率分别为17.01%、17.30%和14.44%。另外,参加城镇职工基本医疗保险人群住院率最高(11.45%),参加城镇居民、新农合和城乡居民三种医疗保险人群的住院率分别为9.32%、10.29%和10.07%(表5-4-4)。

表 5-4-4　不同医疗保险类型居民的两周就诊率和住院率　　　　　　　　　　　　（单位：%）

指标	合计	基本医疗保险类型				
		城镇职工	城镇居民	新农合	城乡居民	三保合一
两周就诊率	16.74	17.01	17.30	14.44	17.68	0.00
住院率	10.30	11.45	9.32	10.29	10.07	6.67

五、不同医疗保障类型居民医疗服务费用

调查地区居民参加城镇职工、城镇居民、新农合、城乡居民四种基本医疗保险的参保人群次均门诊自付费用（不包括报销及个人医疗账户中支出的部分）分别为 549.52 元、990.73 元、699.53 元和 658.85 元，次均门诊间接费用（交通等其他相关费用）分别为 127.47 元、33.73 元、64.40 元和 91.70 元。

另外，调查地区居民参加城镇职工、城镇居民、新农合、城乡居民四种基本医疗保险的参保人群次均住院医药费用分别为 15169.90 元、14697.28 元、14399.81 元和 13635.29 元，其中次均住院自付费用（不包括报销及个人医疗账户中支出的部分）分别为 4852.86 元、4318.19 元、8264.36 元和 4202.23 元，次均住院间接费用（交通、住宿、伙食、陪护等其他费用）分别为 1120.57 元、738.25 元、944.81 元和 762.75 元（表 5-4-5）。

表 5-4-5　不同医疗保险类型居民医疗服务费用　　　　　　　　　　　　（单位：元）

医疗服务费用	合计	城镇职工	城镇居民	新农合	城乡居民	三保合一
次均门诊自付费用	488.99	549.52	990.73	699.53	658.85	
次均门诊间接费用	74.52	127.47	33.73	64.40	91.70	
次均住院医药费用	14536.75	15169.90	14697.28	14399.81	13635.29	25000.00
次均住院自付费用	5134.10	4852.86	4318.19	8264.36	4202.23	9400.00
次均住院间接费用	941.38	1120.57	738.25	944.81	762.75	600.00

第五节　本章小结

（1）调查地区居民两周就诊率和未就诊比例情况。本次调查结果显示，80.29% 的两周患者到医疗机构就诊，4.89% 的两周患者未采取任何治疗措施。调查地区居民两周就诊率为 16.74%，男性居民两周就诊率（15.36%）低于女性居民（18.13%）；调查地区居民的两周未就诊比例为 19.71%，男性居民两周未就诊比例（20.00%）高于女性居民（19.44%）。

（2）调查地区居民两周就诊医疗机构的选择和未就诊的原因构成。58.45% 的患者首选就近的基层医疗机构（诊所、村卫生室、社区卫生服务站、卫生院、社区卫生服务中心）；根据两周患者报告，在两周未就诊的原因中，自感病轻而未就诊所占比例最大（57.55%）。

（3）调查地区居民住院率和应住院而未住院比例情况。调查地区居民总住院率为 10.30%，男性居民住院率（8.19%）低于女性居民住院率（12.42%），高栏港区调查居民住院率最高（15.03%）；调查地区居民应住院而未住院的比例为 13.27%，男性居民应住院而未住院的比例（13.39%）总体高于女性居民（13.18%）。

（4）调查地区居民住院医疗机构的选择和应住院而未住院的原因构成。从调查地区居民选择的住院医疗机构的情况来看，大多数居民都选择的是县级及县级以上医院（93.73%）；在应住院而未住院的原因及其构成中，自认为没有必要住院的比例占 33.33%，认为没有时间的占 20.83%，经济困难的占 19.44%，认为无有效措施的占 4.17%。

(5) 调查地区居民医疗服务费用。在调查地区两周就诊者中,次均门诊自付费用(不包括报销及个人医疗账户中支出的部分)为488.99元,其中金湾区的次均门诊自付费用最高,达892.19元,香洲区的最低,为263.06元。在调查地区住院患者中,次均住院自付费用(不包括报销及个人医疗账户中支出的部分)为5134.10元,其中金湾区的次均住院自付费用最高,达6680.98元,斗门区的最低,为3764.38元。

第六章 重点慢性病管理及健康影响因素

本章主要描述和分析调查人群的高血压和糖尿病的健康管理现状和调查居民的健康相关行为和生活方式等,主要包括健康档案,健康体检,10岁及以上人群的吸烟、饮酒、体育锻炼情况等。

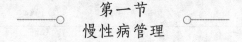

一、高血压

1. 高血压患病情况

调查地区15岁及以上居民高血压患病率为13.60%,其中万山区15岁及以上居民高血压患病率最高,为17.28%,横琴新区高血压患病率最低,为11.22%。调查地区15岁及以上男性居民高血压患病率(12.75%)低于女性(14.43%)。从调查的各个区来看,除横琴新区外,男性居民高血压患病率均低于女性(表6-1-1)。

表6-1-1 按性别分调查地区15岁及以上居民高血压患病率 (单位:%)

高血压患病率	合计	行政区			功能区			
		香洲区	斗门区	金湾区	高新区	万山区	横琴新区	高栏港区
总体	13.60	12.79	13.67	11.69	13.74	17.28	11.22	15.80
男	12.75	12.10	12.86	11.15	12.23	16.13	12.02	13.52
女	14.43	13.43	14.50	12.21	15.15	18.49	10.51	18.10

与全国第五次(2013年)国家卫生服务调查的相应数据相比,2018年珠海市15岁及以上居民总体高血压患病率有所降低(表6-1-2)。

表6-1-2 调查地区居民高血压患病率的比较 (单位:%)

指标	第六次(2018年)国家卫生服务调查	第五次(2013年)国家卫生服务调查		
	珠海市	珠海市[a]	广东省[a]	全国[b]
总体高血压患病率	13.60	10.2	9.8	14.2

注:[a]珠海市和广东省第五次国家卫生服务调查中该指标的统计人口年龄为35岁及以上;[b]全国第五次国家卫生服务调查中该指标的统计人口年龄为15岁及以上。

调查结果显示,调查地区15岁及以上居民中高血压患病率最高的群体集中在65岁及以上人群(43.56%),15~24岁年龄组无高血压患者。各个区年龄别高血压患病率与总体呈现出一致性,其中横琴新区15岁及以上调查人口中各年龄组居民的高血压患病率差异最为明显(表6-1-3)。

表 6-1-3 按年龄分调查地区 15 岁及以上居民高血压患病率　　　　　　　　　　　　（单位:%）

年龄	合计	行政区			功能区			
		香洲区	斗门区	金湾区	高新区	万山区	横琴新区	高栏港区
15～24 岁	0.00	0.00	0.00	0.00	0.00	0.00	0.00	0.00
25～34 岁	0.51	0.83	0.30	0.00	0.79	2.82	0.00	0.00
35～44 岁	3.55	2.36	2.23	5.93	0.00	7.58	4.60	6.41
45～54 岁	11.48	9.52	9.81	8.90	13.74	16.85	8.33	15.60
55～64 岁	22.11	24.78	17.55	21.78	28.57	26.15	22.58	25.00
65 岁及以上	43.56	40.00	42.12	41.18	49.41	49.28	52.83	44.21

2. 近期测量血压情况

调查地区 15 岁及以上高血压患者在"过去的 1 个月内"(包括 1 周及以内和 1 个月内)测量过血压的比例为 82.61%,在过去 1 周及以内测量过血压的比例为 52.54%。从各个区来看,最近一次测量血压均是在"过去的 1 个月内"所占的比例最高(表 6-1-4)。

表 6-1-4 调查地区 15 岁及以上高血压患者最近一次血压测量时间构成　　　　　　（单位:%）

最近一次血压测量时间	合计	行政区			功能区			
		香洲区	斗门区	金湾区	高新区	万山区	横琴新区	高栏港区
1 周及以内	52.54	49.45	58.75	48.72	64.56	39.36	45.45	53.00
1 个月内	30.07	29.67	25.42	30.77	30.38	34.04	29.09	38.00
1 个月～	7.25	7.69	7.50	5.13	3.80	12.77	10.91	3.00
3 个月～	5.07	5.49	4.17	10.26		7.45	7.27	3.00
6 个月～	2.66	4.95	2.08	3.85	0.00	3.19	1.82	1.00
12 个月及以上	2.42	2.75	2.08	1.28	1.27	3.19	5.45	2.00

3. 降压药服用情况

在调查地区高血压患者中,每天按照医嘱规律服用降压药的比例为 75.85%,间断服用的比例为 4.71%,从不服用的比例为 7.97%。各个区均为规律服用降压药的患者比例最高,其中高栏港区规律服用降压药的比例最高,为 82.00%(表 6-1-5)。

表 6-1-5 调查地区 15 岁及以上高血压患者服用降压药频率构成　　　　　　　　（单位:%）

服用降压药频率	合计	行政区			功能区			
		香洲区	斗门区	金湾区	高新区	万山区	横琴新区	高栏港区
规律服用	75.85	71.98	78.75	64.10	79.75	76.60	74.55	82.00
偶尔或必要时服用	11.47	10.99	12.08	19.23	15.19	7.45	12.73	5.00
间断服用	4.71	4.95	4.58	5.13	1.27	7.45	1.82	6.00
从不服用	7.97	12.09	4.58	11.54	3.80	8.51	10.91	7.00

与珠海市、广东省和全国第五次(2013 年)国家卫生服务调查的对应数据相比,珠海市 2018 年的高血压患者中"从不服用"降压药的比例较高(表 6-1-6)。

表 6-1-6　高血压患者服药情况的比较　　　　　　　　　　　　　　　　　　　　　　（单位：%）

服用降压药频率	第六次（2018年）国家卫生服务调查	第五次（2013年）国家卫生服务调查		
	珠海市	珠海市[a]	广东省[a]	全国[b]
规律服用	75.85	74.3	80.7	76.1
偶尔或必要时服用	11.47	22.2	16.0	22.0
间断服用	4.71			
从不服用	7.97	3.5	3.3	1.9

注：[a]珠海市和广东省第五次国家卫生服务调查中该指标的统计人口年龄为35岁及以上；[b]全国第五次国家卫生服务调查中该指标的统计人口年龄为15岁及以上。

4. 血压现状

在调查地区居民高血压患者中，调查当日血压处于正常水平的比例为67.63%，血压不正常的比例为29.95%。其中高新区高血压患者调查当日血压处于正常水平的比例最高，为89.87%，高栏港区高血压患者血压处于正常水平的比例最低，为56.00%（表6-1-7）。

表 6-1-7　调查地区15岁及以上高血压患者目前血压测量情况构成　　　　　　　　　（单位：%）

血压现状	合计	行政区			功能区			
		香洲区	斗门区	金湾区	高新区	万山区	横琴新区	高栏港区
正常	67.63	62.09	75.83	66.67	89.87	57.45	58.18	56.00
不正常	29.95	34.62	22.08	33.33	10.13	39.36	36.36	41.00
不知道	2.42	3.30	2.08	0.00	0.00	3.19	5.45	3.00

5. 接受健康指导情况

调查显示，总体上，调查地区15岁及以上高血压患者的最近一次高血压随访服务中包含血压测量、生活方式指导、询问疾病情况和了解用药情况，各自所占的比例分别达到96.65%、90.89%、93.61%和93.77%，其中血压测量这项随访服务形式所占比例最高。调查的各个区中，除香洲区和高栏港区外，其他区15岁及以上高血压患者随访服务形式构成中均是以血压测量为主（表6-1-8）。

表 6-1-8　调查地区15岁及以上高血压患者随访服务形式构成　　　　　　　　　　　（单位：%）

随访服务形式	合计	行政区			功能区			
		香洲区	斗门区	金湾区	高新区	万山区	横琴新区	高栏港区
血压测量	96.65	94.00	97.25	100.00	100.00	96.25	100.00	90.77
生活方式指导	90.89	77.00	94.04	95.83	94.29	90.00	95.56	92.31
询问疾病情况	93.61	92.00	96.33	93.75	94.29	83.75	97.78	95.38
了解用药情况	93.77	95.00	96.33	91.67	95.71	86.25	97.78	89.23

二、糖尿病

1. 糖尿病患病情况

在调查地区15岁及以上居民中报告确诊为糖尿病的患者占比3.71%，高栏港区15岁及以上居民中报告确诊为糖尿病的患者所占比例最高，为4.90%，斗门区报告确诊为糖尿病患者的比例最低，为2.85%。另外，从性别来看，15岁及以上男性居民糖尿病患病率（3.99%）高于女性（3.44%）。除高新区、万山区和高栏港区外，其他各区15岁及以上男性居民糖尿病患病率均高于女性（表6-1-9）。

表 6-1-9　按性别分调查地区 15 岁及以上居民糖尿病患病率　　　　　　　　　　　　　　　　（单位：%）

糖尿病患病率	合计	行政区			功能区			
		香洲区	斗门区	金湾区	高新区	万山区	横琴新区	高栏港区
总体	3.71	3.79	2.85	3.45	3.65	4.41	4.69	4.90
男	3.99	4.52	3.13	4.33	3.60	3.58	5.58	4.40
女	3.44	3.12	2.55	2.62	3.70	5.28	3.89	5.40

与全国第五次（2013 年）国家卫生服务调查的相应数据相比，2018 年珠海市 15 岁及以上居民总体糖尿病患病率有所升高（表 6-1-10）。

表 6-1-10　调查地区居民糖尿病患病率的比较　　　　　　　　　　　　　　　　　　　　　（单位：%）

指标	第六次（2018 年）国家卫生服务调查	第五次（2013 年）国家卫生服务调查		
	珠海市	珠海市[a]	广东省[a]	全国[b]
总体糖尿病患病率	3.71	2.1	2.6	3.5

注：[a] 珠海市和广东省第五国家卫生服务调查中该指标的统计人口年龄为 35 岁及以上；[b] 全国第五次国家卫生服务调查中该指标的统计人口年龄为 15 岁及以上。

从年龄来看，随着年龄增长，15 岁及以上居民中报告确诊为糖尿病的患者占比呈逐渐上升的趋势，调查地区 15~24 岁年龄组无糖尿病患者，65 岁及以上居民糖尿病患病率最高，为 10.73%。从调查的各个区来看，高栏港区 15 岁及以上调查人口中各年龄组居民的糖尿病患病率差异最为明显（表 6-1-11）。

表 6-1-11　按年龄分调查地区 15 岁及以上居民糖尿病患病率　　　　　　　　　　　　　　（单位：%）

年龄	合计	行政区			功能区			
		香洲区	斗门区	金湾区	高新区	万山区	横琴新区	高栏港区
15~24 岁	0.00	0.00	0.00	0.00	0.00	0.00	0.00	0.00
25~34 岁	0.26	0.41	0.30	0.00	0.00	0.00	0.78	0.00
35~44 岁	0.98	0.00	0.37	1.48	0.00	3.79	0.00	3.85
45~54 岁	3.13	2.22	2.22	2.05	6.87	3.80	4.63	2.84
55~64 岁	6.97	6.96	5.85	9.90	6.35	6.15	12.90	5.65
65 岁及以上	10.73	13.95	6.06	9.41	9.41	11.59	16.98	17.89

2. 血糖测量情况

从调查地区 15 岁及以上糖尿病患者最近一次血糖检测时间来看，在"1 周及以内""1 个月内""1~3 个月"进行过血糖测量的患者所占的比例分别为 41.59%、31.86% 和 11.95%，可见在 3 个月内进行血糖测量的比例达 85.40%，而最近一次血糖检测在一年（12 个月）以前和半年（6 个月）之前的所占比例都较低，分别为 5.31% 和 2.21%。各个区 15 岁及以上糖尿病患者最近一次血糖检测时间的分布与总体情况基本保持一致，结果见表 6-1-12。

表 6-1-12　调查地区 15 岁及以上糖尿病患者最近一次血糖检测时间构成　　　　　　　　　（单位：%）

最近一次血糖检测时间	合计	行政区			功能区			
		香洲区	斗门区	金湾区	高新区	万山区	横琴新区	高栏港区
1 周及以内	41.59	33.33	48.00	52.17	42.86	33.33	52.17	35.48
1 个月内	31.86	29.63	34.00	8.70	47.62	29.17	34.78	38.71

续表

最近一次血糖检测时间	合计	行政区			功能区			
		香洲区	斗门区	金湾区	高新区	万山区	横琴新区	高栏港区
1个月~	11.95	18.52	6.00	13.04	9.52	16.67	4.35	12.90
3个月~	7.08	7.41	6.00	8.70	0.00	20.83	0.00	6.45
6个月~	2.21	3.70	2.00	8.70	0.00	0.00	0.00	0.00
12个月及以上	5.31	7.41	4.00	8.70	0.00	0.00	8.70	6.45

3. 降糖药服用情况

从调查地区糖尿病患者用药情况分析,15岁及以上糖尿病患者中,每天按照医嘱规律服用降糖药的比例为74.78%,从不服用的比例为9.29%,间断服用的比例最低,为4.87%。从调查的各个区来看,规律服用降糖药的比例均为最高(表6-1-13)。

表6-1-13 调查地区15岁及以上糖尿病患者服用降糖药频率构成 (单位:%)

服用降糖药频率	合计	行政区			功能区			
		香洲区	斗门区	金湾区	高新区	万山区	横琴新区	高栏港区
规律服用	74.78	62.96	80.00	73.91	76.19	75.00	82.61	80.65
偶尔或必要时服用	11.06	14.81	8.00	8.70	9.52	12.50	8.70	12.90
间断服用	4.87	3.70	4.00	13.04	9.52	4.17	0.00	3.23
从不服用	9.29	18.52	8.00	4.35	4.76	8.33	8.70	3.23

与珠海市、广东省和全国第五次(2013年)国家卫生服务调查的对应数据相比,珠海市2018年的糖尿病患者中"从不服用"降糖药的比例较高(表6-1-14)。

表6-1-14 糖尿病患者服药情况的比较 (单位:%)

服用降糖药频率	第六次(2018年)国家卫生服务调查	第五次(2013年)国家卫生服务调查		
	珠海市	珠海市[a]	广东省[a]	全国[b]
规律服用	74.78	81.2	74.9	86.0
偶尔或必要时服用	11.06	17.4	19.3	11.5
间断服用	4.87			
从不服用	9.29	1.5	5.8	2.5

注:[a]珠海市和广东省第五国家卫生服务调查中该指标的统计人口年龄为35岁及以上;[b]全国第五次国家卫生服务调查中该指标的统计人口年龄为15岁及以上。

4. 血糖现状

调查地区15岁及以上糖尿病患者中,血糖值在正常范围内的比例为51.33%,血糖值超出正常范围内的比例为42.48%,不知道血糖值是否正常的比例为6.19%。从调查的各个区来看,高新区15岁及以上糖尿病患者中自报血糖值在正常范围内的比例最高,达80.95%,万山区15岁及以上糖尿病患者中自报血糖值在正常范围内的比例最低,为37.50%。金湾区、万山区和高栏港区这3个区血糖值不在正常范围内的比例均高于血糖值在正常范围内的比例(表6-1-15)。

表 6-1-15 调查地区 15 岁及以上糖尿病患者目前空腹血糖测量情况构成　　　（单位:%）

血糖现状	合计	行政区			功能区			
		香洲区	斗门区	金湾区	高新区	万山区	横琴新区	高栏港区
正常	51.33	48.15	58.00	39.13	80.95	37.50	52.17	45.16
不正常	42.48	46.30	38.00	56.52	19.05	54.17	30.43	48.39
不知道	6.19	5.56	4.00	4.35	0.00	8.33	17.39	6.45

5. 接受健康指导情况

调查显示,调查地区 15 岁及以上糖尿病患者的最近一次糖尿病随访服务包含空腹血糖测量、生活方式指导、询问疾病情况和了解用药情况,各自所占的比例分别达到 96.93%、93.30%、95.71% 和 94.48%,其中空腹血糖测量这项随访服务形式所占比例最高。从调查的各个区来看,高新区和金湾区 15 岁及以上被调查的糖尿病患者这四项糖尿病随访服务实现了全覆盖(表 6-1-16)。

表 6-1-16 调查地区 15 岁及以上糖尿病患者随访服务形式构成　　　（单位:%）

随访服务形式	合计	行政区			功能区			
		香洲区	斗门区	金湾区	高新区	万山区	横琴新区	高栏港区
空腹血糖测量	96.93	91.67	100.00	100.00	100.00	95.00	100.00	91.30
生活方式指导	93.30	75.00	92.86	100.00	100.00	100.00	100.00	91.30
询问疾病情况	95.71	87.50	95.24	100.00	100.00	90.00	100.00	100.00
了解用药情况	94.48	87.50	95.24	100.00	100.00	90.00	95.24	95.65

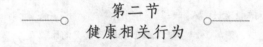

第二节　健康相关行为

一、健康档案拥有率

在调查中询问"您是否在卫生院/社区卫生服务机构建立过健康档案?"时,回答自己拥有健康档案的比例为 55.85%,没有健康档案的比例为 16.55%,回答不知道的比例为 27.60%。其中斗门区自报拥有健康档案的比例最高,达 77.99%,香洲区自报拥有健康档案的比例最低,为 31.44%(表 6-2-1)。

表 6-2-1 调查地区居民健康档案拥有率　　　（单位:%）

健康档案拥有率	合计	行政区			功能区			
		香洲区	斗门区	金湾区	高新区	万山区	横琴新区	高栏港区
是	55.85	31.44	77.99	41.53	66.94	65.87	55.57	45.99
否	16.55	23.59	10.42	17.66	12.42	21.56	20.52	13.76
不知道	27.60	44.97	11.59	40.80	20.65	12.56	23.91	40.25

二、健康体检情况

1. 不同性别居民健康体检情况

调查结果显示,在调查地区居民中,自报过去 12 个月内接受过健康体检的比例为 60.15%,男性居民自报过去 12 个月内接受过健康体检的比例(58.14%)低于女性(62.16%)。从调查的各个区来看,高新区自报过去 12 个月内接受过健康体检的比例最高(69.64%),斗门区自报过去 12 个月内接受过健康体检的比例最低(45.46%),且各区男性居民自报过去12个月内接受过健康体检的比例均低于女性(表6-2-2)。

表 6-2-2 调查地区不同性别居民健康体检率　　　　　　　　　　　　　　　　　　(单位:%)

健康体检率	合计	行政区			功能区			
		香洲区	斗门区	金湾区	高新区	万山区	横琴新区	高栏港区
总体	60.15	64.79	45.46	63.82	69.64	68.25	69.31	64.08
男	58.14	63.48	43.97	61.04	69.33	61.18	69.06	61.31
女	62.16	66.02	46.99	66.51	69.95	75.79	69.55	66.93

2. 年龄别居民健康体检情况

调查表明,总体上,随着年龄的增长居民健康体检率呈现"W"趋势,0~4岁年龄组健康体检率最高,达95.10%,5~14岁年龄组健康体检率次之,为71.96%,65岁及以上居民健康体检率也较高,达66.85%。且除斗门区外,其他各区各年龄组健康体检率均超过50%(表6-2-3)。

表 6-2-3 调查地区居民年龄别健康体检率　　　　　　　　　　　　　　　　　　(单位:%)

年龄	合计	行政区			功能区			
		香洲区	斗门区	金湾区	高新区	万山区	横琴新区	高栏港区
0~4岁	95.10	92.08	97.44	92.65	96.23	100.00	96.49	93.24
5~14岁	71.96	78.68	56.96	67.44	84.07	95.65	79.17	74.36
15~24岁	55.21	56.45	36.42	60.61	80.00	73.91	64.71	62.96
25~34岁	52.81	61.98	31.72	61.94	61.11	63.38	55.04	63.12
35~44岁	55.85	63.64	33.83	62.96	62.31	64.39	56.32	64.10
45~54岁	54.14	57.14	36.71	55.48	62.60	66.85	53.89	53.19
55~64岁	49.90	61.74	34.82	53.47	52.38	55.38	74.19	52.42
65岁及以上	66.85	63.26	60.00	70.59	76.47	75.36	92.45	66.32

3. 文化程度别居民健康体检情况

从文化程度上分析,初中文化水平居民的健康体检率最低,为51.28%,本科及以上学历的居民健康体检率最高,达75.20%(表6-2-4)。

表 6-2-4 调查地区6岁及以上居民文化程度别健康体检率　　　　　　　　　　　(单位:%)

文化程度	合计	行政区			功能区			
		香洲区	斗门区	金湾区	高新区	万山区	横琴新区	高栏港区
没上过学	52.99	54.55	47.27	51.43	67.86	51.11	86.96	50.00
小学	57.13	64.84	43.11	63.04	70.63	66.07	73.53	61.27
初中	51.28	51.28	34.09	53.16	61.86	68.53	62.89	55.60
高中/技工学校	53.64	53.51	34.83	64.23	69.15	59.65	61.64	65.79
中专	60.33	67.54	45.26	61.29	66.67	70.00	59.57	62.79
大专	65.24	70.42	52.21	67.57	66.67	82.14	56.16	67.92
本科及以上	75.20	76.82	50.00	87.10	80.95	92.86	75.00	88.24

4. 婚姻别居民健康体检情况

调查结果显示,从婚姻状况分析,总体上未婚、已婚、丧偶、离婚等婚姻状况的10岁及以上居民健康体检率分别为56.27%、56.21%、57.27%、54.55%和62.5%(表6-2-5)。

表 6-2-5 调查地区 10 岁及以上居民婚姻别健康体检率　　　　　　　　　（单位：%）

婚姻状况	合计	行政区			功能区			
		香洲区	斗门区	金湾区	高新区	万山区	横琴新区	高栏港区
未婚	56.27	61.69	38.04	63.08	81.10	68.29	57.29	60.75
已婚	56.21	61.55	39.38	60.27	62.93	67.08	67.07	59.14
丧偶	57.27	55.00	50.71	64.29	67.74	54.55	83.33	63.33
离婚	54.55	70.00	29.41	53.85	28.57	25.00	50.00	76.92
其他	62.50	100.00	—	45.45	—	—	—	—

注："—"表示在斗门区、高新区、万山区、横琴新区和高栏港区的 10 岁及以上调查人口中没有婚姻状况为其他的人群,故无法计算健康体检率。

三、吸烟

1. 吸烟率的性别差异

吸烟者是指从抽第一支烟开始,累计吸烟达 100 支并且目前(调查时刻)仍在吸烟者。本次调查的 10 岁及以上人口中,吸烟率为 23.84%,男性居民的吸烟率(46.00%)明显高于女性(2.09%)。从调查的各个区来看,万山区 10 岁及以上调查人口中吸烟率最高(29.48%),香洲区最低(19.99%),且各个区 10 岁及以上男性居民吸烟率均高于女性(表 6-2-6)。

表 6-2-6 调查地区 10 岁及以上不同性别居民吸烟率　　　　　　　　　（单位：%）

吸烟率	合计	行政区			功能区			
		香洲区	斗门区	金湾区	高新区	万山区	横琴新区	高栏港区
总体	23.84	19.99	26.00	23.34	20.51	29.48	22.80	26.40
男	46.00	39.56	48.56	47.38	40.65	51.41	45.31	52.42
女	2.09	1.79	3.04	0.55	0.94	6.32	1.13	0.30

与珠海市、广东省第五次(2013 年)国家卫生服务调查的居民吸烟率相比,珠海市第六次(2018 年)国家卫生服务调查的居民吸烟率较高(表 6-2-7)。

表 6-2-7 调查对象吸烟率变化情况　　　　　　　　　（单位：%）

吸烟率	第六次(2018 年)国家卫生服务调查	第五次(2013 年)国家卫生服务调查		
	珠海市	珠海市[a]	广东省[a]	全国[#]
总体	23.84	23.1	22.3	
男	46.00	44.5	43.4	
女	2.09	2.3	1.3	

注：[a] 珠海市和广东省第五次国家卫生服务调查中此指标的调查对象年龄是 15 岁及以上；[#] 表示数据缺失。

2. 吸烟率的年龄别差异

从年龄上分析,随着年龄的增长,调查地区 10 岁及以上居民吸烟率呈现先上升后下降的趋势,10~64 岁各年龄组吸烟率逐渐上升,65 岁及以上组吸烟率下降。其中 10~24 岁年龄组吸烟率最低,为 7.09%,55~64 岁年龄组最高,为 30.88%(表 6-2-8)。各个区 10 岁及以上居民的年龄别吸烟率与总体情况基本保持一致。

表 6-2-8　调查地区 10 岁及以上居民年龄别吸烟率　　　　　　　　　　　　　　　　（单位：%）

年龄	合计	行政区			功能区			
		香洲区	斗门区	金湾区	高新区	万山区	横琴新区	高栏港区
10~24 岁	7.09	6.13	6.32	9.43	4.26	15.63	1.20	15.00
25~34 岁	23.68	23.14	24.17	18.66	20.63	28.17	27.13	25.53
35~44 岁	25.09	19.19	28.25	23.70	20.00	33.33	25.29	33.33
45~54 岁	29.08	25.40	30.06	28.77	28.24	31.52	30.56	31.91
55~64 岁	30.88	26.96	32.59	32.67	30.16	33.33	30.65	30.65
65 岁及以上	22.85	15.81	30.00	27.06	20.00	20.29	16.98	17.89

3. 吸烟率的文化程度别差异

调查显示，随着文化程度的增加，调查地区 10 岁及以上居民吸烟率基本呈现先上升后下降的趋势。其中 10 岁及以上居民中没上过学的居民吸烟率为 12.74%，小学、初中学历和高中/技工学校学历者吸烟率分别为 23.90%、28.11% 和 26.59%，中专、大专、本科及以上学历者吸烟率分别为 26.82%、17.76% 和 14.57%（表 6-2-9）。

表 6-2-9　调查地区 10 岁及以上居民文化程度别吸烟率　　　　　　　　　　　　　（单位：%）

文化程度	合计	行政区			功能区			
		香洲区	斗门区	金湾区	高新区	万山区	横琴新区	高栏港区
没上过学	12.74	12.12	16.34	11.76	4.00	11.11	0.00	14.29
小学	23.90	14.71	26.92	21.92	22.61	28.03	22.02	22.06
初中	28.11	21.86	31.40	27.00	22.03	31.47	28.30	32.08
高中/技工学校	26.59	24.34	26.22	27.64	27.66	38.60	18.16	31.58
中专	26.82	28.07	23.16	25.81	22.22	40.00	30.43	27.91
大专	17.76	16.25	18.58	16.22	15.28	28.57	26.03	11.32
本科及以上	14.57	16.89	8.06	9.68	7.14	21.43	29.41	

4. 吸烟率的婚姻别差异

调查数据表明，调查地区 10 岁及以上人口中，未婚、已婚、丧偶、离婚等人群的吸烟率分别为 15.21%、26.42%、15.73% 和 31.82%，婚姻状况为离婚的 10 岁及以上人口吸烟率最高。除香洲区和横琴新区外，其他各区中，婚姻状况为离婚的 10 岁及以上人口吸烟率均为最高（表 6-2-10）。

表 6-2-10　调查地区 10 岁及以上居民婚姻别吸烟率　　　　　　　　　　　　　　（单位：%）

婚姻状况	合计	行政区			功能区			
		香洲区	斗门区	金湾区	高新区	万山区	横琴新区	高栏港区
未婚	15.21	12.88	15.49	14.62	11.02	34.15	11.46	22.43
已婚	26.42	22.66	29.18	26.61	22.63	29.22	26.34	28.09
丧偶	15.73	11.67	20.71	14.29	19.35	18.18	0.00	3.33
离婚	31.82	10.00	47.06	30.77	57.14	75.00	—	46.15
其他	0.00	0.00	—	0.00	—	—	—	—

注："—"表示在斗门区、高新区、万山区、横琴新区和高栏港区的 10 岁及以上调查人口中没有婚姻状况为其他的人群，故无法计算吸烟率。

5. 吸烟率的就业状况别差异

从调查地区 10 岁及以上居民就业状况别吸烟率的总体情况来看，失业人群吸烟率最高，为

32.09%,在校学生吸烟率最低,为0.36%。调查各区中吸烟率最少的均为在校学生(表6-2-11)。

表6-2-11 调查地区10岁及以上居民就业状况别吸烟率　　　　　　　　　　(单位:%)

就业状况	合计	行政区			功能区			
		香洲区	斗门区	金湾区	高新区	万山区	横琴新区	高栏港区
在业	28.70	25.73	30.62	25.69	26.26	31.19	28.28	33.80
离退休	20.07	15.93	25.58	23.77	19.79	32.79	20.73	16.47
在校学生	0.36	0.00	0.00	0.00	0.00	0.00	0.00	4.44
失业	32.09	25.81	35.71	34.78	10.00	20.00	39.13	33.33
无业	20.44	15.05	23.06	26.23	12.82	19.64	15.28	22.00

6. 吸烟量

调查地区吸烟者中近30天内平均每天吸烟量为16.91支,其中万山区10岁及以上吸烟者平均每天吸烟量最多(19.61支),香洲区吸烟者平均每天吸烟量最少(14.85支),总体上男性吸烟者吸烟量大于女性吸烟者(表6-2-12)。

表6-2-12 调查地区10岁及以上不同性别吸烟者平均每天吸烟量　　　　　　(单位:支)

吸烟量情况	合计	行政区			功能区			
		香洲区	斗门区	金湾区	高新区	万山区	横琴新区	高栏港区
总体	16.91	14.85	16.80	17.21	16.01	19.61	17.82	18.03
男	17.04	15.12	16.99	17.12	15.91	19.99	18.00	18.02
女	14.03	9.29	13.68	25.00	20.00	16.35	11.00	20.00

吸烟者每天吸烟量在10支以内的比例为16.87%,10~19支的比例为29.64%,20支及以上的比例为53.49%。从各个区10岁及以上居民吸烟量构成情况来看,每天吸烟量在20支及以上所占比例均最高(表6-2-13)。

表6-2-13 调查地区10岁及以上吸烟者吸烟量构成　　　　　　　　　　　(单位:%)

吸烟量构成	合计	行政区			功能区			
		香洲区	斗门区	金湾区	高新区	万山区	横琴新区	高栏港区
10支以内	16.87	24.83	14.08	15.15	20.93	11.04	15.97	15.52
10~19支	29.64	30.46	32.71	29.70	26.36	25.77	20.17	32.18
20支及以上	53.49	44.70	53.21	55.15	52.71	63.19	63.87	52.30

四、饮酒

1. 饮酒率的性别差异

调查显示,调查地区10岁及以上居民在过去一年内饮酒率为20.76%,其中10岁及以上男性居民饮酒率为34.56%,女性居民饮酒率为7.23%。在调查的各个区中,万山区10岁及以上居民的饮酒率(32.55%)明显高于横琴新区(15.13%),且10岁及以上男性居民饮酒率均高于女性(表6-2-14)。

表6-2-14 调查地区10岁及以上不同性别居民过去一年饮酒率　　　　　　(单位:%)

饮酒率	合计	行政区			功能区			
		香洲区	斗门区	金湾区	高新区	万山区	横琴新区	高栏港区
总体	20.76	23.63	16.68	21.92	18.92	32.55	15.13	20.79
男	34.56	38.46	29.78	34.88	31.94	48.24	26.56	36.06
女	7.23	9.83	3.37	9.64	6.27	15.99	4.14	5.47

与珠海市、广东省及全国第五次(2013年)国家卫生服务调查的居民饮酒率相比,无论是总体还是分性别计算,珠海市第六次(2018年)国家卫生服务调查的居民饮酒率均明显较高(表6-2-15)。

表6-2-15 饮酒率变化情况 (单位:%)

饮酒率	第六次(2018年)国家卫生服务调查	第五次(2013年)国家卫生服务调查[a]		
	珠海市	珠海市	广东省	全国
总体	20.76	12.6	8.5	14.7
男	34.56	23.1	16.2	28.0
女	7.23	2.3	0.9	2.0

注:[a]珠海市、广东省和全国第五次国家卫生服务调查中此指标的调查对象年龄是15岁及以上。

2. 饮酒率的年龄别差异

从年龄上分析,随着年龄的增加,调查地区10岁及以上居民饮酒率总体呈现出先逐步上升后逐步下降的趋势。调查显示,10～24岁年龄组饮酒率最低(6.05%),25～34岁年龄组饮酒率迅速增加(20.95%),45～54岁年龄组饮酒率达到最高(28.26%),55～64岁年龄组饮酒率开始下降(22.71%),65岁及以上年龄组饮酒率快速降至17.06%。从调查的各个区来看,10岁及以上居民饮酒率的年龄别差异与总体情况基本一致(表6-2-16)。

表6-2-16 调查地区10岁及以上居民年龄别过去一年饮酒率 (单位:%)

年龄	合计	行政区			功能区			
		香洲区	斗门区	金湾区	高新区	万山区	横琴新区	高栏港区
10～24岁	6.05	6.60	3.56	7.55	7.45	21.88	0.00	8.75
25～34岁	20.95	24.79	14.20	25.37	18.25	39.44	17.83	21.99
35～44岁	24.20	25.93	15.24	27.41	21.54	37.12	17.24	33.33
45～54岁	28.26	32.06	23.73	28.08	29.01	33.15	24.07	26.24
55～64岁	22.71	28.26	20.06	24.75	22.22	29.23	19.35	16.94
65岁及以上	17.06	18.60	20.00	11.76	10.59	23.19	5.66	15.79

3. 饮酒率的文化程度别差异

调查显示,随着受教育程度的提高,调查地区10岁及以上居民饮酒率呈现先快速上升后缓慢下降再上升的趋势。从总体情况来看,没上过学者饮酒率最低(9.21%),初中学历者饮酒率快速上升至22.57%,高中/技工学校、中专学历者饮酒率分别缓慢下降至22.19%和22.12%,大专、本科及以上学历者饮酒率分别上升至22.97%和24.02%(表6-2-17)。从调查的各个区来看,10岁及以上居民文化程度别过去一年饮酒率具有差异性。

表6-2-17 调查地区10岁及以上居民文化程度别过去一年饮酒率 (单位:%)

文化程度	合计	行政区			功能区			
		香洲区	斗门区	金湾区	高新区	万山区	横琴新区	高栏港区
没上过学	9.21	12.12	7.84	2.94	0.00	24.44	0.00	10.71
小学	17.61	13.53	19.06	19.18	15.65	26.11	10.09	12.50
初中	22.57	20.90	18.95	26.58	18.22	33.19	18.24	26.25
高中/技工学校	22.19	23.75	15.36	23.58	26.60	40.35	20.83	20.18
中专	22.12	31.58	16.84	20.97	17.78	40.00	8.70	20.93

续表

文化程度	合计	行政区			功能区			
		香洲区	斗门区	金湾区	高新区	万山区	横琴新区	高栏港区
大专	22.97	26.67	10.62	18.92	26.39	42.86	23.29	22.64
本科及以上	24.02	27.81	11.29	22.58	14.29	57.14	7.50	41.18

4. 饮酒率的婚姻别差异

调查数据表明，调查地区10岁及以上人口中，未婚、已婚、丧偶、离婚人群的饮酒率分别为10.91%、23.71%、10.39%和32.95%，婚姻状况为离婚者饮酒率最高(表6-2-18)。从调查的各个区来看，除金湾区、高新区和横琴新区外，其他各区婚姻状况为离婚者饮酒率均为最高。

表6-2-18 调查地区10岁及以上居民婚姻别过去一年饮酒率 （单位:%）

婚姻状况	合计	行政区			功能区			
		香洲区	斗门区	金湾区	高新区	万山区	横琴新区	高栏港区
未婚	10.91	12.20	8.15	13.08	12.60	21.95	3.13	14.95
已婚	23.71	27.21	19.20	26.03	21.34	33.95	18.54	22.00
丧偶	10.39	8.33	12.14	7.14	9.68	13.64	0.00	13.33
离婚	32.95	36.67	41.18	15.38	14.29	75.00	0.00	38.46
其他	0.00	0.00	—	0.00	—	—	—	—

注："—"表示在斗门区、高新区、万山区、横琴新区和高栏港区的10岁及以上调查人口中没有婚姻状况为其他的人群，故无法计算饮酒率。

5. 饮酒率的就业状况别差异

调查结果表明，调查地区10岁及以上的在业居民过去一年饮酒率最高，为25.90%，在校学生饮酒率最低，为0.90%。从调查的各个区来看，均是在校学生的饮酒率最低(表6-2-19)。

表6-2-19 调查地区10岁及以上居民就业状况别过去一年饮酒率 （单位:%）

就业状况	合计	行政区			功能区			
		香洲区	斗门区	金湾区	高新区	万山区	横琴新区	高栏港区
在业	25.90	30.08	20.23	26.15	24.93	33.57	21.03	28.45
离退休	16.76	18.80	16.28	15.57	14.58	27.87	13.41	12.35
在校学生	0.90	1.31	0.00	1.54	1.47	0.00	0.00	2.22
失业	24.06	35.48	19.64	43.48	10.00	40.00	17.39	15.38
无业	15.09	17.20	13.83	18.03	11.54	35.71	4.17	16.00

五、体育锻炼

体育锻炼是指每周至少主动参加一次体育训练或体育比赛(如田径、游泳、球类活动等)，或每周保持四小时以上的慢跑或健身(如气功、健身舞蹈和体操等)。

1. 每周体育锻炼次数构成

调查结果显示，调查地区10岁及以上居民体育锻炼率为58.42%，其中每周锻炼6次及以上、3~5次和1~2次所占比例分别为31.32%、15.59%和11.51%，每周体育锻炼次数不到1次的比例为2.64%，从不锻炼的比例为38.93%。从调查的各个区来看，斗门区10岁及以上居民从不锻炼的比例最高，为52.58%，香洲区10岁及以上居民从不锻炼的比例最低，为23.30%(表6-2-20)。

表 6-2-20 调查地区 10 岁及以上居民每周体育锻炼次数构成 （单位：%）

每周体育锻炼次数	合计	行政区			功能区			
		香洲区	斗门区	金湾区	高新区	万山区	横琴新区	高栏港区
6 次及以上	31.32	35.08	24.22	28.01	34.50	43.94	38.12	27.31
3~5 次	15.59	19.92	13.51	16.55	14.79	15.37	15.33	11.68
1~2 次	11.51	18.33	7.80	9.76	13.35	9.04	11.88	8.19
不到 1 次	2.64	3.38	1.88	2.83	2.70	3.80	3.45	1.21
从不锻炼	38.93	23.30	52.58	42.86	34.66	27.85	31.23	51.59

2. 平均每次体育锻炼时间

调查地区 10 岁及以上居民平均每次体育锻炼时间为 51.18 分钟，男性居民的平均每次体育锻炼时间为 51.66 分钟，女性为 50.73 分钟。从调查的各个区来看，高新区 10 岁及以上居民平均每次体育锻炼时间(58.19 分钟)明显多于斗门区(45.14 分钟)，且除金湾区外，男性居民平均每次体育锻炼时间均多于女性(表 6-2-21)。

表 6-2-21 调查地区 10 岁及以上居民平均每次体育锻炼时间 （单位：分钟）

每周体育锻炼时间	合计	行政区			功能区			
		香洲区	斗门区	金湾区	高新区	万山区	横琴新区	高栏港区
平均每次体育锻炼时间	51.18	55.04	45.14	47.61	58.19	45.68	54.09	52.90
男	51.66	55.46	46.39	46.47	58.25	45.83	54.88	54.59
女	50.73	54.64	43.93	48.64	58.13	45.53	53.36	51.49

六、刷牙

在调查地区居民中，每天刷牙的比例为 96.45%，其中香洲区居民每天刷牙的比例(97.61%)明显高于高新区(94.73%)。居民平均每天刷牙次数在 2 次及以上的比例为 63.08%，从不刷牙的比例为 3.54%。调查的各区中居民平均每天刷牙次数为 2 次及以上的比例均为最高(表 6-2-22)。

表 6-2-22 调查地区居民平均每天刷牙次数构成 （单位：%）

平均每天刷牙次数	合计	行政区			功能区			
		香洲区	斗门区	金湾区	高新区	万山区	横琴新区	高栏港区
2 次及以上	63.08	71.99	55.00	62.00	74.76	50.93	75.77	54.90
1 次	33.37	25.62	41.74	33.62	19.97	46.18	20.03	40.76
不刷牙	3.54	2.38	3.26	4.38	5.26	2.89	4.20	4.33

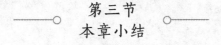

第三节 本章小结

(1) 调查地区 15 岁及以上居民慢性病患病情况。调查地区 15 岁及以上居民高血压患病率为 13.60%，被确诊为糖尿病的患者占比 3.71%；男性居民高血压患病率(12.75%)低于女性(14.43%)，而男性居民糖尿病患病率(3.99%)高于女性(3.44%)。

(2) 高血压患者"从不服用"降压药的比例为 7.97%，与广东省和全国第五次国家卫生服务调查的对应数据相比，珠海市 2018 年的高血压患者中"从不服用"降压药的比例较高。

（3）调查地区 15 岁及以上居民慢性病管理情况。调查地区 15 岁及以上高血压患者中，过去 1 周及以内测量过血压的比例为 52.54%，每天按照医嘱规律服用降压药的比例为 75.85%。调查地区 15 岁及以上糖尿病患者中，最近一次血糖检测时间为"1 周及以内"所占比例为 41.59%，每天按照医嘱规律服用降糖药的比例为 74.78%。

（4）调查地区居民建立健康档案和健康体检情况。自报拥有健康档案和过去 12 个月内接受过健康体检的比例分别为 55.85% 和 60.15%，其中斗门区自报拥有健康档案的比例最高(77.99%)，但自报过去 12 个月内接受过健康体检的比例在各区中最低(45.46%)。

（5）调查地区居民 10 岁及以上人口吸烟、饮酒及体育锻炼情况。本次调查的 10 岁及以上人口中，吸烟率和饮酒率分别为 23.84% 和 20.76%，且男性居民的吸烟、饮酒率总体均高于女性。10 岁及以上居民体育锻炼率为 58.42%，其中斗门区 10 岁及以上居民从不锻炼的比例最高，为 52.58%，香洲区 10 岁及以上居民从不锻炼的比例最低，为 23.30%。

（6）调查地区居民刷牙情况。在调查地区居民中，每天刷牙的比例为 96.45%，平均每天刷牙次数在 2 次及以上的比例为 63.08%，从不刷牙的比例占 3.54%。

第七章　卫生系统反应性及居民满意度

卫生系统反应性是卫生系统的产出之一,是医疗卫生机构对个体普遍合理期望的认知和适当的反应。本章主要从卫生服务可及性、对就诊单位环境设施的评价、对医护人员态度的评价、就诊花费的评价及患者的总体满意度等方面,分别从门诊和住院就诊者的角度对以上指标进行评价,来反映居民的满意度。

第一节　门诊服务满意度

在被调查的2167例两周患者中,有43.42%的患者在两周内到医疗机构就诊,现分析其对门诊服务的满意度。

一、门诊服务可及性

本次调查中反映门诊服务可及性的问题是"您认为此次就诊的候诊时间长短如何?"。调查结果显示,42.83%的就诊者认为本次候诊所花时间"短",42.93%的就诊者认为"一般",14.24%的就诊者认为"长"。从调查的各个区来看,认为此次就诊的候诊时间"短"所占比例最高的为万山区(56.82%),所占比例最低的为金湾区(32.95%)(表7-1-1)。

表7-1-1　调查地区门诊就诊者医院候诊所花时间长短的评价　　　　　　　　　(单位:%)

候诊时间长短	合计	行政区			功能区			
		香洲区	斗门区	金湾区	高新区	万山区	横琴新区	高栏港区
短	42.83	41.11	39.26	32.95	53.77	56.82	47.30	44.34
一般	42.93	43.87	43.33	56.82	35.85	38.64	43.24	36.79
长	14.24	15.02	17.41	10.23	10.38	4.55	9.46	18.87

二、对就诊单位环境设施的评价

本次调查中反映门诊就医环境的问题是"您认为此次就诊机构的环境如何?"。调查结果显示,就诊者中认为就诊机构的环境"好"的比例为48.25%,认为就诊机构的环境"一般"的比例为49.95%,认为就诊机构的环境"差"的比例为1.81%。在调查的各个区中,高新区和横琴新区的就诊者认为就诊机构的环境"好"的比例相对较高,分别为52.83%和52.70%(表7-1-2)。

表7-1-2　调查地区门诊就诊者对就诊机构环境的评价　　　　　　　　　(单位:%)

就诊机构环境	合计	行政区			功能区			
		香洲区	斗门区	金湾区	高新区	万山区	横琴新区	高栏港区
好	48.25	49.01	48.89	38.64	52.83	43.18	52.70	47.17
一般	49.95	49.01	49.26	55.68	47.17	54.55	47.30	51.89
差	1.81	1.98	1.85	5.68	0.00	2.27	0.00	0.94

三、对医护人员态度的评价

本次调查中反映医护人员态度的问题是"您认为此次就诊医护人员的态度如何?"。调查结果显示,在回答这个问题时,就诊者选择"好"的比例为68.33%,选择"一般"的比例为30.39%,选择"差"的比例为1.28%(表7-1-3)。从调查的各个区来看,认为此次就诊医护人员的态度"好"的比例均明显高于"一般"和"差"的比例。

表7-1-3 调查地区门诊就诊者对医护人员态度的评价 （单位:%）

医护人员态度	合计	行政区			功能区			
		香洲区	斗门区	金湾区	高新区	万山区	横琴新区	高栏港区
好	68.33	60.08	77.04	63.64	66.98	77.27	59.46	73.58
一般	30.39	37.55	22.22	34.09	32.08	22.73	39.19	26.42
差	1.28	2.37	0.74	2.27	0.94	0.00	1.35	0.00

四、对门诊花费的评价

在门诊就诊者中,回答"您认为此次就诊的花费如何?"时,31.77%的就诊者认为"不贵",41.98%的就诊者认为"一般",26.25%的就诊者认为"贵"。其中,高栏港区的就诊者中,认为此次就诊的花费"一般/贵"的比例(79.25%)为此次就诊的花费"不贵"比例(20.75%)的4倍(表7-1-4)。

表7-1-4 调查地区门诊就诊者对就诊花费的评价 （单位:%）

就诊花费	合计	行政区			功能区			
		香洲区	斗门区	金湾区	高新区	万山区	横琴新区	高栏港区
不贵	31.77	31.62	31.85	25.00	41.51	45.45	33.78	20.75
一般	41.98	44.27	44.07	45.45	27.36	31.82	43.24	46.23
贵	26.25	24.11	24.07	29.55	31.13	22.73	22.97	33.02

五、患者的满意度

1. 门诊就诊者总体满意度

调查显示,调查地区门诊就诊者在回答"对此次就诊的总体满意度如何?"时,63.44%的就诊者表示"满意",33.37%的就诊者表示"一般",3.19%的就诊者表示"不满意"。从调查的各个区来看,对此次就诊表示"满意"的就诊者比例均高于表示"一般"和"不满意"的比例(表7-1-5)。

表7-1-5 调查地区门诊就诊者总体满意度的评价 （单位:%）

总体满意度	合计	行政区			功能区			
		香洲区	斗门区	金湾区	高新区	万山区	横琴新区	高栏港区
满意	63.44	56.13	68.15	56.82	72.64	72.73	58.11	65.09
一般	33.37	39.92	30.37	37.50	27.36	22.73	35.14	31.13
不满意	3.19	3.95	1.48	5.68	0.00	4.55	6.76	3.77

与珠海市、广东省及全国第五次国家卫生服务调查的门诊就诊者总体满意度相比,珠海市第六次国家卫生服务调查结果高于2013年珠海市但低于广东省和全国第五次国家卫生服务调查的相应结果,见表7-1-6。

表 7-1-6 门诊总体满意度变化情况 （单位：%）

	第六次（2018年）国家卫生服务调查	第五次（2013年）国家卫生服务调查		
	珠海市	珠海市	广东省	全国
门诊总体满意度	63.44	61.8	67.3	76.5

2. 门诊就诊者总体满意度的性别差异

从性别上分析，63.95%的男性就诊者表示对此次就诊总体满意，63.00%的女性表示对此次就诊总体满意。在调查的各个区中，门诊就诊者总体满意度的性别差异明显，香洲区、斗门区、金湾区和横琴新区这4个区中男性就诊者对此次就诊总体满意的比例高于女性，而高新区、万山区和高栏港区这3个区男性就诊者对此次就诊总体满意的比例低于女性（表7-1-7）。

表 7-1-7 调查地区不同性别门诊就诊者门诊总体满意度 （单位：%）

满意度	合计	行政区			功能区			
		香洲区	斗门区	金湾区	高新区	万山区	横琴新区	高栏港区
总体	63.44	56.13	68.15	56.82	72.64	72.73	58.11	65.09
男	63.95	56.41	69.23	60.98	67.39	72.00	67.50	59.52
女	63.00	55.88	67.14	53.19	76.67	73.68	47.06	68.75

3. 门诊就诊者总体满意度的年龄别差异

从年龄上分析，15~24岁年龄组门诊就诊者对此次就诊总体满意的比例为71.43%，25~34岁年龄组下降至62.69%，一直到45~54岁年龄组上升为65.71%，55~64岁年龄组的总体满意度为61.65%，65岁及以上年龄组比例回升至64.34%（表7-1-8）。

表 7-1-8 调查地区不同年龄别门诊就诊者门诊总体满意度 （单位：%）

年龄	合计	行政区			功能区			
		香洲区	斗门区	金湾区	高新区	万山区	横琴新区	高栏港区
0~4岁	58.46	66.67	80.00	20.00	30.00	100.00	70.00	28.57
5~14岁	65.85	70.00	75.00	57.14	75.00	—	25.00	75.00
15~24岁	71.43	50.00	66.67	100.00	100.00	100.00	100.00	0.00
25~34岁	62.69	35.29	73.68	58.33	80.00	100.00	100.00	66.67
35~44岁	61.25	52.17	80.00	64.29	66.67	57.14	25.00	62.50
45~54岁	65.71	60.98	53.85	61.54	83.33	68.42	73.68	70.00
55~64岁	61.65	60.00	63.08	25.00	87.50	60.00	27.27	77.78
65岁及以上	64.34	52.78	71.13	70.83	68.57	88.89	52.63	60.00

注："—"表示万山区5~14岁的调查人口两周内未患病也未就诊，故未调查门诊总体满意度。

4. 门诊就诊者不满意的原因及其构成

调查结果显示，在门诊就诊者对门诊服务不满意的原因中，排在前3位的分别是"医疗费用高"（36.67%）、"技术水平低"（20.00%）和"等候时间长"（20.00%），其中"药品种类少"和"环境条件差"这两个可能造成门诊就诊者对此次门诊服务不满意的原因在本次调查中不构成比例（表7-1-9）。

表 7-1-9 调查地区门诊就诊者不满意的原因及占比　　　　　　　　　　　　　　（单位：%）

不满意的原因	合计	行政区			功能区			
		香洲区	斗门区	金湾区	高新区	万山区	横琴新区	高栏港区
技术水平低	20.00	20.00	25.00	0.00	—	0.00	40.00	25.00
设备条件差	3.33	0.00	0.00	0.00	—	0.00	0.00	25.00
服务态度差	6.67	10.00	0.00	20.00	—	0.00	0.00	0.00
医疗费用高	36.67	40.00	75.00	40.00	—	50.00	20.00	0.00
看病手续多	6.67	10.00	0.00	20.00	—	0.00	0.00	0.00
等候时间长	20.00	10.00	0.00	20.00	—	50.00	20.00	50.00
不必要服务	3.33				—		20.00	
药品种类少	0.00	0.00	0.00	0.00	—			
环境条件差	0.00	0.00			—			
其他	3.33	10.00			—			

注："—"表示高新区门诊就诊的两周患者对本次就诊都持满意或一般的态度,故未调查不满意的原因。

对比珠海市第六次与珠海市、广东省及全国第五次国家卫生服务调查的门诊不满意的原因构成,虽然在指标分类上存在差异,但仍然可以看出其原因分布的构成,即首要原因均是认为医疗费用高(表7-1-10)。

表 7-1-10 门诊就诊者不满意的原因比较　　　　　　　　　　　　　　（单位：%）

不满意的原因	第六次（2018年）国家卫生服务调查	第五次（2013年）国家卫生服务调查		
	珠海市	珠海市	广东省	全国
技术水平低	20.00	8.3	18.1	16.1
设备条件差	3.33	0.0	1.9	1.4
服务态度差	6.67	8.3	9.7	13.8
医疗费用高	36.67	25.0	34.8	40.0
看病手续多（烦琐）	6.67	0.0	3.2	3.9
等候时间长	20.00	25.0	9.7	5.7
不必要服务	3.33	16.7	2.6	2.3
药品种类少	0.00		4.5	3.4
环境条件差	0.00	0.0	1.3	1.4
其他	3.33	16.6	14.2	12.0

第二节　住院服务满意度

本次被调查者中,调查前一年内曾住过院的有616人,共计765人次,通过对住院就诊者在住院治疗过程中对就诊单位环境设施的评价、对医护人员态度的评价及对住院花费的评价等,分析其对住院服务的满意度。

一、对就诊单位环境设施的评价

调查结果显示,住院就诊者在回答"您认为此次住院的病房环境如何?"时,59.22%的住院就诊者表示"好",认为"一般"的比例为37.91%,认为"差"的比例为2.88%。在调查的各个区中,住院就诊者对病房环境评价"好"的比例均高于"一般"和"差"的比例(表7-2-1)。

表 7-2-1 调查地区住院就诊者对病房环境的评价 (单位:%)

病房环境	合计	行政区			功能区			
		香洲区	斗门区	金湾区	高新区	万山区	横琴新区	高栏港区
好	59.22	66.67	59.55	53.93	65.79	62.96	55.36	50.85
一般	37.91	30.30	38.58	41.57	27.63	33.33	42.86	47.46
差	2.88	3.03	1.87	4.49	6.58	3.70	1.79	1.69

二、对医护人员的评价

问卷中涉及医患双方沟通交流的问题有三个,一是"您认为此次住院医护人员的态度如何?",二是"您认为此次住院医护人员向您解释治疗方案的清晰程度如何?",三是"您认为此次住院医护人员倾听您述说病情的认真程度如何?"。

1. 对医护人员态度的评价

在回答"您认为此次住院医护人员的态度如何?"时,认为"好""一般"和"差"的比例分别为73.20%、25.62%和1.18%(表7-2-2)。其中调查的各个区住院就诊者认为医护人员态度"好"的比例均明显高于"一般"和"差"的比例。

表 7-2-2 调查地区住院就诊者对医护人员态度的评价 (单位:%)

医护人员态度	合计	行政区			功能区			
		香洲区	斗门区	金湾区	高新区	万山区	横琴新区	高栏港区
好	73.20	78.03	70.41	74.16	81.58	74.07	66.07	71.19
一般	25.62	19.70	29.59	21.35	17.11	22.22	33.93	28.81
差	1.18	2.27	0.00	4.49	1.32	3.70	0.00	0.00

2. 对医护人员解释治疗方案的清晰程度的评价

从住院就诊者对住院期间医护人员解释治疗方案的清晰程度来看,71.90%的住院就诊者表示"好",26.27%的住院就诊者表示"一般",1.83%的住院就诊者表示"差"。在调查的各个区中,金湾区住院就诊者中表示医护人员解释治疗方案清晰程度"好"的比例最高,为83.15%(表7-2-3)。

表 7-2-3 调查地区住院就诊者对医护人员解释治疗方案的清晰程度的评价 (单位:%)

医护人员解释治疗方案的清晰程度	合计	行政区			功能区			
		香洲区	斗门区	金湾区	高新区	万山区	横琴新区	高栏港区
好	71.90	71.97	69.29	83.15	72.37	81.48	66.07	69.49
一般	26.27	27.27	29.96	15.73	21.05	14.81	32.14	27.97
差	1.83	0.76	0.75	1.12	6.58	3.70	1.79	2.54

3. 对医护人员倾听病情认真程度的评价

在回答"您认为此次住院医护人员倾听您述说病情的认真程度如何?"时,认为"好""一般"和"差"的比例分别为76.21%、22.88%和0.92%。其中斗门区和横琴新区的住院就诊者对此次住院医护人员倾听病情认真程度的态度评价均为"好/一般"(表7-2-4)。

表 7-2-4　调查地区住院就诊者对医护人员倾听病情认真程度的评价　　　　　　　（单位：%）

医护人员倾听病情认真程度	合计	行政区			功能区			
		香洲区	斗门区	金湾区	高新区	万山区	横琴新区	高栏港区
好	76.21	78.79	70.41	89.89	76.32	81.48	71.43	77.12
一般	22.88	20.45	29.59	8.99	22.37	14.81	28.57	20.34
差	0.92	0.76	0.00	1.12	1.32	3.70	0.00	2.54

三、对住院花费的评价

在调查地区住院就诊者中，认为住院费用"贵"的比例较高，为 49.41%，认为"不贵"的比例只占 15.16%。其中金湾区认为住院费用"贵"的比例高达 64.04%，高栏港区次之，为 55.93%（表 7-2-5）。

表 7-2-5　调查地区住院就诊者对住院花费的评价　　　　　　　　　　　　　（单位：%）

住院花费	合计	行政区			功能区			
		香洲区	斗门区	金湾区	高新区	万山区	横琴新区	高栏港区
不贵	15.16	12.88	17.98	4.49	13.16	40.74	16.07	14.41
一般	35.42	40.15	34.46	31.46	36.84	29.63	48.21	29.66
贵	49.41	46.97	47.57	64.04	50.00	29.63	35.71	55.93

四、患者的满意度

1. 住院就诊者总体满意度

在住院就诊者中，回答"您对此次住院总体满意度如何"时，60.78% 的住院就诊者表示"满意"，34.12% 的住院就诊者表示"一般"，5.10% 的住院就诊者表示"不满意"；其中万山区住院就诊者对此次住院表示"满意"的比例（77.78%）明显高于"一般"的比例（14.81%）和"不满意"的比例（7.41%）（表 7-2-6）。

表 7-2-6　调查地区住院就诊者总体满意度的评价　　　　　　　　　　　　　（单位：%）

总体满意度	合计	行政区			功能区			
		香洲区	斗门区	金湾区	高新区	万山区	横琴新区	高栏港区
满意	60.78	59.09	59.18	56.18	64.47	77.78	58.93	64.41
一般	34.12	34.09	35.21	40.45	31.58	14.81	37.50	31.36
不满意	5.10	6.82	5.62	3.37	3.95	7.41	3.57	4.24

与广东省及全国第五次国家卫生服务调查的住院就诊者的总体满意度相比，珠海市第六次国家卫生服务调查结果高于广东省第五次国家卫生服务调查而低于全国第五次国家卫生服务调查的相应结果。相对珠海市自身而言，住院就诊者总体满意度提高了（表 7-2-7）。

表 7-2-7　住院就诊者总体满意度变化情况　　　　　　　　　　　　　　　（单位：%）

	第六次（2018 年）国家卫生服务调查	第五次（2013 年）国家卫生服务调查		
	珠海市	珠海市	广东省	全国
住院总体满意度	60.78	45.9	59.9	67.2

2. 住院就诊者总体满意度的性别差异

从性别上分析，住院就诊者中男性居民对住院服务表示"满意"的比例为 63.75%，女性居民对住院服务表示"满意"的比例为58.77%。除香洲区和万山区外,其他各区男性住院就诊者对住院服务表示"满意"的比例均高于女性(表7-2-8)。

表7-2-8 调查地区不同性别住院就诊者住院总体满意度 (单位:%)

总体满意度	合计	行政区			功能区			
		香洲区	斗门区	金湾区	高新区	万山区	横琴新区	高栏港区
总体	60.78	59.09	59.18	56.18	64.47	77.78	58.93	64.41
男	63.75	49.12	60.78	66.67	72.73	66.67	68.75	76.60
女	58.77	66.67	58.18	46.81	58.14	86.67	55.00	56.34

3. 住院就诊者总体满意度的年龄别差异

从年龄上分析,15~24岁年龄组住院就诊者对住院服务表示总体满意的比例最高(86.36%),其次为5~14岁年龄组(72.73%),35~44岁年龄组住院就诊者对住院服务表示总体满意的比例较低(54.37%)。在调查的各个区中,不同年龄组居民住院总体满意度有差异,结果见表7-2-9。

表7-2-9 调查地区不同年龄别住院就诊者住院总体满意度 (单位:%)

年龄	合计	行政区			功能区			
		香洲区	斗门区	金湾区	高新区	万山区	横琴新区	高栏港区
0~4岁	72.00	66.67	100.00	33.33	0.00	—	—	72.73
5~14岁	72.73	100.00	40.00	—	100.00	—	—	100.00
15~24岁	86.36	100.00	100.00	80.00	100.00	100.00	100.00	66.67
25~34岁	62.50	71.43	57.14	78.26	45.00	85.71	75.00	48.00
35~44岁	54.37	50.00	41.18	46.67	78.95	100.00	42.86	70.00
45~54岁	60.71	54.55	58.82	71.43	81.82	75.00	42.86	50.00
55~64岁	63.57	81.25	69.35	40.00	16.67	100.00	57.14	60.00
65岁及以上	57.25	49.02	55.56	42.86	75.00	50.00	57.14	78.13

注:"—"表示金湾区5~14岁居民,万山区0~4岁和5~14岁居民,横琴新区0~4岁和5~14岁居民中没有住院就诊者,故未调查住院总体满意度。

4. 住院就诊者不满意的原因及构成

住院就诊者对住院服务"不满意"的原因中,"医疗费用高"位居首位(38.46%),其后依次为"技术水平低"(23.08%)和"等候时间长"(10.26%),认为"设备条件差""药品种类少"和"服务态度差"所占的比例均较低。其中高新区住院就诊者对住院服务不满意均是因为"技术水平低"(表7-2-10)。

表7-2-10 调查地区住院就诊者不满意的原因及占比 (单位:%)

不满意的原因	合计	行政区			功能区			
		香洲区	斗门区	金湾区	高新区	万山区	横琴新区	高栏港区
技术水平低	23.08	22.22	13.33	0.00	100.00	0.00	0.00	40.00
设备条件差	2.56	0.00	0.00	0.00	0.00	50.00	0.00	0.00
药品种类少	2.56	0.00	0.00	0.00	0.00	0.00	0.00	20.00
服务态度差	2.56	0.00	0.00	33.33	0.00	0.00	0.00	0.00
医疗费用高	38.46	33.33	66.67	0.00	0.00	0.00	50.00	20.00
看病手续多	7.69	11.11	0.00	33.33	0.00	0.00	0.00	0.00
等候时间长	10.26	0.00	20.00	33.33	0.00	0.00	0.00	0.00

续表

不满意的原因	合计	行政区			功能区			
		香洲区	斗门区	金湾区	高新区	万山区	横琴新区	高栏港区
环境条件差	5.13	11.11	0.00	0.00	0.00	0.00	50.00	0.00
不必要服务	7.69	22.22	0.00	0.00	0.00	0.00	0.00	20.00
其他	0.00	0.00	0.00	0.00	0.00	0.00	0.00	0.00

对比珠海市第六次与珠海市、广东省及全国第五次国家卫生服务调查的住院就诊者不满意的原因构成，虽然在指标分类上存在差异，但仍然可以看出其分布的构成，即珠海市住院就诊者不满意的首要原因变为医疗费用高(表7-2-11)。

表7-2-11 住院就诊者不满意的原因比较　　　　　　　　　　　　　　　　(单位：%)

不满意的原因	第六次（2018年）国家卫生服务调查	第五次（2013年）国家卫生服务调查		
	珠海市	珠海市	广东省	全国
技术水平低	23.08	11.1	18.3	16.1
药品种类少	2.56	0.0	1.1	2.3
服务态度差	2.56	44.4	15.7	14.8
医疗费用高	38.46	11.1	36.1	40.2
看病手续多(烦琐)	7.69	0.0	1.6	1.3
等候时间长	10.26	11.1	2.1	1.1
不必要服务	7.69	11.1	3.7	4.9
环境条件差	5.13	0.0	2.6	3.2
设备条件差	2.56	0.0	4.7	3.5

第三节 本章小结

(1) 门诊服务可及性。调查结果显示，42.83%的就诊者认为本次候诊所花时间"短"，57.17%的就诊者选择"一般/长"，等候时间长是门诊就诊者对门诊服务不满意的重要因素之一。

(2) 门诊服务反应性评价。调查结果显示，门诊就诊者中认为就诊机构的环境"好"的比例为48.25%，认为此次就诊医护人员的态度"好"的比例为68.33%，而认为此次就诊的医疗花费"一般/贵"的比例为68.23%。

(3) 住院服务反应性评价。59.22%的住院就诊者对此次住院的病房环境表示"好"，认为此次住院医护人员的态度"好"的比例为73.20%，从住院就诊者对住院期间医护人员解释治疗方案的清晰程度来看，71.90%的住院就诊者表示"好"，同时认为此次住院医护人员倾听病情的认真程度"好"的比例为76.21%，而认为住院费用"一般/贵"的比例很高，达84.83%。

(4) 门诊及住院服务满意度。63.44%的门诊就诊者对门诊服务表示"满意"，60.78%的住院就诊者对住院服务表示"满意"，且从总体情况来看，男性门诊和住院就诊者对门诊和住院服务表示"满意"的比例均高于女性。

(5) 门诊及住院服务不满意原因。调查显示，在门诊和住院就诊者对门诊和住院服务不满意的原因中，排在前3位的都分别是"医疗费用高""技术水平低"和"等候时间长"。

第八章 孕产妇和儿童保健

妇女和儿童是两个不同的特殊人群,这两个特殊群体的健康和卫生状况往往是不可分割的。妇女和儿童既有与一般群体相同的卫生需要,也有不同于社会一般成员的特殊需要;既有最基本的保健需要,也有高层次的特殊的保健需要。妇幼卫生水平的提高是社会文明进步和卫生事业发展的重要标志。

本次调查通过对妇女健康检查、生育情况、孕产期保健、分娩地点、分娩方式及费用负担等指标的描述,来反映妇女的卫生保健情况;通过对 6 岁及以下儿童健康体检率、计划免疫情况、母乳喂养等指标的描述,来反映儿童的卫生保健情况。

第一节 15～64 岁妇女保健

一、妇女健康检查与生育情况

1. 健康检查

调查前一年内曾接受过妇科健康检查的妇女占调查妇女总数的 46.36%,调查前一年内曾接受过宫颈癌检查和乳腺检查的妇女分别占调查妇女总数的 34.70% 和 38.18%(表 8-1-1)。

表 8-1-1 调查地区 15～64 岁女性健康检查率 (单位:%)

健康检查情况	是否接受过检查	
	是	否
妇科检查	46.36	53.64
宫颈癌检查	34.70	65.30
乳腺检查	38.18	61.82

与珠海市、广东省和全国第五次国家卫生服务调查的相应指标相比,虽然三者分析的年龄段不同,但整体上珠海市第六次国家卫生服务调查结果显示女性健康检查率有所提高(表 8-1-2)。

表 8-1-2 女性健康检查率的比较 (单位:%)

健康检查情况	第六次(2018 年)国家卫生服务调查	第五次(2013 年)国家卫生服务调查		
	珠海市	珠海市[a]	广东省[a]	全国[b]
妇科检查	46.36	38.6	30.5	38.2
宫颈癌检查	34.70	25.9	18.7	24.3
乳腺检查	38.18	29.5	16.0	26.5

注:[a]分析的年龄段为 15～49 岁;[b]分析的年龄段为 20～64 岁。

2. 怀孕情况

本次调查询问"您曾经怀孕过几次?"。调查结果显示,平均每名育龄妇女怀孕 1.90 次,其中万山区平均每名育龄妇女怀孕次数最多,为 2.50 次,其次为高栏港区,为 2.17 次。

从孕次构成情况来看,14.05% 的育龄妇女未曾怀孕,22.50% 的育龄妇女怀孕 1 次,36.66% 的育龄妇女怀孕2次,17.41%的育龄妇女怀孕3次,9.39%的育龄妇女怀孕4次及以上。从调查的各个区来看,万山区所调查的育龄妇女中怀孕4次及以上者所占比例最高(20.52%),横琴新区所调查的育龄妇女中未曾怀孕者所占比例最高(17.78%)(表8-1-3)。

表8-1-3 调查地区15~64岁女性怀孕情况

区域范围	平均怀孕次数/次	妇女孕次构成/(%)				
		0次	1次	2次	3次	4次及以上
合计	1.90	14.05	22.50	36.66	17.41	9.39
行政区						
香洲区	1.63	17.10	33.55	28.39	15.00	5.97
斗门区	1.81	14.98	19.53	43.91	15.71	5.87
金湾区	2.00	11.72	24.14	37.24	14.48	12.41
功能区						
高新区	1.98	12.10	21.77	34.68	21.37	10.08
万山区	2.50	7.86	10.04	35.81	25.76	20.52
横琴新区	1.77	17.78	22.67	34.67	16.44	8.44
高栏港区	2.17	11.03	13.69	41.06	20.53	13.69

3. 分娩情况

本次调查询问"您曾经生过几个孩子?"。调查结果显示,平均每名育龄妇女生育1.72个活产儿,其中万山区平均每名育龄妇女生育1.96个活产儿,斗门区平均每名育龄妇女生育1.92个活产儿。

从分娩次数构成情况来看,15~64岁女性分娩0次、1次、2次、3次、4次及以上的比例分别为1.64%、39.69%、47.38%、8.74%和2.55%,分娩2次所占的比例最高(47.38%),未曾分娩所占的比例最低(1.64%)。从调查的各个区来看,高新区所调查的育龄妇女中未曾分娩的所占比例(3.67%)高于其他区(表8-1-4)。

表8-1-4 调查地区15~64岁女性分娩情况

区域范围	平均分娩次数/次	妇女分娩次数构成/(%)				
		0次	1次	2次	3次	4次及以上
合计	1.72	1.64	39.69	47.38	8.74	2.55
行政区						
香洲区	1.42	1.17	64.20	29.38	3.31	1.95
斗门区	1.92	0.86	27.98	55.27	12.44	3.45
金湾区	1.63	2.73	41.41	48.05	5.86	1.95
功能区						
高新区	1.69	3.67	36.70	48.17	9.63	1.83
万山区	1.96	0.95	26.54	54.03	13.74	4.74
横琴新区	1.65	2.16	42.16	46.49	7.57	1.62
高栏港区	1.85	1.71	25.64	60.68	10.26	1.71

二、孕产期保健

1. 孕前检查

本次调查询问2013年8月及以后有分娩的妇女最后一次分娩及妊娠期间的保健情况。产前检查率是指怀孕期间接受过1次及以上产前检查的产妇人数与产妇总人数的比例。调查显示,孕产妇产前检查率为99.80%。

就孕期检查次数来看,平均每名孕产妇产前检查10.72次,其中高栏港区平均每名孕产妇产前检查次数最多(13.33次),万山区最少(8.21次)。按照我国孕产妇系统保健管理的要求,孕产妇应至少接受5次产前检查。就孕期检查次数构成来看,产检0~3次的占2.05%,4~7次的占11.89%,5次及以上的占96.52%,8次及以上的占86.07%(表8-1-5)。

表8-1-5　调查地区孕产妇产前检查情况

产前检查情况	合计	行政区			功能区			
		香洲区	斗门区	金湾区	高新区	万山区	横琴新区	高栏港区
平均次数/次	10.72	11.35	10.08	10.25	10.56	8.21	9.93	13.33
0~3次/(%)	2.05	2.00	1.67	3.17	1.82	7.14	1.72	0.00
4~7次/(%)	11.89	21.00	11.67	12.70	3.64	28.57	3.45	4.69
5次及以上/(%)	96.52	95.00	96.67	95.24	98.18	92.86	96.55	100.00
8次及以上/(%)	86.07	77.00	86.67	84.13	94.55	64.29	94.83	95.31

2. 产后访视次数

产后访视率是指产后接受一次及以上检查或访视的产妇占产妇总数的比例。调查结果显示,调查地区产后访视率为80.74%,其中斗门区产后访视率最高(93.33%),横琴新区产后访视率最低(62.07%)。

就产后访视次数来看,产后28天内,接受产后访视的平均次数为1.18次,其中万山区接受产后访视的平均次数最多(1.39次),香洲区最少(0.98次)。就产后访视次数构成来看,产后访视0次、1次、2次、3次及以上所占比例分别为19.26%、54.51%、19.26%和6.97%,其中产后访视1次的占比最高(表8-1-6)。

表8-1-6　调查地区15~64岁女性产后访视情况

地区	平均访视次数/次	产后访视次数构成/(%)			
		0次	1次	2次	3次及以上
合计	1.18	19.26	54.51	19.26	6.97
行政区					
香洲区	0.98	29.00	48.00	19.00	4.00
斗门区	1.32	6.67	70.00	17.50	5.83
金湾区	1.19	14.29	61.90	14.29	9.52
功能区					
高新区	1.13	14.55	63.64	16.36	5.45
万山区	1.39	25.00	32.14	28.57	14.29
横琴新区	1.16	37.93	25.86	31.03	5.17
高栏港区	1.20	17.19	56.25	15.63	10.94

3. 产后访视形式

从产后访视形式来看,家访、电话访、家访及电话访结合的比例分别为57.61%、18.02%和24.11%,家访所占比例最高。在调查的各个区中,高新区产后访视形式中家访占比最高(72.34%)(表8-1-7)。

表 8-1-7 调查地区产妇产后访视形式构成　　　　　　　　　　　　　　（单位:%）

产后访视形式	合计	行政区			功能区			
		香洲区	斗门区	金湾区	高新区	万山区	横琴新区	高栏港区
家访	57.61	46.48	72.32	59.26	72.34	38.10	33.33	50.94
电话访	18.02	28.17	9.82	16.67	23.40	33.33	19.44	11.32
家访及电话访	24.11	25.35	17.86	22.22	4.26	28.57	47.22	37.74

三、分娩及费用

1. 分娩地点

从分娩地点来看,调查地区产妇选择到医疗卫生机构分娩的比例为98.56%,其中选择到医院和妇幼保健机构分娩的比例分别为55.53%和28.89%(表8-1-8)。从调查的各个区来看,选择到医疗卫生机构分娩的比例均占到最高。

表 8-1-8 调查地区产妇分娩地点构成　　　　　　　　　　　　　　（单位:%）

分娩地点	合计	行政区			功能区			
		香洲区	斗门区	金湾区	高新区	万山区	横琴新区	高栏港区
医院	55.53	63.00	39.17	52.38	69.09	67.86	51.72	64.06
妇幼保健机构	28.89	31.00	36.67	30.16	27.27	10.71	34.48	14.06
卫生院/社区	14.14	4.00	22.50	17.46	3.64	21.43	8.62	21.88
其他	1.43	2.00	1.67	0.00	0.00	0.00	5.17	0.00

2. 分娩方式

在调查地区产妇中,自然分娩(顺产)占57.79%,剖宫产占42.21%。在调查的各个区中,除高新区及高栏港区外,自然分娩所占的比例均高于剖宫产(表8-1-9)。

表 8-1-9 调查地区产妇分娩方式构成　　　　　　　　　　　　　　（单位:%）

分娩方式	合计	行政区			功能区			
		香洲区	斗门区	金湾区	高新区	万山区	横琴新区	高栏港区
自然分娩	57.79	53.00	60.83	53.97	49.09	67.86	79.31	46.88
剖宫产	42.21	47.00	39.17	46.03	50.91	32.14	20.69	53.13

3. 分娩费用

调查问卷中涉及分娩费用的问题有两个,一是"您分娩费用总共是多少元?",二是"其中自己负担了多少元?"。

调查显示,在调查地区住院分娩者中,平均分娩费用为9306.34元,其中香洲区的住院分娩者平均分娩费用最高(12438.94元),斗门区的住院分娩者平均分娩费用最低(7159.22元)。另外,平均每名住院分娩者住院费用中自付金额为5279.78元,费用报销总体比例为43.27%(表8-1-10)。

表 8-1-10 调查地区产妇平均分娩费用　　　　　　　　　　　　　　（单位:元）

分娩费用	合计	行政区			功能区			
		香洲区	斗门区	金湾区	高新区	万山区	横琴新区	高栏港区
平均分娩费用	9306.34	12438.94	7159.22	11732.35	7431.81	8601.36	8614.78	8595.52
平均自付	5279.78	6252.77	4563.89	4737.29	4182.92	5697.50	5973.19	5767.23

四、活产儿出生体重

本次调查活产儿的平均出生体重为 3288.59 克,调查各区活产儿的平均出生体重均为 3000 克以上;低体重儿(出生体重<2500 克)的比例为 4.51%,其中高新区低体重儿的比例最高(7.27%)(表 8-1-11)。

表 8-1-11 调查地区活产儿平均出生体重及低体重儿比例

出生体重	合计	行政区			功能区			
		香洲区	斗门区	金湾区	高新区	万山区	横琴新区	高栏港区
平均出生体重/克	3288.59	3259.90	3219.67	3241.27	3591.09	3176.43	3349.83	3242.84
低体重儿比例/(%)	4.51	5.00	1.67	6.35	7.27	0.00	5.17	6.25

五、15~64 岁妇女两周患病率、慢性病患病率

调查地区 15~64 岁妇女的两周患病率为 24.59%,慢性病患病率为 26.12%。在调查的各个区中,万山区 15~64 岁妇女的两周患病率和慢性病患病率均为最高,分别为 38.00% 和 38.43%(表 8-1-12)。

表 8-1-12 调查地区 15~64 岁妇女两周患病率、慢性病患病率 (单位:%)

指标	合计	行政区			功能区			
		香洲区	斗门区	金湾区	高新区	万山区	横琴新区	高栏港区
两周患病率	24.59	24.62	20.86	20.49	24.18	38.00	21.79	29.43
慢性病患病率	26.12	24.46	23.51	20.85	26.02	38.43	25.23	32.26

第二节 6 岁及以下儿童保健

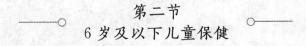

一、基本情况

本次 6 岁及以下儿童共调查 636 人,其中男性占 53.77%,女性占 46.23%。另外,0 岁、1 岁、2 岁、3 岁、4 岁、5 岁、6 岁儿童所占的比例分别为 19.97%、20.28%、13.99%、16.98%、13.36%、14.15% 和 1.26%(表 8-2-1)。

表 8-2-1 被调查的 6 岁及以下儿童性别年龄构成 (单位:%)

性别及年龄	合计
性别	
男	53.77
女	46.23
年龄	
0 岁	19.97
1 岁	20.28
2 岁	13.99
3 岁	16.98
4 岁	13.36
5 岁	14.15
6 岁	1.26

二、儿童体检率

调查结果显示,调查地区6岁及以下儿童健康体检率为93.08%,其中万山区6岁及以下儿童健康体检率达100%,横琴新区6岁及以下儿童健康体检率较低(89.86%)。

从体检次数来看,调查地区6岁及以下儿童平均体检2.21次,其中万山区6岁及以下儿童平均体检次数最多(4.60次),香洲区的最少(1.63次)(表8-2-2)。

表8-2-2 调查地区6岁及以下儿童健康体检情况

健康体检情况	合计	行政区			功能区			
		香洲区	斗门区	金湾区	高新区	万山区	横琴新区	高栏港区
健康体检率/(%)	93.08	90.32	95.74	90.67	95.38	100.00	89.86	92.22
平均体检次数/次	2.21	1.63	2.19	2.13	2.83	4.60	2.38	1.90

三、计划免疫情况

根据调查地区家长的回答,99.53%的6岁及以下儿童拥有预防接种证/卡,其中斗门区、金湾区、高新区和万山区这4个区调查的6岁及以下儿童建卡率达到100%(表8-2-3)。

表8-2-3 调查地区6岁及以下儿童计划免疫建卡率

计划免疫情况	合计	行政区			功能区			
		香洲区	斗门区	金湾区	高新区	万山区	横琴新区	高栏港区
建卡率/(%)	99.53	99.19	100.00	100.00	100.00	100.00	98.55	98.89

四、母乳喂养情况

问卷中涉及母乳喂养的问题主要包括:一是"您孩子是否吃过母乳?",二是"您孩子纯母乳喂养到几个月?"

本次调查结果显示,母乳喂养比例为89.31%,其中高新区母乳喂养比例最高(95.38%),香洲区母乳喂养比例最低(85.48%)。纯母乳喂养是指6岁及以下儿童没有添加任何辅食仅靠母乳喂养,调查结果显示,纯母乳喂养时间平均为3.38个月,其中万山区纯母乳喂养持续时间最长(4.23个月)(表8-2-4)。

表8-2-4 调查地区6岁及以下儿童母乳喂养情况

母乳喂养情况	合计	行政区			功能区			
		香洲区	斗门区	金湾区	高新区	万山区	横琴新区	高栏港区
母乳喂养比例/(%)	89.31	85.48	89.89	93.33	95.38	88.00	89.86	85.56
纯母乳喂养时间/月	3.38	3.70	3.52	3.59	1.00	4.23	4.07	3.56

与珠海市、广东省和全国第五次国家卫生服务调查母乳喂养情况相比,珠海市第六次国家卫生服务调查母乳喂养占比较高(表8-2-5)。

表8-2-5 母乳喂养情况比较 (单位:%)

母乳喂养情况	第六次(2018年)国家卫生服务调查	第五次(2013年)国家卫生服务调查[a]		
	珠海市	珠海市	广东省	全国
母乳喂养比例	89.31	84.6	85.1	84.6

注:[a]分析的年龄段为5岁及以下儿童。

五、6岁及以下儿童两周内患病及治疗情况

调查地区6岁及以下儿童的两周患病率为13.84%,其中横琴新区6岁及以下儿童的两周患病率最高(23.19%),万山区6岁及以下儿童的两周患病率最低(4.00%)。另外,调查地区6岁及以下儿童两周就诊率为15.72%,其中横琴新区6岁及以下儿童的两周就诊率最高(21.74%),万山区6岁及以下儿童的两周就诊率最低(4.00%)(表8-2-6)。

表 8-2-6　调查地区6岁及以下儿童两周患病率及两周就诊率　　　　　　(单位:%)

指标	合计	行政区			功能区			
		香洲区	斗门区	金湾区	高新区	万山区	横琴新区	高栏港区
两周患病率	13.84	15.32	12.77	9.33	16.92	4.00	23.19	11.11
两周就诊率	15.72	12.10	20.21	10.67	16.92	4.00	21.74	13.33

第三节　本章小结

(1) 调查地区妇女保健总体情况。调查显示,孕产妇产前检查率为99.80%,平均每名孕产妇产前检查10.72次。调查地区产后访视率为80.74%,产后28天内接受产后访视的平均次数为1.18次。

(2) 调查地区妇女生育情况。调查结果显示,平均每名育龄妇女怀孕1.90次,14.05%的育龄妇女未曾怀孕,22.50%的育龄妇女怀孕1次,36.66%的育龄妇女怀孕2次,17.41%的育龄妇女怀孕3次,9.39%的育龄妇女怀孕4次及以上;平均每名育龄妇女生育1.72个活产儿,15~64岁妇女分娩0次、1次、2次、3次、4次及以上的比例分别为1.64%、39.69%、47.38%、8.74%和2.55%。

(3) 调查地区妇女分娩情况。从分娩地点来看,调查地区产妇选择到医疗卫生机构分娩的比例为98.56%;从分娩方式来看,自然分娩所占的比例(57.79%)高于剖宫产(42.21%)。

(4) 调查地区儿童保健总体情况。调查地区6岁及以下儿童健康体检率为93.08%,近一年内6岁及以下儿童平均体检2.21次,且99.53%的6岁及以下儿童拥有预防接种证/卡。

(5) 妇女和儿童两周患病情况。调查地区15~64岁妇女的两周患病率为24.59%,万山区15~64岁妇女的两周患病率最高(38.00%);调查地区6岁及以下儿童的两周患病率为13.84%,其中横琴新区6岁及以下儿童的两周患病率最高(23.19%)。

第九章 老年人健康及卫生服务需要、需求、利用

伴随着经济社会和医疗卫生事业的发展,我国居民的平均寿命普遍延长了,但随之而来的是人口的老龄化。老年人作为社会的特殊群体,健康问题是医疗卫生工作的重要问题之一;同时老年健康问题与社会福利、服务事业有着广泛的联系,因此,老年保健也是一种综合性的卫生与社会服务。

本章在分析60岁及以上老年人基本情况的基础上,主要通过老年人自评健康状况、两周患病情况、慢性病患病情况、失能情况等指标反映老年人的卫生服务需要情况;通过两周就诊情况和住院情况反映老年人的卫生服务需求与利用;通过经济和生活照顾来源等指标反映老年人的社会支持情况。

第一节 老年人基本特征

一、老年人数量

根据联合国提出的老年人划分标准:发达国家65岁以上者,发展中国家60岁以上者为老年人。在全部调查地区人口中,60岁及以上老年人共有1400人,占调查人口总量的18.86%。其中香洲区、斗门区、金湾区、高新区、万山区、横琴新区和高栏港区7个区60岁及以上老年人所占比例分别为21.36%、36.57%、10.29%、8.43%、6.86%、5.86%和10.64%(表9-1-1)。

表9-1-1 60岁及以上老年人地区构成 (单位:%)

区域范围	合计
行政区	
香洲区	21.36
斗门区	36.57
金湾区	10.29
功能区	
高新区	8.43
万山区	6.86
横琴新区	5.86
高栏港区	10.64

二、老年人性别年龄构成

在本次调查的老年人中,男性占47.36%,女性占52.64%;从年龄上分析,60~69岁年龄组所占比例最高(61.21%),70~79岁年龄组次之(24.86%),80岁及以上年龄组占比最低(13.93%)(表9-1-2)。

表 9-1-2 60 岁及以上老年人性别年龄构成 (单位:%)

性别和年龄	合计
性别	
男	47.36
女	52.64
年龄	
60~69 岁	61.21
70~79 岁	24.86
80 岁及以上	13.93

与珠海市、广东省及全国第五次国家卫生服务调查老年人性别构成情况相比,调查地区 60 岁及以上老年人中男性的占比均低于女性(表 9-1-3)。

表 9-1-3 老年人性别构成的比较 (单位:%)

性别	第六次(2018年)国家卫生服务调查	第五次(2013年)国家卫生服务调查		
	珠海市	珠海市	广东省	全国
男	47.36	48.4	48.9	48.8
女	52.64	51.6	51.1	51.2

三、老年人婚姻状况

从调查地区 60 岁及以上老年人婚姻状况来看,已婚者所占比例最高,为 78.00%,丧偶者所占比例为 19.29%。从调查的各个区来看均是已婚者所占比例最高,结果见表 9-1-4。

表 9-1-4 60 岁及以上老年人婚姻状况构成 (单位:%)

婚姻状况	合计	行政区			功能区			
		香洲区	斗门区	金湾区	高新区	万山区	横琴新区	高栏港区
未婚	2.00	1.00	2.93	2.78	2.54	0.00	0.00	2.01
已婚	78.00	81.94	74.22	72.22	77.12	82.29	90.24	79.87
丧偶	19.29	16.05	22.46	25.00	19.49	17.71	9.76	15.44
离婚	0.64	0.67	0.39	0.00	0.85	0.00	0.00	2.68
其他	0.07	0.33	0.00	0.00	0.00	0.00	0.00	0.00

四、老年人文化程度

所调查的 60 岁及以上老年人中,从总体情况来看,小学学历者占比最高(43.36%),初中学历者次之(22.21%),没上过学、高中/技工学校、中专、大专、本科及以上学历者所占比例分别为 18.50%、9.14%、2.43%、2.57% 和 1.79%(表 9-1-5)。调查的各个区的 60 岁及以上老年人均是小学学历者占比最高。

表 9-1-5 60 岁及以上老年人文化程度构成 (单位:%)

文化程度	合计	行政区			功能区			
		香洲区	斗门区	金湾区	高新区	万山区	横琴新区	高栏港区
没上过学	18.50	8.70	21.09	20.14	14.41	20.83	23.17	26.85

续表

文化程度	合计	行政区			功能区			
		香洲区	斗门区	金湾区	高新区	万山区	横琴新区	高栏港区
小学	43.36	27.76	51.76	50.00	39.83	43.75	54.88	35.57
初中	22.21	23.75	19.53	19.44	29.66	29.17	14.63	24.83
高中/技工学校	9.14	16.39	6.05	9.03	7.63	5.21	3.66	12.08
中专	2.43	6.02	1.17	1.39	5.08	0.00	2.44	0.00
大专	2.57	9.03	0.39	0.00	3.39	1.04	1.22	0.67
本科及以上	1.79	8.36	0.00	0.00	0.00	0.00	0.00	0.00

五、老年人参加医疗保险情况

调查结果显示,60岁及以上老年人社会医疗保险参加率达到96.49%,参加大病保险和纯商业保险所占的比例分别为79.50%和8.21%(表9-1-6)。

表9-1-6　60岁及以上老年人参加各种医疗保险的情况构成　　　　　　　　　　（单位:%）

参加医疗保险情况	合计
社会医疗保险	96.49
大病保险	79.50
纯商业保险	8.21

第二节　老年人基本健康状况与卫生服务需要

一、老年人自评健康状况

1. 老年人总体自评健康状况

2018年调查地区60岁及以上老年人在"行动""自我照顾""日常活动""疼痛/不适""焦虑/抑郁"五个维度(EQ-5D)中自我报告存在中度及以上困难的比例分别为13.00%、5.93%、7.64%、24.57%、7.86%。评价"疼痛/不适"和"行动"有中度及以上困难的比例分别位居第一位(24.57%)和第二位(13.00%),评价"自我照顾"有中度及以上困难的比例最低(5.93%)。60岁及以上老年人自评健康得分为73.47分,低于总调查人口自评健康得分(82.57分)(表9-2-1)。

表9-2-1　60岁及以上老年人自我评价有中度及以上困难的比例及自评健康得分

项目	合计
行动/(%)	13.00
自我照顾/(%)	5.93
日常活动/(%)	7.64
疼痛/不适/(%)	24.57
焦虑/抑郁/(%)	7.86
自评健康得分/分	73.47

与广东省和全国第五次国家卫生服务调查的数据相比,珠海市60岁及以上老年人在"行动""日常

活动"和"焦虑/抑郁"三个维度中自我报告存在中度及以上困难的比例明显低一些,其他维度的差别不大(表9-2-2)。

表 9-2-2　60 岁及以上老年人总体自评健康状况比较

有中度及以上困难的比例及自评健康得分	第六次(2018年)国家卫生服务调查	第五次(2013年)国家卫生服务调查		
	珠海市	珠海市#	广东省	全国
行动/(%)	13.00		16.4	14.9
自我照顾/(%)	5.93		3.6	7.9
日常活动/(%)	7.64		12.4	11.8
疼痛/不适/(%)	24.57		22.8	25.5
焦虑/抑郁/(%)	7.86		10.2	9.5
自评健康得分/分	73.47		74.1	73.3

注:#表示数据缺失。

2. 老年人自评健康状况的地区差异

调查结果显示,从调查的各个区来看,60 岁及以上老年人在"行动""自我照顾""日常活动""疼痛/不适""焦虑/抑郁"五个维度中自我报告存在中度及以上困难比例最高的地区分别为万山区(21.88%)、高栏港区(10.07%)、横琴新区(10.98%)、高栏港区(31.54%)、横琴新区(13.41%)。60 岁及以上老年人自评健康得分最高的是高新区(80.08 分),最低的是高栏港区(71.34 分)(表 9-2-3)。

表 9-2-3　按地区分 60 岁及以上老年人存在中度及以上困难的比例及自评健康得分

项目	合计	行政区			功能区			
		香洲区	斗门区	金湾区	高新区	万山区	横琴新区	高栏港区
行动/(%)	13.00	12.04	13.09	9.72	7.63	21.88	14.63	15.44
自我照顾/(%)	5.93	3.34	6.05	7.64	2.54	7.29	7.32	10.07
日常活动/(%)	7.64	4.68	8.98	8.33	3.39	8.33	10.98	9.40
疼痛/不适/(%)	24.57	24.41	25.20	18.75	18.64	31.25	19.51	31.54
焦虑/抑郁/(%)	7.86	12.71	5.66	8.33	1.69	6.25	13.41	8.05
自评健康得分/分	73.47	72.38	73.07	73.18	80.08	73.79	74.49	71.34

3. 老年人自评健康状况的性别差异

调查结果显示,调查地区 60 岁及以上老年人中女性在"行动""自我照顾""日常活动""疼痛/不适""焦虑/抑郁"五个维度中自我报告存在中度及以上困难比例为 14.79%、7.60%、9.63%、28.22%、8.68%,都分别高于男性的 11.01%、4.07%、5.43%、20.51%、6.94%,且在"疼痛/不适"维度上的差异最为明显。60 岁及以上女性老年人自评健康得分(72.48 分)低于男性(74.58 分)(表 9-2-4)。

表 9-2-4　按性别分 60 岁及以上老年人存在中度及以上困难的比例及自评健康得分

项目	性别	
	男	女
行动/(%)	11.01	14.79
自我照顾/(%)	4.07	7.60
日常活动/(%)	5.43	9.63
疼痛/不适/(%)	20.51	28.22
焦虑/抑郁/(%)	6.94	8.68
自评健康得分/分	74.58	72.48

4. 老年人自评健康状况的年龄别差异

调查结果显示，随着年龄的增长，在五个健康测量维度上自觉有中度及以上困难的比例普遍呈现增加的趋势，其中"行动""自我照顾""日常活动"三个维度涨幅最明显。60岁及以上老年人自评健康得分随着年龄的增长而逐年下降，80岁及以上年龄组的得分最低，为67.01分（表9-2-5）。

表9-2-5　按年龄分60岁及以上老年人存在中度及以上困难的比例及自评健康得分

项目	年龄		
	60～69岁	70～79岁	80岁及以上
行动/(%)	6.65	14.94	37.44
自我照顾/(%)	2.22	6.90	20.51
日常活动/(%)	2.80	8.33	27.69
疼痛/不适/(%)	20.54	26.72	38.46
焦虑/抑郁/(%)	7.23	7.18	11.79
自评健康得分/分	75.14	73.01	67.01

5. 老年人自评健康得分的性别年龄别差异

60岁及以上老年人中男性和女性的自评健康得分都随着年龄的增长呈现出下降的趋势。其次，除80岁及以上年龄组外，男性各个年龄组的得分都高于女性，且60～69岁年龄组的男女自评健康得分差异相对比较明显（表9-2-6）。

表9-2-6　按性别分60岁及以上老年人各年龄段自评健康得分　　　　　　　　　（单位：分）

年龄	性别	
	男	女
60～69岁	76.50	73.88
70～79岁	73.81	72.23
80岁及以上	66.44	67.40

二、老年人两周患病情况

本次调查60岁及以上老年人共1400人，其中：自我报告调查前两周患病人数为753人，患病的人次数为998人次，调查地区60岁及以上老年人总体两周患病率为71.29%。在调查的7个区中，万山区60岁及以上老年人的两周患病率最高（83.33%），斗门区最低（62.50%）（表9-2-7）。

表9-2-7　调查地区60岁及以上老年人两周患病人（次）数和患病率

患病人（次）数及患病率	合计	行政区			功能区			
		香洲区	斗门区	金湾区	高新区	万山区	横琴新区	高栏港区
两周患病人数/人	753	160	258	69	71	59	47	89
两周患病人次数/人次	998	221	320	99	97	80	62	119
调查总人口数/人	1400	299	512	144	118	96	82	149
两周患病率/(%)	71.29	73.91	62.50	68.75	82.20	83.33	75.61	79.87

与广东省和全国第五次国家卫生服务调查的60岁及以上老年人两周患病率相比，珠海市2018年60岁及以上老年人两周患病率明显升高（表9-2-8）。

表 9-2-8 60岁及以上老年人两周患病率的比较 (单位:%)

指标	第六次(2018年)国家卫生服务调查	第五次(2013年)国家卫生服务调查		
	珠海市	珠海市#	广东省	全国
两周患病率	71.29		43.8	56.9

注:#表示数据缺失。

1. 老年人两周患病率的性别差异

调查结果显示,60岁及以上老年人中男性和女性的两周患病率分别为66.52%和75.58%,除金湾区外,调查的其他区男性的两周患病率都明显低于女性(表9-2-9)。

表 9-2-9 按性别分调查地区60岁及以上老年人两周患病率 (单位:%)

性别	合计	行政区			功能区			
		香洲区	斗门区	金湾区	高新区	万山区	横琴新区	高栏港区
男	66.52	68.57	56.97	70.77	73.47	74.51	71.43	79.17
女	75.58	78.62	67.82	67.09	88.41	93.33	78.72	80.52

2. 老年人两周患病率的年龄别差异

调查结果显示,60岁及以上老年人年龄别两周患病率的变化呈现逐步上升的趋势。从总体来看,60~69岁年龄组的老年人两周患病率最低(61.14%),80岁及以上年龄组的老年人两周患病率最高(90.77%)(表9-2-10)。从调查的各个区来看,年龄别两周患病率的变化基本上呈现逐步上升的趋势。

表 9-2-10 调查地区60岁及以上老年人年龄别两周患病率 (单位:%)

年龄	合计	行政区			功能区			
		香洲区	斗门区	金湾区	高新区	万山区	横琴新区	高栏港区
60~69岁	61.14	59.17	55.80	64.65	67.16	69.35	60.00	69.79
70~79岁	85.34	91.67	76.27	80.00	94.44	104.76	86.96	83.33
80岁及以上	90.77	95.65	69.33	73.33	120.00	115.38	107.14	129.41

3. 老年人两周患病率的文化程度别差异

从文化程度分析,随着文化程度的提升,60岁及以上老年人的两周患病率呈现先下降后上升再下降的趋势。其中大专学历者两周患病率最高,为77.78%,中专次之,为76.47%,初中学历者两周患病率最低,为62.06%(表9-2-11)。各个区的文化程度别两周患病率表现出不稳定性。

表 9-2-11 调查地区60岁及以上老年人的文化程度别两周患病率 (单位:%)

文化程度	合计	行政区			功能区			
		香洲区	斗门区	金湾区	高新区	万山区	横琴新区	高栏港区
没上过学	75.29	103.85	64.81	65.52	70.59	70.00	68.42	100.00
小学	74.96	85.54	63.77	72.22	85.11	92.86	88.89	83.02
初中	62.06	50.70	61.00	53.57	94.29	71.43	33.33	64.86
高中/技工学校	65.63	69.39	48.39	76.92	88.89	100.00	33.33	61.11
中专	76.47	66.67	83.33	150.00	50.00	—	150.00	—
大专	77.78	88.89	0.00	—	25.00	200.00	100.00	0.00
本科及以上	68.00	68.00	—	—	—	—	—	—

注:"—"表示在调查地区的60岁及以上老年人中没有对应文化程度的人群,故无法计算两周患病率。

4. 老年人两周患病率的婚姻别差异

从婚姻状况分析,婚姻状况为其他的60岁及以上老年人有1例且两周内患病。总体上除其他婚姻状况外,60岁及以上老年人中离婚者的两周患病率最高,为88.89%,其次为丧偶者,为78.52%(表9-2-12)。

表 9-2-12 调查地区 60 岁及以上老年人的婚姻别两周患病率 (单位:%)

婚姻状况	合计	行政区			功能区			
		香洲区	斗门区	金湾区	高新区	万山区	横琴新区	高栏港区
未婚	71.43	100.00	73.33	75.00	66.67	—	—	33.33
已婚	69.32	72.24	60.00	67.31	78.02	82.28	74.32	76.47
丧偶	78.52	81.25	68.70	72.22	100.00	88.24	87.50	100.00
离婚	88.89	50.00	100.00	—	100.00	—	—	100.00
其他	100.00	100.00	—	—	—	—	—	—

注:"—"表示在调查地区的60岁及以上老年人中没有对应婚姻状况的人群,故无法计算两周患病率。

三、老年人慢性病患病情况

本次被调查的60岁及以上老年人中,半年内慢性病的患病人数为833人,患病1289例,按患病人数和例数计算,调查地区居民慢性病总患病率分别为59.50%和92.07%(表9-2-13)。

表 9-2-13 调查地区 60 岁及以上老年人慢性病患病率 (单位:%)

慢性病患病率	合计	行政区			功能区			
		香洲区	斗门区	金湾区	高新区	万山区	横琴新区	高栏港区
按患病人数计算	59.50	55.85	56.84	55.56	66.95	64.58	60.98	69.80
按患病例数计算	92.07	88.63	84.96	80.56	107.63	103.13	93.90	114.09

与广东省和全国第五次国家卫生服务调查的60岁及以上老年人慢性病患病率相比,珠海市2018年60岁及以上老年人慢性病患病率明显升高(表9-2-14)。

表 9-2-14 60 岁及以上老年人慢性病患病率的比较 (单位:%)

指标	第六次(2018年)国家卫生服务调查	第五次(2013年)国家卫生服务调查		
	珠海市	珠海市#	广东省	全国
慢性病患病率(按例数计)	92.07		46.9	71.8

注:#表示数据缺失。

1. 老年人慢性病患病率的性别差异

60岁及以上老年人中,女性慢性病患病率(97.56%)高于男性(85.97%)(表9-2-15)。从调查的各个区来看,女性慢性病患病率均高于男性。

表 9-2-15 调查地区不同性别 60 岁及以上老年人慢性病患病率 (单位:%)

性别	合计	行政区			功能区			
		香洲区	斗门区	金湾区	高新区	万山区	横琴新区	高栏港区
男	85.97	86.43	80.88	75.38	102.04	96.08	71.43	101.39
女	97.56	90.57	88.89	84.81	111.59	111.11	110.64	125.97

2. 老年人慢性病患病率的年龄别差异

从总体来看,60岁及以上老年人的慢性病患病率随着年龄的增长而逐渐增高。其中60~69岁年龄组的慢性病患病率最低(79.46%),80岁及以上年龄组的慢性病患病率最高(113.33%)(表9-2-16)。调查各区的60岁及以上老年人年龄别慢性病患病率变化情况与总体情况基本一致。

表 9-2-16　调查地区 60 岁及以上老年人年龄别慢性病患病率　　　　　　(单位:%)

年龄	合计	行政区			功能区			
		香洲区	斗门区	金湾区	高新区	万山区	横琴新区	高栏港区
60～69 岁	79.46	68.05	75.55	73.74	88.06	96.77	75.56	103.13
70～79 岁	111.21	115.48	105.08	83.33	130.56	119.05	113.04	119.44
80 岁及以上	113.33	115.22	93.33	120.00	140.00	107.69	121.43	164.71

3. 老年人慢性病患病率的文化程度别差异

从文化程度分析,总体上随着文化程度的提升,60岁及以上老年人的慢性病患病率呈现先降低后上升再降低的趋势。从总体情况来看,高中/技工学校学历者慢性病患病率最低,为71.88%(表9-2-17)。

表 9-2-17　调查地区 60 岁及以上老年人文化程度别慢性病患病率　　　　　(单位:%)

文化程度	合计	行政区			功能区			
		香洲区	斗门区	金湾区	高新区	万山区	横琴新区	高栏港区
没上过学	100.00	107.69	92.59	93.10	111.76	80.00	115.79	117.50
小学	94.89	89.16	84.91	84.72	114.89	133.33	93.33	120.75
初中	84.24	78.87	83.33	53.57	111.43	71.43	66.67	110.81
高中/技工学校	71.88	59.18	67.74	76.92	88.89	100.00	33.33	100.00
中专	100.00	100.00	83.33	150.00	83.33	—	150.00	—
大专	111.11	125.93	50.00	—	50.00	200.00	100.00	0.00
本科及以上	104.00	104.00	—	—	—	—	—	—

注:"—"表示在调查地区的60岁及以上老年人中没有对应文化程度的人群,故无法计算慢性病患病率。

4. 老年人慢性病患病率的婚姻别差异

从婚姻状况分析,婚姻状况为其他的60岁及以上老年人有1例且患慢性病。总体上除其他婚姻状况外,60岁及以上老年人中丧偶者的慢性病患病率最高,为104.44%,未婚者的慢性病患病率最低,为75.00%(表9-2-18)。

表 9-2-18　调查地区 60 岁及以上老年人婚姻别慢性病患病率　　　　　　(单位:%)

婚姻状况	合计	行政区			功能区			
		香洲区	斗门区	金湾区	高新区	万山区	横琴新区	高栏港区
未婚	75.00	100.00	86.67	75.00	66.67	—	—	0.00
已婚	89.47	88.98	81.84	75.96	104.40	101.27	90.54	106.72
丧偶	104.44	87.50	94.78	94.44	126.09	111.76	125.00	169.57
离婚	88.89	50.00	100.00	—	100.00	—	—	100.00
其他	100.00	100.00	—	—	—	—	—	—

注:"—"表示在调查地区的60岁及以上老年人中没有对应婚姻状况的人群,故无法计算慢性病患病率。

四、老年人失能情况

调查结果显示,23.15%的60岁及以上老年人听力状况存在中度及以上问题,其中存在中度问题和极度问题的比例分别为15.36%和7.79%。另外,23.14%的60岁及以上老年人视力状况存在中度及以上问题,其中存在中度问题和极度问题的比例分别为17.57%和5.57%(表9-2-19)。

表9-2-19 60岁及以上老年人失能情况　　　　　　　　　　　　　　　　　　(单位:%)

失能情况	分级		
	极度	中度	没有/轻度
听力状况	7.79	15.36	76.86
视力状况	5.57	17.57	76.86

第三节　老年人卫生服务需求与利用

一、老年人两周患病治疗情况

本次调查结果显示,在998例两周患病老年人中,86.87%的患者到医疗机构就诊,其中38.78%的患者在两周内到医疗机构就诊,48.10%的患者在两周前到医疗机构就诊治疗延续至两周内。在未就诊的患者中,4.51%的患者未采取任何治疗措施,8.62%的患者采取纯自我治疗。从调查的各个区来看,未采取任何治疗措施的两周患病老年人比例都相对较低(表9-3-1)。

表9-3-1 调查地区60岁及以上老年人两周患病治疗情况　　　　　　　　　　(单位:%)

治疗措施	合计	行政区			功能区			
		香洲区	斗门区	金湾区	高新区	万山区	横琴新区	高栏港区
就诊	86.87	83.26	92.50	74.75	87.63	82.50	91.94	88.24
两周内就诊	38.78	46.15	41.25	31.31	48.45	12.50	38.71	34.45
两周前就诊	48.10	37.10	51.25	43.43	39.18	70.00	53.23	53.78
未就诊	13.13	16.74	7.50	25.25	12.37	17.50	8.06	11.76
纯自我治疗	8.62	11.76	5.94	7.07	11.34	11.25	6.45	8.40
未采取任何治疗措施	4.51	4.98	1.56	18.18	1.03	6.25	1.61	3.36

二、老年人两周就诊情况

调查地区60岁及以上老年人两周就诊为35.86%。在调查的7个区中,香洲区的60岁及以上老年人两周就诊率最高(40.80%),万山区居民的两周就诊率最低(10.42%)(表9-3-2)。

表9-3-2 调查地区60岁及以上老年人两周就诊人(次)数和两周就诊率

指标	合计	行政区			功能区			
		香洲区	斗门区	金湾区	高新区	万山区	横琴新区	高栏港区
就诊人数/人	387	102	132	31	47	10	24	41
就诊人次数/人次	502	122	188	48	47	10	29	58
调查人口数/人	1400	299	512	144	118	96	82	149
两周就诊率/(%)	35.86	40.80	36.72	33.33	39.83	10.42	35.37	38.93

1. 老年人两周就诊率的性别差异

调查结果显示,60岁及以上老年人中男性居民两周就诊率(30.02%)低于女性(41.11%)。香洲区、斗门区、高新区和高栏港区这四个区60岁及以上老年人中女性居民两周就诊率均高于男性,结果见

表 9-3-3。

表 9-3-3 调查地区不同性别 60 岁及以上老年人两周就诊率 (单位:%)

性别	合计	行政区			功能区			
		香洲区	斗门区	金湾区	高新区	万山区	横琴新区	高栏港区
男	30.02	32.86	26.69	36.92	38.78	13.73	37.14	31.94
女	41.11	47.80	46.36	30.38	40.58	6.67	34.04	45.45

2. 老年人两周就诊率的年龄别差异

从总体情况来看,70~79 岁年龄组两周就诊率最高(43.68%),80 岁及以上年龄组次之(35.90%),60~69 岁年龄组两周就诊率最低(32.67%)(表 9-3-4)。调查的各个区 60 岁及以上老年人年龄别两周就诊率情况表现出一定差异性。

表 9-3-4 调查地区 60 岁及以上老年人年龄别两周就诊率 (单位:%)

年龄	合计	行政区			功能区			
		香洲区	斗门区	金湾区	高新区	万山区	横琴新区	高栏港区
60~69 岁	32.67	46.15	30.41	35.35	31.34	6.45	28.89	33.33
70~79 岁	43.68	35.71	55.93	33.33	52.78	14.29	30.43	47.22
80 岁及以上	35.90	30.43	33.33	20.00	46.67	23.08	64.29	52.94

3. 老年人两周未就诊比例的性别差异

调查显示,调查地区 60 岁及以上老年人的两周未就诊比例为 13.13%,其中男性居民两周未就诊比例(15.42%)高于女性(11.31%)。在调查的 7 个区中,金湾区的两周未就诊比例最高(25.25%),斗门区最低(7.50%)(表 9-3-5)。

表 9-3-5 调查地区不同性别 60 岁及以上老年人两周未就诊比例 (单位:%)

两周未就诊比例	合计	行政区			功能区			
		香洲区	斗门区	金湾区	高新区	万山区	横琴新区	高栏港区
总体	13.13	16.74	7.50	25.25	12.37	17.50	8.06	11.76
男	15.42	17.71	9.79	36.96	11.11	21.05	16.00	7.02
女	11.31	16.00	5.65	15.09	13.11	14.29	2.70	16.13

三、老年人住院情况

调查地区 60 岁及以上老年人总体住院率为 23.07%,横琴新区 60 岁及以上老年人住院率最高,达 29.27%,万山区 60 岁及以上老年人住院率最低,为 6.25%(表 9-3-6)。

表 9-3-6 调查地区 60 岁及以上老年人住院人(次)数和住院率

指标	合计	行政区			功能区			
		香洲区	斗门区	金湾区	高新区	万山区	横琴新区	高栏港区
住院人数/人	246	48	106	20	18	6	19	29
住院人次数/人次	323	60	142	31	20	6	24	40
调查人口数/人	1400	299	512	144	118	96	82	149
住院率/(%)	23.07	20.07	27.73	21.53	16.95	6.25	29.27	26.85

1. 老年人住院率的性别差异

调查地区 60 岁及以上老年人中男性居民住院率(22.02%)低于女性居民住院率(24.02%)(表

9-3-7)。除斗门区和横琴新区外,60岁及以上老年人中男性居民住院率都高于女性。

表 9-3-7　调查地区不同性别 60 岁及以上老年人住院率　　　　　　　　　（单位:%）

性别	合计	行政区			功能区			
		香洲区	斗门区	金湾区	高新区	万山区	横琴新区	高栏港区
男	22.02	22.14	23.11	21.54	20.41	7.84	22.86	29.17
女	24.02	18.24	32.18	21.52	14.49	4.44	34.04	24.68

2. 老年人住院率的年龄别差异

调查结果显示,随着年龄的增加,60岁及以上老年人的住院率呈现快速上升的趋势。60～69岁年龄组住院率最低,为18.32%,70～79岁年龄组住院率上升至25.00%,80岁及以上年龄组住院率达到40.51%。横琴新区60岁及以上老年人的住院率随年龄的增长变化趋势最为明显,结果见表9-3-8。

表 9-3-8　调查地区不同年龄别 60 岁及以上老年人住院率　　　　　　　（单位:%)

年龄	合计	行政区			功能区			
		香洲区	斗门区	金湾区	高新区	万山区	横琴新区	高栏港区
60～69 岁	18.32	11.24	25.08	20.20	13.43	6.45	11.11	20.83
70～79 岁	25.00	26.19	25.42	16.67	25.00	9.52	39.13	27.78
80 岁及以上	40.51	41.30	42.67	40.00	13.33	0.00	71.43	58.82

3. 老年人住院情况

调查地区60岁及以上老年住院患者平均等候入院时间为1.36天,其中香洲区60岁及以上老年住院患者平均等候入院时间最长,达2.12天。另外,住院患者平均住院天数为9.35天,各区中平均住院天数排在前两位的分别是香洲区(10.88天)和万山区(10.17天)(表9-3-9)。

表 9-3-9　调查地区 60 岁及以上老年人住院情况构成　　　　　　　　（单位:天）

住院情况	合计	行政区			功能区			
		香洲区	斗门区	金湾区	高新区	万山区	横琴新区	高栏港区
等候入院时间	1.36	2.12	1.15	1.06	1.05	1.00	1.08	1.58
平均住院天数	9.35	10.88	8.86	9.26	10.15	10.17	8.83	8.67

4. 老年人应住院而未住院的比例

调查地区60岁及以上老年人应住院而未住院的比例为11.02%,高栏港区60岁及以上老年人应住院而未住院的比例最高,为23.08%,万山区和横琴新区60岁及以上老年人中没有应住院而未住院的例数(表9-3-10)。

表 9-3-10　调查地区 60 岁及以上老年人应住院而未住院的比例

指标	合计	行政区			功能区			
		香洲区	斗门区	金湾区	高新区	万山区	横琴新区	高栏港区
应住院人次数/人次	363	64	160	35	22	6	24	52
未住院人次数/人次	40	4	18	4	2	0	0	12
应住院而未住院比例/(%)	11.02	6.25	11.25	11.43	9.09	0.00	0.00	23.08

从性别来看,调查地区60岁及以上老年人中男性应住院而未住院的比例(10.98%)低于女性(11.06%),高栏港区60岁及以上老年人应住院而未住院的性别占比差异最为明显,万山区和横琴新区60岁及以上老年人没有应住院而未住院的例数(表9-3-11)。

表 9-3-11　调查地区不同性别 60 岁及以上老年人应住院而未住院的比例　　　　　（单位:%）

性别	合计	行政区			功能区			
		香洲区	斗门区	金湾区	高新区	万山区	横琴新区	高栏港区
男	10.98	3.13	17.14	12.50	9.09	0.00	0.00	8.70
女	11.06	9.38	6.67	10.53	9.09	0.00	0.00	34.48

第四节　老年人社会支持

一、经济来源

60 岁及以上老年人经济来源主要是"离退休养老金"(56.14%),其次是"家庭成员供养"(25.36%)。在调查的各个区中,60 岁及以上老年人主要经济来源构成中排名前两位的基本为"离退休养老金"和"家庭成员供养"(表 9-4-1)。

表 9-4-1　调查地区 60 岁及以上老年人主要经济来源构成　　　　　（单位:%）

主要经济来源	合计	行政区			功能区			
		香洲区	斗门区	金湾区	高新区	万山区	横琴新区	高栏港区
劳动收入	9.71	3.01	13.87	10.42	4.24	23.96	6.10	5.37
离退休养老金	56.14	83.61	33.98	60.42	67.80	47.92	36.59	79.87
最低生活保障金	3.79	0.67	5.27	5.56	0.85	6.25	8.54	1.34
财产性收入	2.93	1.34	0.00	7.64	1.69	3.13	23.17	1.34
家庭成员供养	25.36	10.70	45.90	15.97	18.64	17.71	10.98	11.41
其他	2.07	0.67	0.98	0.00	6.78	1.04	14.63	0.67

二、生活照顾情况

调查结果显示,97.43% 的 60 岁及以上老年人生活有人照顾,其中 49.57% 的老年人生活照顾来源于配偶,45.50% 生活照顾来源于子女及其他亲属。在询问"您最希望的养老方式是什么?"这个问题时,91.29% 的老年人选择居家养老,仅有 2.00% 的老年人选择机构养老(表 9-4-2)。

表 9-4-2　60 岁及以上老年人生活照顾情况　　　　　（单位:%）

生活照顾情况	合计
生活照顾来源	
无人照顾	2.57
配偶	49.57
子女及其他亲属	45.50
亲戚	0.43
邻居	0.14
保姆	0.43
社区工作人员	0.36
雇佣的陪护人员	0.36
其他	0.64

续表

生活照顾情况	合计
希望养老方式	
居家养老	91.29
社区养老	6.71
机构养老	2.00

第五节 本章小结

(1) 调查地区60岁及以上老年人健康相关生命质量。调查地区60岁及以上老年人自评健康得分为73.47分,低于总调查人口自评健康得分(82.57分)。60岁及以上老年人中女性自评健康得分普遍低于男性且随着年龄的增长自评健康得分呈现下降的趋势;在健康测量的五个维度上,评价"疼痛/不适"和"行动"有中度及以上困难的比例分别位居第一位(24.57%)和第二位(13.00%),评价"自我照顾"有中度及以上困难的比例最低(5.93%)。

(2) 调查地区60岁及以上老年人医疗卫生服务需要情况。调查地区60岁及以上老年人总体两周患病率为71.29%,慢性病总体患病率为92.07%。其中60岁及以上老年人中女性居民两周患病率(75.58%)和慢性病患病率(97.56%)都普遍高于男性居民两周患病率(66.52%)和慢性病患病率(85.97%)。另外,60岁及以上各年龄组老年人的两周患病率和慢性病患病率都随着年龄的增长而逐渐增加。

(3) 调查地区60岁及以上老年人两周就诊率和未就诊比例情况。两周患病老年人中86.87%的患者到医疗机构就诊,4.51%的患者未采取任何治疗措施。调查地区60岁及以上老年人两周就诊率为35.86%,其中男性居民两周就诊率(30.02%)低于女性(41.11%)。两周未就诊比例为13.13%,其中男性居民两周未就诊比例(15.42%)高于女性(11.31%)。

(4) 调查地区60岁及以上老年人住院率和应住院而未住院比例情况。调查地区60岁及以上老年人总体住院率为23.07%,其中男性居民住院率(22.02%)低于女性居民住院率(24.02%)。60岁及以上老年人应住院而未住院的比例为11.02%,其中男性居民应住院而未住院的比例(10.98%)总体低于女性(11.06%)。

(5) 调查地区60岁及以上老年人社会支持情况。从经济来源来看,60岁及以上老年人主要经济来源构成中排名前两位的是"离退休养老金"和"家庭成员供养"。从生活照顾情况来看,60岁及以上老年人的生活照顾来源构成中排名前两位的是"配偶"和"子女及其他亲属",分别占49.57%和45.50%。另外,91.29%的老年人选择居家养老。

第三部分
医务人员调查

第十章 医务人员调查概况

一、调查目的

调查的主要目的如下。
(1) 了解医务人员的工作状态和存在的主要问题。
(2) 了解医务人员的工作感受,分析医务人员的需要。
(3) 分析影响医务人员工作的主要因素。
(4) 评价医改对医务人员产生的影响,包括医疗服务条件、工作负荷、个人成长和医患关系等方面。

二、调查方法与内容

调查范围中的医院包括样本区中的部分三级综合医院、中医(综合)医院和部分二级医院,共计10个样本医院,同时样本乡镇、街道中所有乡镇卫生院和社区卫生服务中心均参与调查。调查对象为在每家样本医院随机抽取临床医生20名、护理人员10名;在每个样本社区卫生服务中心、乡镇卫生院中随机抽取临床医生5名、护理人员3名、防保人员2名。如机构人员数不满足样本时,按实际人数进行调查。调查问卷由被抽中人员按调查问卷的内容进行自我填报。

调查具体内容主要包括医务人员的个人基本情况、工作特征、工作环境、工作感受、工作态度、执业环境、感知变化等。

三、分析方法

本报告主要根据目前的调查资料对样本医院及样本社区卫生服务中心、乡镇卫生院医务人员的个人基本情况、工作特征、工作环境、工作感受、工作态度、执业环境、感知变化等指标进行描述性分析,以反映不同机构、性别、年龄、职业、职称的医务人员工作状况。另外,针对调查的部分指标,结合可获得的广东省第五次国家卫生服务调查的数据,与珠海市第六次国家卫生服务调查的数据进行对比分析。

四、报告内容

医务人员调查共有两部分内容:调查对象基本情况,主要包括医务人员基本特征、身心健康情况;医务人员工作状况,主要包括工作特征、工作环境、工作感受、工作态度、执业环境、感知变化等。

第十一章 医务人员基本特征

本章关注医务人员的基本社会经济特征,主要从医务人员的机构分布、性别、年龄、婚姻状况、受教育程度、职业、职称构成等方面描述医务人员的人口学特征;从医务人员工作年数、编制情况、所在科室、每周工作时间、值夜班次数、平均月收入等方面描述医务人员的工作及收入情况;从医务人员的吸烟、饮酒、体育锻炼、久坐时间、身体健康等方面描述医务人员的身心健康情况。

第一节 医务人员人口学特征

一、医务人员一般情况调查

1. 医务人员的机构分布情况

本次调查共涉及医务人员489人,其中社区卫生服务中心有79人,乡镇卫生院有110人,医院有300人,分别占比16.16%、22.49%和61.35%(表11-1-1)。

表11-1-1 调查医务人员例数及分布

指标	合计	机构类别		
		社区卫生服务中心	乡镇卫生院	医院
人数/人	489	79	110	300
构成/(%)	100.00	16.16	22.49	61.35

2. 医务人员的性别构成

在本次调查的489名医务人员中,男性有196名(40.08%),女性有293名(59.92%)。其中调查的社区卫生服务中心医务人员男女占比分别为32.91%和67.09%,调查的乡镇卫生院医务人员男女占比分别为42.73%和57.27%,调查的医院医务人员男女占比分别为41.00%和59.00%(表11-1-2)。

表11-1-2 医务人员的性别构成 (单位:%)

性别	合计	机构类别		
		社区卫生服务中心	乡镇卫生院	医院
男	40.08	32.91	42.73	41.00
女	59.92	67.09	57.27	59.00

3. 医务人员的年龄构成

所调查的医务人员年龄在35岁以下者占比最多(45.29%),35～44岁年龄组占比29.71%,45岁及以上年龄组占比25.00%。其中调查的社区卫生服务中心医务人员年龄多集中在35岁以下(40.51%),乡镇卫生院医务人员年龄多集中在35～44岁(45.45%),医院医务人员年龄多集中在35岁以下(54.85%)(表11-1-3)。

表 11-1-3　医务人员的年龄构成　　　　　　　　　　　　（单位：%）

年龄	合计	机构类别		
		社区卫生服务中心	乡镇卫生院	医院
35 岁以下	45.29	40.51	22.73	54.85
35~44 岁	29.71	24.05	45.45	25.42
45 岁及以上	25.00	35.44	31.82	19.73

4. 医务人员的婚姻状况构成

调查医务人员中,在婚医务人员所占的比例(75.26%)远高于不在婚者(24.74%)(表 11-1-4)。其中来源于各个机构类别的医务人员均是在婚者居多。

表 11-1-4　医务人员的婚姻状况构成　　　　　　　　　　（单位：%）

婚姻状况	合计	机构类别		
		社区卫生服务中心	乡镇卫生院	医院
不在婚	24.74	31.65	12.73	27.33
在婚	75.26	68.35	87.27	72.67

5. 医务人员的受教育程度构成

从医务人员受教育程度来看,研究生、本科、大专、中专及以下学历的医务人员占比分别为14.52%、56.24%、23.11%和 6.13%,从总体情况和不同机构类别来看,调查的医务人员均是本科学历者居多(表 11-1-5)。

表 11-1-5　医务人员的受教育程度构成　　　　　　　　　（单位：%）

学历	合计	机构类别		
		社区卫生服务中心	乡镇卫生院	医院
研究生	14.52	0.00	3.64	22.33
本科	56.24	49.37	55.45	58.33
大专	23.11	35.44	30.00	17.33
中专及以下	6.13	15.19	10.91	2.00

与广东省第五次(2013 年)国家卫生服务调查的相应数据相比,2018 年珠海市医务人员的高学历,特别是研究生学历层次有明显提高(表 11-1-6)。

表 11-1-6　珠海市第六次与广东省第五次国家卫生服务调查医务人员学历的比较　　（单位：%）

学历	珠海市第六次(2018 年)国家卫生服务调查	广东省第五次(2013 年)国家卫生服务调查
研究生	14.52	5.7
本科	56.24	42.8
大专	23.11	34.0
中专及以下	6.13	17.5

6. 医务人员的职业构成

从总体来看,在调查的医务人员中,医生和护士所占比例分别为 61.55%和 33.95%。社区卫生服务中心医生和护士所占比例分别为 60.76%和 32.91%,乡镇卫生院医生和护士所占比例为 59.09%和 36.36%,医院医生和护士所占比例分别为 62.67%和33.33%(表 11-1-7)。

表 11-1-7 医务人员的职业构成 (单位:%)

职业	合计	机构类别		
		社区卫生服务中心	乡镇卫生院	医院
医生	61.55	60.76	59.09	62.67
护士	33.95	32.91	36.36	33.33
其他	4.50	6.33	4.55	4.00

7. 医务人员的职称构成

从职称分析,调查的医务人员高级、中级、初级及以下职称的占比分别为 13.50%、40.90% 和 45.60%。社区卫生服务中心和医院医务人员中,初级及以下职称者占比居多,分别达到 51.90% 和 46.67%,而乡镇卫生院医务人员的中级职称者居多,为 54.55%(表 11-1-8)。

表 11-1-8 医务人员的职称构成 (单位:%)

职称	合计	机构类别		
		社区卫生服务中心	乡镇卫生院	医院
高级	13.50	10.13	7.27	16.67
中级	40.90	37.97	54.55	36.67
初级及以下	45.60	51.90	38.18	46.67

二、医务人员工作及收入情况

1. 医务人员的工作年数构成

参与调查的医务人员中工作年数在 5 年以内、5~9 年、10~19 年和 20 年及以上的占比分别为 19.22%、20.25%、25.77% 和 34.76%。另外,在现机构工作年数在 5 年以内的占 45.08%,5~9 年的占 18.24%,10~19 年的占 18.44%,20 年及以上的占 18.24%(表 11-1-9)。

表 11-1-9 医务人员的工作年数构成 (单位:%)

工作年数	合计	现机构工作年数	合计
5 年以内	19.22	5 年以内	45.08
5~9 年	20.25	5~9 年	18.24
10~19 年	25.77	10~19 年	18.44
20 年及以上	34.76	20 年及以上	18.24

2. 医务人员的编制情况构成

参与调查的医务人员中是本机构正式编制人员的占比 54.81%,无编者占比 42.94%。其中乡镇卫生院医务人员中有编者(79.09%)所占的比例远高于无编者(20.91%)(表 11-1-10)。

表 11-1-10 医务人员的编制情况构成 (单位:%)

编制人员	合计	机构类别		
		社区卫生服务中心	乡镇卫生院	医院
是	54.81	50.63	79.09	47.00
否	42.94	43.04	20.91	51.00
不知道	2.25	6.33	0.00	2.00

与广东省第五次(2013 年)国家卫生服务调查的相应数据相比,2018 年珠海市医务人员的编制比例

明显偏低(表 11-1-11)。

表 11-1-11　珠海市第六次与广东省第五次国家卫生服务调查医务人员编制情况比较　　（单位：%）

编制	珠海市第六次(2018 年) 国家卫生服务调查	广东省第五次(2013 年) 国家卫生服务调查
是	54.81	72.2
否	42.94	25.8
不知道	2.25	2.0

3. 医务人员所在科室构成

按科室划分,从总体来看,除其他临床科室外,参与调查的医务人员中占比排名前三位的科室依次是内科(24.95%)、外科(14.93%)和妇产科(10.02%)。在社区卫生服务中心和乡镇卫生院医务人员中,除其他临床科室外,占比排名前两位的科室是预防保健科和内科(表 11-1-12)。

表 11-1-12　医务人员所在科室构成　　（单位：%）

科室	合计	机构类别		
		社区卫生服务中心	乡镇卫生院	医院
内科	24.95	18.99	19.09	28.67
外科	14.93	0.00	6.36	22.00
妇产科	10.02	6.33	8.18	11.67
儿科	4.29	2.53	1.82	5.67
中医科	4.29	8.86	5.45	2.67
药剂科	0.61	0.00	0.91	0.67
放射科	1.64	2.53	0.00	2.00
预防保健科	8.18	17.72	20.91	1.00
其他	31.08	43.04	37.27	25.67

4. 医务人员平均每周工作时间构成

调查结果显示,参与调查的医务人员平均每周工作时间是 47.72 小时,其中平均每周工作时间在 40 小时及以下者占 43.56%,41~79 小时的占 50.51%,80 小时及以上的占 5.93%。其中医院医务人员平均每周工作时间多集中在 41~79 小时(55.00%),而社区卫生服务中心和乡镇卫生院医务人员平均每周工作时间在 40 小时及以下者占比最多,分别为 55.70% 和 49.09%(表 11-1-13)。

表 11-1-13　调查医务人员的平均每周工作时间构成　　（单位：%）

平均每周 工作时间	合计	机构类别		
		社区卫生服务中心	乡镇卫生院	医院
40 小时及以下	43.56	55.70	49.09	38.33
41~79 小时	50.51	44.30	42.73	55.00
80 小时及以上	5.93	0.00	8.18	6.67

与广东省第五次(2013 年)国家卫生服务调查的相应数据相比,2018 年珠海市医务人员每周工作时长很接近,但平均每周工作时间在 40 小时及以下者和 80 小时及以上者所占比例均高于广东省第五次国家卫生服务调查的相应结果(表 11-1-14)。

表 11-1-14　珠海市第六次与广东省第五次国家卫生服务调查医务人员平均每周工作时间比较

平均每周工作时间	珠海市第六次(2018年)国家卫生服务调查	广东省第五次(2013年)国家卫生服务调查
平均时长/小时	47.72	47.6
40小时及以下/(%)	43.56	36.6
41~79小时/(%)	50.51	60.4
80小时及以上/(%)	5.93	3.0

5. 医务人员的值夜班次数构成

参与调查的医务人员平均每月在单位值夜班的次数是4.23次,其中在3次及以下、4~7次和8次及以上者所占比例分别为47.85%、30.67%和21.47%。其中医院医务人员平均每月在单位值夜班次数多集中在4~7次(40.00%),而社区卫生服务中心和乡镇卫生院医务人员平均每月在单位值夜班次数在3次及以下者占比最多,分别为82.28%和47.27%(表11-1-15)。

表 11-1-15　医务人员的值夜班次数构成　　　　　　　　　　　　　　　　　　(单位:%)

每月值夜班次数	合计	机构类别		
		社区卫生服务中心	乡镇卫生院	医院
3次及以下	47.85	82.28	47.27	39.00
4~7次	30.67	7.59	21.82	40.00
8次及以上	21.47	10.13	30.91	21.00

与广东省第五次(2013年)国家卫生服务调查的相应数据相比,2018年珠海市医务人员每月值夜班次数相对较少,其中值夜班多的次数(每月≥8次)明显低于广东省第五次国家卫生服务调查的相应结果(表11-1-16)。

表 11-1-16　珠海市第六次与广东省第五次国家卫生服务调查医务人员值夜班次数比较

每月值夜班次数及其所占比例	珠海市第六次(2018年)国家卫生服务调查	广东省第五次(2013年)国家卫生服务调查
平均次数/次	4.23	4.8
3次及以下/(%)	47.85	48.2
4~7次/(%)	30.67	31.6
8次及以上/(%)	21.47	28.2

6. 医务人员的平均月收入构成

调查结果显示,医务人员平均月收入在5000元及以内、5001~10000元、10001~15000元、15001~20000元和20001元及以上的占比分别为17.77%、53.72%、21.07%、4.96%和2.48%。从调查的各个机构类别的医务人员来看,平均月收入在5001~10000元的占比均最高,社区卫生服务中心、乡镇卫生院和医院所占比例分别为43.59%、55.96%和55.56%(表11-1-17)。

表 11-1-17　医务人员的平均月收入构成　　　　　　　　　　　　　　　　　　(单位:%)

平均月收入	合计	机构类别		
		社区卫生服务中心	乡镇卫生院	医院
5000元及以内	17.77	29.49	12.84	16.50
5001~10000元	53.72	43.59	55.96	55.56

续表

平均月收入	合计	机构类别		
		社区卫生服务中心	乡镇卫生院	医院
10001~15000元	21.07	21.79	24.77	19.53
15001~20000元	4.96	3.85	4.59	5.39
20001元及以上	2.48	1.28	1.83	3.03

第二节 医务人员身心健康

一、医务人员吸烟情况

在参与调查的医务人员中,"每天吸烟""非每天吸烟"和"不吸烟"者所占比例分别为5.73%、3.48%和90.80%。从不同机构类别来看,相比社区卫生服务中心和医院,乡镇卫生院的医务人员每天吸烟的比例较高(8.18%)(表11-2-1)。

表11-2-1 医务人员吸烟情况 (单位:%)

吸烟频率	合计	机构类别		
		社区卫生服务中心	乡镇卫生院	医院
每天吸烟	5.73	5.06	8.18	5.00
非每天吸烟	3.48	2.53	6.36	2.67
不吸烟	90.80	92.41	85.45	92.33

二、医务人员饮酒情况

在参与调查的医务人员中,不喝酒的占73.21%,每周喝酒不到1次的占21.47%,每周喝酒1~2次的占4.29%,每周喝酒至少3次的占1.02%。从所调查医务人员的不同机构类别来看,相比社区卫生服务中心和乡镇卫生院,医院的医务人员不喝酒的比例较低(71.67%)(表11-2-2)。

表11-2-2 医务人员饮酒情况 (单位:%)

饮酒频率	合计	机构类别		
		社区卫生服务中心	乡镇卫生院	医院
不喝酒	73.21	77.22	74.55	71.67
每周不到1次	21.47	16.46	19.09	23.67
每周1~2次	4.29	3.80	5.45	4.00
每周至少3次	1.02	2.53	0.91	0.67

三、医务人员体育锻炼情况

1. 体育锻炼次数构成

从参与调查的医务人员体育锻炼次数构成情况来看,每周体育锻炼1~2次的占比最多(33.74%),其次为不到1次(30.88%),从不锻炼的占10.63%,占比最少的为6次及以上(7.36%)。从所调查医务人员的不同机构类别来看,相比社区卫生服务中心和乡镇卫生院,医院的医务人员从不锻炼的比例较低

(10.33%)(表11-2-3)。

表11-2-3 医务人员体育锻炼次数构成 （单位：%）

每周体育锻炼次数	合计	机构类别		
		社区卫生服务中心	乡镇卫生院	医院
6次及以上	7.36	13.92	4.55	6.67
3~5次	17.38	24.05	23.64	13.33
1~2次	33.74	35.44	38.18	31.67
不到1次	30.88	15.19	22.73	38.00
从不锻炼	10.63	11.39	10.91	10.33

2. 体育锻炼强度构成

从参与调查的医务人员体育锻炼强度构成情况来看，平均每次体育锻炼强度为轻度、中度、重度的比例分别为62.10%、36.76%和1.14%。社区卫生服务中心、乡镇卫生院和医院的医务人员均是每次体育锻炼强度为轻度的占比最高，分别为70.00%、60.20%和60.74%（表11-2-4）。

表11-2-4 医务人员体育锻炼强度构成 （单位：%）

每次体育锻炼强度	合计	机构类别		
		社区卫生服务中心	乡镇卫生院	医院
轻度	62.10	70.00	60.20	60.74
中度	36.76	30.00	38.78	37.78
重度	1.14	0.00	1.02	1.48

四、医务人员久坐时间

参与调查的医务人员平均每天久坐时间为5.08小时，其中乡镇卫生院的医务人员平均每天久坐时间最长，为5.34小时。从平均每天久坐时间构成情况来看，"0~6小时""7~12小时"和"12小时以上"的占比分别为68.71%、30.47%和0.82%。从参与调查的医务人员的不同机构类别来看，不同机构的医务人员平均每天久坐时间均在"0~6小时"占比最多（表11-2-5）。

表11-2-5 医务人员每天久坐时间构成

每天久坐时间及其所占比例	合计	机构类别		
		社区卫生服务中心	乡镇卫生院	医院
合计/小时	5.08	4.96	5.34	5.02
0~6小时/(%)	68.71	73.42	68.18	67.67
7~12小时/(%)	30.47	25.32	30.91	31.67
12小时以上/(%)	0.82	1.27	0.91	0.67

五、医务人员身体健康情况

在询问"您感觉总体的身体健康状况如何？"时，参与调查的医务人员自报"好或比较好""一般"和"差或比较差"的比例分别为31.70%、54.40%和13.91%。相比社区卫生服务中心和医院，乡镇卫生院的医务人员自报身体健康"差"的比例较高(21.82%)（表11-2-6）。

表 11-2-6 医务人员身体健康情况 （单位:%）

身体健康状况	合计	机构类别		
		社区卫生服务中心	乡镇卫生院	医院
好或比较好	31.70	34.18	25.45	33.33
一般	54.40	56.96	52.73	54.33
差或比较差	13.91	8.86	21.82	12.33

第三节 本章小结

(1) 调查地区医务人员基本人口学特征。2018年,共调查了489名医务人员,其中男性有196名(40.08%),女性有293名(59.92%);年龄在35岁及以下的占比高(45.29%),35~44岁年龄组占比29.71%,45岁及以上年龄组占比25.00%;在婚医务人员所占的比例(75.26%)远高于不在婚者(24.74%);研究生、本科、大专、中专及以下学历的医务人员占比分别为14.52%、56.24%、23.11%和6.13%;医生和护士所占比例分别为61.55%和33.95%;高级、中级、初级及以下职称者所占比例分别为13.50%、40.90%和45.60%。

(2) 调查地区医务人员工作情况。医务人员在现机构工作年数5年以内的占45.08%,5~9年的占18.24%,10~19年的占18.44%,20年及以上的占18.24%;编制人员的占比(54.81%)高于无编者(42.94%);参与调查的医务人员中占比排名前三位的科室依次是内科(24.95%)、外科(14.93%)和妇产科(10.02%);且平均每周工作时间在40小时及以下、41~79小时和80小时及以上者分别占比43.56%、50.51%和5.93%,平均每月在单位值夜班次数在3次及以下、4~7次和8次及以上者分别占47.85%、30.67%和21.47%。

(3) 调查地区医务人员收入状况。医务人员平均月收入在5000元及以内、5001~10000元、10001~15000元、15001~20000元和20001元及以上的占比分别为17.77%、53.72%、21.07%、4.96%和2.48%,月收入在5001~10000元的占比最高。

(4) 调查地区医务人员身心健康情况。每天吸烟的比例为5.73%,不喝酒的占73.21%,每周体育锻炼1~2次的占比最高(33.74%),且平均每次体育锻炼强度为轻度、中度、重度的比例分别为62.10%、36.76%和1.14%;平均每天久坐时间为5.08小时,且从平均每天久坐时间构成情况来看,0~6小时、7~12小时和12小时以上的占比分别为68.71%、30.47%和0.82%;参与调查的医务人员自报总体身体健康状况"好""一般"和"差"的比例分别为31.70%、54.40%和13.91%。

第十二章 医务人员工作状况

了解医务人员的工作现况及目前面临的主要问题,对于调动医务人员工作积极性、构建和谐医患关系、改善医疗卫生服务体系具有重要意义。本章主要通过工作特征(工作意义、工作负荷)、工作环境(工作条件、工作反馈)、工作感受(工作能力提升、工作满意度、工作压力、离职倾向)、工作态度(工作活力、工作奉献、工作专注)、执业环境(执业环境满意度、自感社会地位)及感知变化(对医疗服务条件、对工作负荷、对个人成长、对医患关系的感知变化)等方面的描述来反映调查地区医务人员的工作现况及面临的主要问题,为制定政策、改善管理、稳定医疗队伍提供依据。

第一节 医务人员工作特征

本节主要从医务人员对工作意义和工作负荷两个方面的评价来反映医务人员的工作特征。

一、工作意义

对工作意义的调查共涉及三个条目:"我的工作会对他人的生活和幸福产生较大影响""我的工作完成得好坏会对很多人产生影响""我的工作很有意义,非常重要",每个指标按认同程度划分为完全不同意、不同意、同意和完全同意四个等级。调查结果显示,医务人员中同意或完全同意"工作对他人产生较大影响"的比例为85.69%,同意或完全同意"工作完成好坏对很多人产生影响"的比例为94.48%,同意或完全同意"工作非常重要"的比例为96.73%。

1. 医务人员自感工作意义的机构差异

从参与调查的医务人员的不同机构类别分析,相比社区卫生服务中心和乡镇卫生院,医院医务人员同意或完全同意"工作对他人产生较大影响""工作完成好坏对很多人产生影响"和"工作非常重要"的比例都相对较高,分别为87.33%、95.67%和97.67%(表12-1-1)。

表12-1-1 医务人员自感工作意义总体情况的机构差异 (单位:%)

工作意义	合计	机构类别		
		社区卫生服务中心	乡镇卫生院	医院
同意或完全同意工作对他人产生较大影响的比例	85.69	81.01	84.55	87.33
同意或完全同意工作完成好坏对很多人产生影响的比例	94.48	93.67	91.82	95.67
同意或完全同意工作非常重要的比例	96.73	97.47	93.64	97.67

2. 医务人员自感工作意义的性别差异

从性别分析,男性医务人员中,同意或完全同意"工作对他人产生较大影响""工作完成好坏对很多人产生影响"和"工作非常重要"的比例分别为89.80%、95.92%和96.94%,都分别高于女性医务人员的82.94%、93.52%和96.59%(表12-1-2)。

表 12-1-2　医务人员自感工作意义总体情况的性别差异　　　　　　　　　　　　　（单位：%）

工作意义	性别	
	男	女
同意或完全同意工作对他人产生较大影响的比例	89.80	82.94
同意或完全同意工作完成好坏对很多人产生影响的比例	95.92	93.52
同意或完全同意工作非常重要的比例	96.94	96.59

3. 医务人员自感工作意义的年龄差异

调查结果显示，随着年龄的增长，医务人员同意或完全同意"工作对他人产生较大影响""工作完成好坏对很多人产生影响"和"工作非常重要"的比例都呈现波动上升趋势（表 12-1-3）。

表 12-1-3　医务人员自感工作意义总体情况的年龄差异　　　　　　　　　　　　　（单位：%）

工作意义	年龄		
	<35 岁	35~44 岁	≥45 岁
同意或完全同意工作对他人产生较大影响的比例	84.62	86.90	86.07
同意或完全同意工作完成好坏对很多人产生影响的比例	94.12	93.10	96.72
同意或完全同意工作非常重要的比例	96.83	95.86	97.54

4. 医务人员自感工作意义的职业差异

从职业类别分析，医生同意或完全同意"工作对他人产生较大影响""工作完成好坏对很多人产生影响"和"工作非常重要"的比例分别为 88.70%、95.35% 和 96.68%，都分别高于护士的 78.92%、92.77% 和 96.39%（表 12-1-4）。可见医生自感工作有意义的比例高于护士。

表 12-1-4　医务人员自感工作意义总体情况的职业差异　　　　　　　　　　　　　（单位：%）

工作意义	职业类别		
	医生	护士	其他
同意或完全同意工作对他人产生较大影响的比例	88.70	78.92	95.45
同意或完全同意工作完成好坏对很多人产生影响的比例	95.35	92.77	95.45
同意或完全同意工作非常重要的比例	96.68	96.39	100.00

5. 医务人员自感工作意义的职称差异

高级职称的医务人员同意或完全同意"工作对他人产生较大影响"的比例为 92.42%，同意或完全同意"工作完成好坏对很多人产生影响"的比例为 98.48%，同意或完全同意"工作非常重要"的比例为 98.48%，都分别高于中级和初级及以下职称的医务人员各项的比例，可见高级职称的医务人员自感工作有意义的比例较高（表 12-1-5）。

表 12-1-5　医务人员自感工作意义总体情况的职称差异　　　　　　　　　　　　　（单位：%）

工作意义	职称类别		
	高级	中级	初级及以下
同意或完全同意工作对他人产生较大影响的比例	92.42	83.50	85.65
同意或完全同意工作完成好坏对很多人产生影响的比例	98.48	94.00	93.72
同意或完全同意工作非常重要的比例	98.48	96.00	96.86

二、工作负荷

对工作负荷的调查共涉及六个条目题："我的工作需要我集中注意力""我觉得工作对我的能力有很

多要求""工作中,我必须承担很多责任""因为工作量大,我一直有时间上的压力""工作时,我常常被打断或受到干扰""最近几年来,我的工作负担越来越重",每个指标按认同程度划分为完全不同意、不同意、同意和完全同意四个等级。调查结果显示,医务人员中同意或完全同意"工作需要集中注意力""工作对能力有很多要求""工作必须承担很多责任""因工作量大有时间压力""工作常常受到干扰"和"工作负担越来越重"的比例分别为98.16%、97.55%、98.16%、89.78%、63.39%和82.21%。

1. 医务人员自感工作负荷的机构差异

在反映工作负荷的六个条目中,社区卫生服务中心、乡镇卫生院和医院的医务人员认为造成工作负荷排在前三位的均为"工作需要集中注意力""工作必须承担很多责任"和"工作对能力有很多要求",结果见表12-1-6。

表12-1-6　医务人员自感工作负荷总体情况的机构差异　　　　　　　　　　　　(单位:%)

工作负荷	合计	机构类别		
		社区卫生服务中心	乡镇卫生院	医院
同意或完全同意工作需要集中注意力的比例	98.16	100.00	97.27	98.00
同意或完全同意工作对能力有很多要求的比例	97.55	97.47	94.55	98.67
同意或完全同意工作必须承担很多责任的比例	98.16	97.47	97.27	98.67
同意或完全同意因工作量大有时间压力的比例	89.78	78.48	89.09	93.00
同意或完全同意工作常常受到干扰的比例	63.39	45.57	62.73	68.33
同意或完全同意工作负担越来越重的比例	82.21	72.15	87.27	83.00

2. 医务人员自感工作负荷的性别差异

调查结果显示,反映工作负荷的六个条目中,男性同意或完全同意"工作需要集中注意力""工作对能力有很多要求""工作必须承担很多责任""因工作量大有时间压力""工作常常受到干扰"和"工作负担越来越重"的比例分别为98.98%、97.96%、98.98%、92.35%、69.90%和87.76%,都分别高于女性的97.61%、97.27%、97.61%、88.05%、59.04%和78.50%,可见男性医务人员自感工作负荷大于女性(表12-1-7)。

表12-1-7　医务人员自感工作负荷总体情况的性别差异　　　　　　　　　　　　(单位:%)

工作负荷	性别	
	男	女
同意或完全同意工作需要集中注意力的比例	98.98	97.61
同意或完全同意工作对能力有很多要求的比例	97.96	97.27
同意或完全同意工作必须承担很多责任的比例	98.98	97.61
同意或完全同意因工作量大有时间压力的比例	92.35	88.05
同意或完全同意工作常常受到干扰的比例	69.90	59.04
同意或完全同意工作负担越来越重的比例	87.76	78.50

3. 医务人员自感工作负荷的年龄差异

调查的各个年龄组的医务人员认为造成工作负荷排在前三位的均有"工作需要集中注意力""工作必须承担很多责任"和"工作对能力有很多要求",其中45岁及以上年龄组同意或完全同意工作需要集中注意力的比例达到99.18%(表12-1-8)。

表 12-1-8　医务人员自感工作负荷总体情况的年龄差异　　　　　　（单位:%）

工作负荷	年龄		
	<35 岁	35~44 岁	≥45 岁
同意或完全同意工作需要集中注意力的比例	97.74	97.93	99.18
同意或完全同意工作对能力有很多要求的比例	97.29	97.24	98.36
同意或完全同意工作必须承担很多责任的比例	98.19	97.93	98.36
同意或完全同意因工作量大有时间压力的比例	88.24	92.41	89.34
同意或完全同意工作常常受到干扰的比例	61.99	63.45	65.57
同意或完全同意工作负担越来越重的比例	77.83	85.52	86.07

4. 医务人员自感工作负荷的职业差异

医生在同意或完全同意"工作需要集中注意力""工作必须承担很多责任""因工作量大有时间压力""工作常常受到干扰"和"工作负担越来越重"的比例为 98.67%、98.67%、92.36%、67.77% 和 87.04% 都分别高于护士的 96.99%、97.59%、85.54%、56.02% 和 74.10%（表 12-1-9）。在"工作对能力有很多要求"这个问题上，相比于医生，护士的认同程度更高一些。

表 12-1-9　医务人员自感工作负荷总体情况的职业差异　　　　　　（单位:%）

工作负荷	职业类别		
	医生	护士	其他
同意或完全同意工作需要集中注意力的比例	98.67	96.99	100.00
同意或完全同意工作对能力有很多要求的比例	97.01	98.19	100.00
同意或完全同意工作必须承担很多责任的比例	98.67	97.59	95.45
同意或完全同意因工作量大有时间压力的比例	92.36	85.54	86.36
同意或完全同意工作常常受到干扰的比例	67.77	56.02	59.09
同意或完全同意工作负担越来越重的比例	87.04	74.10	77.27

5. 医务人员自感工作负荷的职称差异

调查结果显示，随着职称的提高，工作负荷逐渐增大，尤其是在"工作需要集中注意力""因工作量大有时间压力""工作常常受到干扰"和"工作负担越来越重"这几个问题上，职称越高，认同程度越高，结果见表 12-1-10。

表 12-1-10　医务人员自感工作负荷总体情况的职称差异　　　　　　（单位:%）

工作负荷	职称类别		
	高级	中级	初级及以下
同意或完全同意工作需要集中注意力的比例	100.00	98.50	97.31
同意或完全同意工作对能力有很多要求的比例	96.97	97.50	97.76
同意或完全同意工作必须承担很多责任的比例	98.48	99.00	97.31
同意或完全同意因工作量大有时间压力的比例	93.94	92.00	86.55
同意或完全同意工作常常受到干扰的比例	69.70	65.50	59.64
同意或完全同意工作负担越来越重的比例	87.88	84.50	78.48

第二节 医务人员工作环境

本节主要从医务人员对工作条件和工作反馈两个方面的评价来反映医务人员的工作环境。

一、工作条件

对工作条件的调查共涉及四个条目:"我工作的单位提供了可以让我高效工作的设备和设施""我在单位可以方便地获得工作中需要的各种信息""等待别人或别的部门的工作经常减慢我的工作进度"和"有些行政程序和不必要的管理条框阻碍了我工作效率的提高",每个指标按认同程度划分为完全不同意、不同意、同意和完全同意四个等级。调查结果显示,同意或完全同意"单位提供高效工作的设备和设施"和"方便获得工作需要的各种信息"的比例分别为61.55%和71.98%,不同意或完全不同意"等待别人工作减慢自身进度"和"行政程序阻碍工作效率提高"的比例分别为38.85%和34.97%。

1. 医务人员自感工作条件的机构差异

调查结果显示,三类机构的医务人员都更加认同"方便获得工作需要的各种信息",同时社区卫生服务中心、乡镇卫生院和医院的医务人员不同意或完全不同意"行政程序阻碍工作效率提高"的比例分别为54.43%、33.64%和30.33%,可见相比社区卫生服务中心和乡镇卫生院,医院医务人员认为"行政程序阻碍工作效率提高"的比例较高(表12-2-1)。

表 12-2-1 医务人员自感工作条件总体情况的机构差异　　(单位:%)

工作条件	合计	机构类别		
		社区卫生服务中心	乡镇卫生院	医院
同意或完全同意单位提供高效工作的设备和设施的比例	61.55	74.68	43.64	64.67
同意或完全同意方便获得工作需要的各种信息的比例	71.98	82.28	59.09	74.00
不同意或完全不同意等待别人工作减慢自身进度的比例	38.85	54.43	47.27	31.67
不同意或完全不同意行政程序阻碍工作效率提高的比例	34.97	54.43	33.64	30.33

2. 医务人员自感工作条件的性别差异

男性医务人员同意或完全同意"单位提供高效工作的设备和设施"的比例为59.18%,低于女性的63.14%,且男性医务人员更认同"等待别人工作减慢自身进度"和"行政程序阻碍工作效率提高"(表12-2-2)。从总体情况来看,男性医务人员自感工作条件较差的比例高于女性。

表 12-2-2 医务人员自感工作条件总体情况的性别差异　　(单位:%)

工作条件	性别	
	男	女
同意或完全同意单位提供高效工作的设备和设施的比例	59.18	63.14
同意或完全同意方便获得工作需要的各种信息的比例	73.47	70.99
不同意或完全不同意等待别人工作减慢自身进度的比例	33.16	42.66
不同意或完全不同意行政程序阻碍工作效率提高的比例	30.61	37.88

3. 医务人员自感工作条件的年龄差异

在反映工作条件的四个条目中,35~44岁年龄组的医务人员同意或完全同意"行政程序阻碍工作效率提高"的比例较高。45岁及以上年龄组的医务人员自感工作条件最好,结果见表12-2-3。

表 12-2-3　医务人员自感工作条件总体情况的年龄差异　　　　　　　　　　（单位:%）

工作条件	年龄		
	<35 岁	35~44 岁	≥45 岁
同意或完全同意单位提供高效工作的设备和设施的比例	66.52	50.34	65.57
同意或完全同意方便获得工作需要的各种信息的比例	70.59	71.03	75.41
不同意或完全不同意等待别人工作减慢自身进度的比例	36.65	39.31	41.80
不同意或完全不同意行政程序阻碍工作效率提高的比例	36.65	28.97	38.52

4. 医务人员自感工作条件的职业差异

从职业类别分析,护士同意或完全同意"单位提供高效工作的设备和设施""方便获得工作需要的各种信息",不同意或完全不同意"等待别人工作减慢自身进度""行政程序阻碍工作效率提高"的比例为63.25%、72.89%、46.39%和45.18%,均高于医生的60.47%、70.76%、33.89%和28.24%,可知护士自感工作条件好的程度大于医生(表12-2-4)。

表 12-2-4　医务人员自感工作条件总体情况的职业差异　　　　　　　　　　（单位:%）

工作条件	职业类别		
	医生	护士	其他
同意或完全同意单位提供高效工作的设备和设施的比例	60.47	63.25	63.64
同意或完全同意方便获得工作需要的各种信息的比例	70.76	72.89	81.82
不同意或完全不同意等待别人工作减慢自身进度的比例	33.89	46.39	50.00
不同意或完全不同意行政程序阻碍工作效率提高的比例	28.24	45.18	50.00

5. 医务人员自感工作条件的职称差异

在"单位提供高效工作的设备和设施"和"方便获得工作需要的各种信息"这两个条目上,随着职称的提升,同意或完全同意的比例相对上升;而在"等待别人工作减慢自身进度"和"行政程序阻碍工作效率提高"这两个条目上,随着职称的提升,不同意或完全不同意的比例相对下降,结果见表12-2-5。

表 12-2-5　医务人员自感工作条件总体情况的职称差异　　　　　　　　　　（单位:%）

工作条件	职称类别		
	高级	中级	初级及以下
同意或完全同意单位提供高效工作的设备和设施的比例	74.24	53.50	65.02
同意或完全同意方便获得工作需要的各种信息的比例	81.82	71.00	69.96
不同意或完全不同意等待别人工作减慢自身进度的比例	33.33	38.50	40.81
不同意或完全不同意行政程序阻碍工作效率提高的比例	30.30	33.00	38.12

二、工作反馈

对工作反馈的调查共涉及三个条目:"就我付出的努力与既有的成就而言,我在工作中得到应有的尊重和威望""就我付出的努力与既有的成就而言,我有恰当的工作前景"和"就我付出的努力与既有的成就而言,我有恰当的工资收入",每个指标按认同程度划分为完全不同意、不同意、同意和完全同意四个等级。调查结果显示,同意或完全同意上述三个问题的比例分别为76.69%、71.37%和57.46%。

1. 医务人员自感工作反馈的机构差异

社区卫生服务中心医务人员同意或完全同意"在工作中得到应有尊重和威望""有恰当工作前景"和"有恰当工资收入"的比例最高,分别为78.48%、78.48%和65.82%(表12-2-6)。

表 12-2-6　医务人员自感工作反馈总体情况的机构差异　　　　　　　　　（单位:%）

工作反馈	合计	机构类别		
		社区卫生服务中心	乡镇卫生院	医院
同意或完全同意在工作中得到应有尊重和威望的比例	76.69	78.48	77.27	76.00
同意或完全同意有恰当工作前景的比例	71.37	78.48	68.18	70.67
同意或完全同意有恰当工资收入的比例	57.46	65.82	57.27	55.33

2. 医务人员自感工作反馈的性别差异

从"在工作中得到应有尊重和威望"和"有恰当工资收入"来看,女性医务人员同意或完全同意的比例均高于男性,但关于"有恰当工作前景"的自述,男性医务人员同意或完全同意的比例(71.94%)高于女性(70.99%)(表 12-2-7)。

表 12-2-7　医务人员自感工作反馈总体情况的性别差异　　　　　　　　　（单位:%）

工作反馈	性别	
	男	女
同意或完全同意在工作中得到应有尊重和威望的比例	76.02	77.13
同意或完全同意有恰当工作前景的比例	71.94	70.99
同意或完全同意有恰当工资收入的比例	51.53	61.43

3. 医务人员自感工作反馈的年龄差异

从年龄分析,45 岁及以上年龄组医务人员自感的工作反馈较好,同意或完全同意"在工作中得到应有尊重和威望""有恰当工作前景"和"有恰当工资收入"的比例分别为 83.61%、74.59% 和 64.75%(表 12-2-8)。

表 12-2-8　医务人员自感工作反馈总体情况的年龄差异　　　　　　　　　（单位:%）

工作反馈	年龄		
	<35 岁	35~44 岁	≥45 岁
同意或完全同意在工作中得到应有尊重和威望的比例	76.02	71.72	83.61
同意或完全同意有恰当工作前景的比例	72.85	66.21	74.59
同意或完全同意有恰当工资收入的比例	53.39	57.24	64.75

4. 医务人员自感工作反馈的职业差异

无论是医生还是护士,同意或完全同意"在工作中得到应有尊重和威望"的比例均高于"有恰当工作前景"和"有恰当工资收入",同意或完全同意"有恰当工资收入"的比例均较低;且护士自感的工作反馈从总体情况来看好于医生,结果见表 12-2-9。

表 12-2-9　医务人员自感工作反馈总体情况的职业差异　　　　　　　　　（单位:%）

工作反馈	职业类别		
	医生	护士	其他
同意或完全同意在工作中得到应有尊重和威望的比例	74.42	78.92	90.91
同意或完全同意有恰当工作前景的比例	73.75	68.67	59.09
同意或完全同意有恰当工资收入的比例	53.49	63.25	68.18

5. 医务人员自感工作反馈的职称差异

高级职称的医务人员同意或完全同意"在工作中得到应有尊重和威望""有恰当工作前景"和"有恰

当工资收入"的比例分别为87.88%、78.79%和72.73%,都明显高于中级和初级及以下职称的医务人员(表12-2-10)。可见,随着职称的提升,医务人员自感的工作反馈情况越好。

表12-2-10 医务人员自感工作反馈总体情况的职称差异　　　　　　　　　　（单位：%）

工作反馈	职称类别		
	高级	中级	初级及以下
同意或完全同意在工作中得到应有尊重和威望的比例	87.88	72.00	77.58
同意或完全同意有恰当工作前景的比例	78.79	71.00	69.51
同意或完全同意有恰当工资收入的比例	72.73	57.00	53.36

第三节 医务人员工作感受

本节主要从医务人员对自身工作能力提升、工作满意度、工作压力和离职倾向四个方面的评价来反映医务人员的工作感受。

一、工作能力提升

对工作能力提升的调查共涉及四个条目:"工作对我来说是一个学习和成长的过程""通过工作,我的知识和技能在逐步提升""在工作中我可以尝试一些新事物,积极挖掘自身潜能"和"现在的工作对我的个人成长没有任何帮助",每个指标按符合程度划分为非常不符合、比较不符合、有点不符合、有点符合、比较符合和非常符合六个等级。调查结果显示,选择比较或非常符合"工作是学习和成长的过程""工作使知识和技能逐步提升"和"工作可以积极挖掘自身潜能"的比例分别为86.91%、82.21%和68.10%,选择比较或非常不符合"工作对个人成长无任何帮助"的比例为57.46%。

1. 医务人员自感工作能力提升的机构差异

医院医务人员选择比较或非常符合"工作是学习和成长的过程""工作使知识和技能逐步提升"和"工作可以积极挖掘自身潜能"的比例分别为89.33%、86.67%和72.67%,都分别高于社区卫生服务中心和乡镇卫生院医务人员回答这些问题的比例,可见医院医务人员自感在工作过程中能力可以获得提高的比例较高(表12-3-1)。

表12-3-1 医务人员自感工作能力提升总体情况的机构差异　　　　　　　　（单位：%）

工作能力	合计	机构类别		
		社区卫生服务中心	乡镇卫生院	医院
比较或非常符合工作是学习和成长过程的比例	86.91	86.08	80.91	89.33
比较或非常符合工作使知识和技能逐步提升的比例	82.21	78.48	72.73	86.67
比较或非常符合工作可以积极挖掘自身潜能的比例	68.10	68.35	55.45	72.67
比较或非常不符合工作对个人成长无任何帮助的比例	57.46	60.76	43.64	61.67

2. 医务人员自感工作能力提升的性别差异

女性医务人员选择比较或非常符合"工作是学习和成长过程""工作使知识和技能逐步提升""工作可以积极挖掘自身潜能"的比例及比较或非常不符合"工作对个人成长无任何帮助"的比例分别为87.71%、82.94%、68.94%、58.70%,都分别高于男性医务人员的85.71%、81.12%、66.84%、55.61%。相比男性医务人员,女性医务人员自感工作能力提升的比例较高(表12-3-2)。

表 12-3-2　医务人员自感工作能力提升总体情况的性别差异　　　　　　　　　　（单位：%）

工作能力	性别	
	男	女
比较或非常符合工作是学习和成长过程的比例	85.71	87.71
比较或非常符合工作使知识和技能逐步提升的比例	81.12	82.94
比较或非常符合工作可以积极挖掘自身潜能的比例	66.84	68.94
比较或非常不符合工作对个人成长无任何帮助的比例	55.61	58.70

3. 医务人员自感工作能力提升的年龄差异

从年龄分析，35 岁以下医务人员认为"工作是学习和成长过程""工作使知识和技能逐步提升""工作对个人成长有帮助"的符合程度更高，而 45 岁及以上医务人员选择比较或非常符合"工作可以积极挖掘自身潜能"的比例（69.67%）要高于 35 岁以下和 35~44 岁年龄组的医务人员（表 12-3-3）。

表 12-3-3　医务人员自感工作能力提升总体情况的年龄差异　　　　　　　　　　（单位：%）

工作能力	年龄		
	<35 岁	35~44 岁	≥45 岁
比较或非常符合工作是学习和成长过程的比例	90.05	85.52	82.79
比较或非常符合工作使知识和技能逐步提升的比例	82.81	82.07	81.15
比较或非常符合工作可以积极挖掘自身潜能的比例	67.42	67.59	69.67
比较或非常不符合工作对个人成长无任何帮助的比例	64.25	53.10	50.00

4. 医务人员自感工作能力提升的职业差异

在"工作对个人成长无任何帮助"这一条目上，医生选择比较或非常不符合的比例（61.13%）明显要高于护士（53.61%），而医生对"工作是学习和成长过程""工作使知识和技能逐步提升""工作可以积极挖掘自身潜能"的认可程度要低于护士（表 12-3-4）。

表 12-3-4　医务人员自感工作能力提升总体情况的职业差异　　　　　　　　　　（单位：%）

工作能力	职业类别		
	医生	护士	其他
比较或非常符合工作是学习和成长过程的比例	86.38	87.35	90.91
比较或非常符合工作使知识和技能逐步提升的比例	81.73	83.73	77.27
比较或非常符合工作可以积极挖掘自身潜能的比例	66.45	71.69	63.64
比较或非常不符合工作对个人成长无任何帮助的比例	61.13	53.61	36.36

5. 医务人员自感工作能力提升的职称差异

在"工作使知识和技能逐步提升"和"工作可以积极挖掘自身潜能"上，具备高级职称的医务人员选择比较或非常符合的比例较高，在"工作是学习和成长过程"和"工作对个人成长有帮助"上，初级及以下职称的医务人员认为符合程度更高，结果见表 12-3-5。

表 12-3-5　医务人员自感工作能力提升总体情况的职称差异　　　　　　　　　　（单位：%）

工作能力	职称类别		
	高级	中级	初级及以下
比较或非常符合工作是学习和成长过程的比例	83.33	86.50	88.34
比较或非常符合工作使知识和技能逐步提升的比例	86.36	81.50	81.61

续表

工作能力	职称类别		
	高级	中级	初级及以下
比较或非常符合工作可以积极挖掘自身潜能的比例	80.30	65.00	67.26
比较或非常不符合工作对个人成长无任何帮助的比例	53.03	55.00	60.99

二、工作满意度

对工作满意度的调查共涉及十个条目:"总体来说,我对我目前的工作非常满意""我对单位的同事是满意的""考虑到我的技术水平和付出,我对自己收入水平是满意的""我对领导是满意的""我对单位的工作条件和设备配置是满意的""我对这份工作中的晋升和职业发展前景是满意的""我对单位的管理状况是满意的""我对工作中获得的福利待遇是满意的""我对工作中获得的培训机会是满意的"和"我对在工作中有机会施展自己的能力是满意的",每个指标按认可程度划分为非常不符合、比较不符合、有点不符合、有点符合、比较符合和非常符合六个等级。调查结果显示,选择比较或非常符合"对单位同事满意"的比例最高(67.69%),"对领导满意"次之(65.85%),选择比较或非常符合"对收入水平满意"的比例最低(30.67%)。

1. 医务人员自感工作满意度的机构差异

社区卫生服务中心的医务人员对工作各方面的满意度都最高。医院医务人员选择比较或非常符合"对目前工作非常满意""对收入水平满意""对单位管理状况满意"和"对福利待遇满意"的比例(37.33%、27.33%、43.67%和33.33%)都最低,乡镇卫生院医务人员选择比较或非常认同"对单位同事满意""对领导满意""对单位工作条件和设备配置满意""对晋升和职业发展前景满意""对培训机会满意"和"对有机会施展能力满意"的比例(60.91%、62.73%、32.73%、25.45%、31.82%和35.45%)最低(表12-3-6)。

表12-3-6 医务人员自感工作满意度总体情况的机构差异　　（单位:%）

工作满意度	合计	机构类别		
		社区卫生服务中心	乡镇卫生院	医院
比较或非常符合对目前工作非常满意的比例	40.49	55.70	38.18	37.33
比较或非常符合对单位同事满意的比例	67.69	72.15	60.91	69.00
比较或非常符合对收入水平满意的比例	30.67	40.51	32.73	27.33
比较或非常符合对领导满意的比例	65.85	73.42	62.73	65.00
比较或非常符合对单位工作条件和设备配置满意的比例	45.60	55.70	32.73	47.67
比较或非常符合对晋升和职业发展前景满意的比例	36.61	40.51	25.45	39.67
比较或非常符合对单位管理状况满意的比例	46.63	56.96	47.27	43.67
比较或非常符合对福利待遇满意的比例	35.58	41.77	37.27	33.33
比较或非常符合对培训机会满意的比例	38.45	45.57	31.82	39.00
比较或非常符合对有机会施展能力满意的比例	43.97	49.37	35.45	45.67

2. 医务人员自感工作满意度的性别差异

总体来讲,男性医务人员选择比较或非常符合"对目前工作非常满意"的比例(39.29%)低于女性(41.30%)。具体地讲,女性医务人员选择比较或非常符合"对收入水平满意"和"对领导满意"的比例(33.79%和65.87%)高于男性(26.02%和65.82%)(表12-3-7)。

表 12-3-7　医务人员自感工作满意度总体情况的性别差异　　　　　　　　　　　　（单位：%）

工作满意度	性别	
	男	女
比较或非常符合对目前工作非常满意的比例	39.29	41.30
比较或非常符合对单位同事满意的比例	69.90	66.21
比较或非常符合对收入水平满意的比例	26.02	33.79
比较或非常符合对领导满意的比例	65.82	65.87
比较或非常符合对单位工作条件和设备配置满意的比例	46.43	45.05
比较或非常符合对晋升和职业发展前景满意的比例	37.24	36.18
比较或非常符合对单位管理状况满意的比例	48.98	45.05
比较或非常符合对福利待遇满意的比例	37.24	34.47
比较或非常符合对培训机会满意的比例	40.31	37.20
比较或非常符合对有机会施展能力满意的比例	46.43	42.32

3. 医务人员自感工作满意度的年龄差异

随着年龄的增加，选择比较或非常符合"对目前工作非常满意"的比例逐渐上升，45岁及以上年龄组选择比较或非常符合"对目前工作非常满意"的比例最高（52.46%）（表 12-3-8）。

表 12-3-8　医务人员自感工作满意度总体情况的年龄差异　　　　　　　　　　　　（单位：%）

工作满意度	年龄		
	<35岁	35~44岁	≥45岁
比较或非常符合对目前工作非常满意的比例	33.48	40.69	52.46
比较或非常符合对单位同事满意的比例	65.61	66.90	72.13
比较或非常符合对收入水平满意的比例	28.05	31.72	34.43
比较或非常符合对领导满意的比例	65.16	65.52	67.21
比较或非常符合对单位工作条件和设备配置满意的比例	44.34	41.38	52.46
比较或非常符合对晋升和职业发展前景满意的比例	38.46	30.34	40.16
比较或非常符合对单位管理状况满意的比例	42.08	43.45	58.20
比较或非常符合对福利待遇满意的比例	31.22	33.10	45.90
比较或非常符合对培训机会满意的比例	38.91	32.41	44.26
比较或非常符合对有机会施展能力满意的比例	41.18	40.00	53.28

4. 医务人员自感工作满意度的职业差异

护士选择比较或非常符合"对目前工作非常满意"的比例（43.98%）高于医生（38.54%），且在"对收入水平满意""对领导满意"和"对单位工作条件和设备配置满意"这三个条目医生和护士选择比较或非常符合的比例差异较为明显（表 12-3-9）。

表 12-3-9　医务人员自感工作满意度总体情况的职业差异　　　　　　　　　　　　（单位：%）

工作满意度	职业类别		
	医生	护士	其他
比较或非常符合对目前工作非常满意的比例	38.54	43.98	40.91
比较或非常符合对单位同事满意的比例	66.11	69.88	72.73
比较或非常符合对收入水平满意的比例	26.91	39.16	18.18

续表

工作满意度	职业类别		
	医生	护士	其他
比较或非常符合对领导满意的比例	62.13	73.49	59.09
比较或非常符合对单位工作条件和设备配置满意的比例	42.86	51.20	40.91
比较或非常符合对晋升和职业发展前景满意的比例	36.88	37.95	22.73
比较或非常符合对单位管理状况满意的比例	46.18	48.19	40.91
比较或非常符合对福利待遇满意的比例	35.55	35.54	36.36
比较或非常符合对培训机会满意的比例	37.54	40.96	31.82
比较或非常符合对有机会施展能力满意的比例	44.52	45.18	27.27

5. 医务人员自感工作满意度的职称差异

调查结果显示,从总体情况来看,具备高级职称的医务人员"对目前工作非常满意"的比例最高,为51.52%,初级及以下职称者次之,为39.01%,中级职称者"对目前工作非常满意"的比例最低,为38.50%(表12-3-10)。

表12-3-10 医务人员自感工作满意度总体情况的职称差异 （单位:%）

工作满意度	职称类别		
	高级	中级	初级及以下
比较或非常符合对目前工作非常满意的比例	51.52	38.50	39.01
比较或非常符合对单位同事满意的比例	65.15	64.00	71.75
比较或非常符合对收入水平满意的比例	31.82	28.50	32.29
比较或非常符合对领导满意的比例	65.15	63.50	68.16
比较或非常符合对单位工作条件和设备配置满意的比例	56.06	40.00	47.53
比较或非常符合对晋升和职业发展前景满意的比例	45.45	29.50	40.36
比较或非常符合对单位管理状况满意的比例	59.09	44.00	45.29
比较或非常符合对福利待遇满意的比例	48.48	33.50	33.63
比较或非常符合对培训机会满意的比例	54.55	34.00	37.67
比较或非常符合对有机会施展能力满意的比例	57.58	43.00	40.81

三、工作压力

对工作压力的调查共涉及四个条目:"总的来说,我感觉工作压力很大""总的来说,我感到工作的紧张程度很高""我因为工作而难以入睡"和"我因为工作而紧张不安",每个指标按认可程度划分为非常不符合、比较不符合、有点不符合、有点符合、比较符合和非常符合六个等级。调查结果显示,选择比较或非常符合上述四个问题的比例分别为44.38%、48.26%、22.90%和21.27%。

1. 医务人员自感工作压力的机构差异

医院医务人员选择比较或非常符合"工作压力很大"和"工作紧张程度很高"的比例最高(分别为49.67%和54.33%),乡镇卫生院医务人员选择比较或非常符合"因工作难以入睡"和"因工作紧张不安"的比例最高(分别为30.91%和24.55%),社区卫生服务中心医务人员选择比较或非常符合这四个问题的比例都为最低(分别为21.52%、26.58%、10.13%和10.13%),可见社区卫生服务中心医务人员自感工作压力最小(表12-3-11)。

表 12-3-11　医务人员自感工作压力总体情况的机构差异　　　　　　　　　　（单位：%）

工作压力	合计	机构类别		
		社区卫生服务中心	乡镇卫生院	医院
比较或非常符合工作压力很大的比例	44.38	21.52	46.36	49.67
比较或非常符合工作紧张程度很高的比例	48.26	26.58	47.27	54.33
比较或非常符合因工作难以入睡的比例	22.90	10.13	30.91	23.33
比较或非常符合因工作紧张不安的比例	21.27	10.13	24.55	23.00

2. 医务人员自感工作压力的性别差异

调查结果显示，参与调查的医务人员中男性自感工作压力大于女性。男性医务人员选择比较或非常符合"工作压力很大""工作紧张程度很高""因工作难以入睡"和"因工作紧张不安"的比例（52.55%、59.69%、28.06%和23.47%）都分别高于女性的比例（38.91%、40.61%、19.45%和19.80%）（表12-3-12）。

表 12-3-12　医务人员自感工作压力总体情况的性别差异　　　　　　　　　　（单位：%）

工作压力	性别	
	男	女
比较或非常符合工作压力很大的比例	52.55	38.91
比较或非常符合工作紧张程度很高的比例	59.69	40.61
比较或非常符合因工作难以入睡的比例	28.06	19.45
比较或非常符合因工作紧张不安的比例	23.47	19.80

3. 医务人员自感工作压力的年龄差异

从总体情况来看，35～44岁年龄组医务人员选择比较或非常符合"工作压力很大"的比例（46.90%）都分别高于35岁以下年龄组（42.99%）和45岁及以上年龄组（44.26%）。但在"工作紧张程度很高"这个问题上，35岁以下年龄组的医务人员选择比较或非常符合的比例更高（50.23%）（表12-3-13）。

表 12-3-13　医务人员自感工作压力总体情况的年龄差异　　　　　　　　　　（单位：%）

工作压力	年龄		
	<35岁	35～44岁	≥45岁
比较或非常符合工作压力很大的比例	42.99	46.90	44.26
比较或非常符合工作紧张程度很高的比例	50.23	46.21	47.54
比较或非常符合因工作难以入睡的比例	19.91	28.28	22.13
比较或非常符合因工作紧张不安的比例	19.91	23.45	21.31

4. 医务人员自感工作压力的职业差异

医生选择比较或非常符合"工作压力很大""工作紧张程度很高""因工作难以入睡"和"因工作紧张不安"的比例（48.84%、52.49%、23.59%和21.93%）都分别高于护士的比例（37.95%、41.57%、22.89%和20.48%）（表12-3-14）。

表 12-3-14　医务人员自感工作压力总体情况的职业差异　　　　　　　　　　（单位：%）

工作压力	职业类别		
	医生	护士	其他
比较或非常符合工作压力很大的比例	48.84	37.95	31.82
比较或非常符合工作紧张程度很高的比例	52.49	41.57	40.91
比较或非常符合因工作难以入睡的比例	23.59	22.89	13.64
比较或非常符合因工作紧张不安的比例	21.93	20.48	18.18

5. 医务人员自感工作压力的职称差异

具备中级职称的医务人员选择比较或非常符合"工作压力很大"的比例为49.00%，高于高级职称者的43.94%和初级及以下职称者的40.36%。具体来讲，在"工作紧张程度很高"和"因工作难以入睡"这两个方面中级职称者选择比较或非常符合的比例都最高（分别为51.50%和26.50%）（表12-3-15）。

表 12-3-15　医务人员自感工作压力总体情况的职称差异　　　　　　　　　　（单位：%）

工作压力	职称类别		
	高级	中级	初级及以下
比较或非常符合工作压力很大的比例	43.94	49.00	40.36
比较或非常符合工作紧张程度很高的比例	43.94	51.50	46.64
比较或非常符合因工作难以入睡的比例	25.76	26.50	18.83
比较或非常符合因工作紧张不安的比例	24.24	22.50	19.28

四、离职倾向

对离职倾向的调查共涉及四个条目："我经常想离开这家医院""我经常想离开我现在所从事的行业""最近，我经常想换一下工作"和"明年我很有可能会找一份新工作"。每个指标按认可程度划分为非常不符合、比较不符合、有点不符合、有点符合、比较符合和非常符合六个等级。调查结果显示，选择比较或非常符合上述四个问题的比例分别为10.02%、16.36%、12.88%和6.34%。

1. 医务人员自感离职倾向的机构差异

调查结果显示，有离职趋向（离开医疗卫生行业）的占16.36%。另外，乡镇卫生院医务人员选择比较或非常符合"经常想离开这家医院""经常想换一下工作"和"明年可能会找一份新工作"的比例最高（12.73%、17.27%和8.18%），医院医务人员次之（11.00%、13.67%和6.67%），社区卫生服务中心医务人员选择比较或非常符合的比例最低（2.53%、3.80%和2.53%）（表12-3-16）。

表 12-3-16　医务人员自感离职倾向总体情况的机构差异　　　　　　　　　　（单位：%）

离职倾向	合计	机构类别		
		社区卫生服务中心	乡镇卫生院	医院
比较或非常符合经常想离开这家医院的比例	10.02	2.53	12.73	11.00
比较或非常符合经常想离开现在所从事行业的比例	16.36	10.13	17.27	17.67
比较或非常符合经常想换一下工作的比例	12.88	3.80	17.27	13.67
比较或非常符合明年可能会找一份新工作的比例	6.34	2.53	8.18	6.67

2. 医务人员自感离职倾向的性别差异

调查结果显示，参与调查的医务人员中男性自感离职意愿大于女性，男性医务人员选择比较或非常符合"经常想离开这家医院""经常想离开现在所从事行业""经常想换一下工作"和"明年可能会找一份新工作"的比例(10.71%、18.37%、14.80%和8.16%)都分别高于女性的比例(9.56%、15.02%、11.60%和5.12%)(表12-3-17)。

表 12-3-17　医务人员自感离职倾向总体情况的性别差异　　　　　　　　　　　　　(单位:%)

离职倾向	性别	
	男	女
比较或非常符合经常想离开这家医院的比例	10.71	9.56
比较或非常符合经常想离开现在所从事行业的比例	18.37	15.02
比较或非常符合经常想换一下工作的比例	14.80	11.60
比较或非常符合明年可能会找一份新工作的比例	8.16	5.12

3. 医务人员自感离职倾向的年龄差异

从年龄分析,在"经常想离开这家医院"这一条目,35~44岁年龄组的医务人员选择比较或非常符合的比例(13.10%)高于其他年龄组;在"经常想离开现在所从事行业"这个问题上,35岁以下年龄组的医务人员选择比较或非常符合的比例(18.55%)高于其他年龄组;在"经常想换一下工作"和"明年可能会找一份新工作"这两个条目上,45岁及以上年龄组的医务人员选择比较或非常符合的比例(分别为14.75%和9.84%)高于其他年龄组(表12-3-18)。

表 12-3-18　医务人员自感离职倾向总体情况的年龄差异　　　　　　　　　　　　　(单位:%)

离职倾向	年龄		
	<35岁	35~44岁	≥45岁
比较或非常符合经常想离开这家医院的比例	9.05	13.10	8.20
比较或非常符合经常想离开现在所从事行业的比例	18.55	15.86	13.11
比较或非常符合经常想换一下工作的比例	10.86	14.48	14.75
比较或非常符合明年可能会找一份新工作的比例	5.43	4.83	9.84

4. 医务人员自感离职倾向的职业差异

调查结果显示,护士的离职意愿大于医生,护士选择比较或非常符合"经常想离开这家医院""经常想离开现在所从事行业""经常想换一下工作"和"明年可能会找一份新工作"的比例均高于医生,且在"经常想离开现在所从事行业"这方面差异更为明显(表12-3-19)。

表 12-3-19　医务人员自感离职倾向总体情况的职业差异　　　　　　　　　　　　　(单位:%)

离职倾向	职业类别		
	医生	护士	其他
比较或非常符合经常想离开这家医院的比例	9.97	10.84	4.55
比较或非常符合经常想离开现在所从事行业的比例	14.62	21.69	0.00
比较或非常符合经常想换一下工作的比例	12.29	15.06	4.55
比较或非常符合明年可能会找一份新工作的比例	6.31	7.23	0.00

5. 医务人员自感离职倾向的职称差异

在关于医务人员自感离职倾向总体情况的职称差异上,初级及以下职称的医务人员表示"经常想离开现在所从事行业"的比例较高(18.39%),而高级职称者表现出"经常想离开这家医院"的比例为12.12%,"经常想换一下工作"的比例为13.64%,"明年可能会找一份新工作"的比例为10.61%(表12-3-20)。

表 12-3-20　医务人员自感离职倾向总体情况的职称差异　　　　　　　　　　　　　　（单位：%）

离职倾向	职称类别		
	高级	中级	初级及以下
比较或非常符合经常想离开这家医院的比例	12.12	10.00	9.42
比较或非常符合经常想离开现在所从事行业的比例	10.61	16.00	18.39
比较或非常符合经常想换一下工作的比例	13.64	13.50	12.11
比较或非常符合明年可能会找一份新工作的比例	10.61	4.00	7.17

第四节　医务人员工作态度

本节主要从医务人员对工作活力、工作奉献和工作专注三个方面的评价来反映医务人员的工作态度。

一、工作活力

对工作活力的调查共涉及六个条目："在工作中,我感到自己迸发出能量""工作时,我感到自己强大而且充满活力""早上一起床,我就想要去工作""我可以一次连续工作很长时间""工作时,即使感到精神疲劳,我也能很快地恢复"和"即使工作进展不顺利,我也总能够锲而不舍",每个指标按认可程度划分为完全不赞同、比较不赞同、有点不赞同、有点赞同、比较赞同和完全赞同六个等级。调查结果显示,比较或完全赞同"工作时感到自己强大且充满活力"的比例最高(47.28%),"即使工作进展不顺也能锲而不舍"次之(43.97%),"早上一起床就想去工作"的比例最低(30.09%)。

1. 医务人员自感工作活力的机构差异

在"工作中感到自己迸发出能量"这一条目上,医院医务人员比较或完全赞同的比例(43.10%)高于其他机构的医务人员;在"工作时感到自己强大且充满活力""早上一起床就想去工作""即使工作精神疲劳也能很快恢复"和"即使工作进展不顺也能锲而不舍"这四个条目上,乡镇卫生院医务人员比较或完全赞同的比例(52.38%、40.00%、32.35%和47.12%)高于其他机构的医务人员;在"可以一次连续工作很长时间"这个问题上,社区卫生服务中心医务人员比较或完全赞同的比例(54.93%)高于其他机构的医务人员(表12-4-1)。

表 12-4-1　医务人员自感工作活力总体情况的机构差异　　　　　　　　　　　　　　（单位：%）

工作活力	合计	机构类别		
		社区卫生服务中心	乡镇卫生院	医院
比较或完全赞同工作中感到自己迸发出能量的比例	41.68	40.79	38.24	43.10
比较或完全赞同工作时感到自己强大且充满活力的比例	47.28	48.05	52.38	45.27
比较或完全赞同早上一起床就想去工作的比例	30.09	26.87	40.00	27.41
比较或完全赞同可以一次连续工作很长时间的比例	43.58	54.93	43.69	40.65
比较或完全赞同即使工作精神疲劳也能很快恢复的比例	30.91	32.00	32.35	30.07
比较或完全赞同即使工作进展不顺也能锲而不舍的比例	43.97	40.00	47.12	43.88

2. 医务人员自感工作活力的性别差异

在反映医务人员自感工作活力的六个条目中,除"工作时感到自己强大且充满活力"和"即使工作精神疲劳也能很快恢复"这两个条目外,男性医务人员比较或完全赞同"工作中感到自己迸发出能量""早上一起床就想去工作""可以一次连续工作很长时间"和"即使工作进展不顺也能锲而不舍"的比例(45.08%、33.52%、47.83%和47.92%)都分别高于女性的比例(39.36%、27.67%、40.67%和41.28%)(表12-4-2)。

表12-4-2 医务人员自感工作活力总体情况的性别差异　　　　　　　　　　　　　(单位:%)

工作活力	性别	
	男	女
比较或完全赞同工作中感到自己迸发出能量的比例	45.08	39.36
比较或完全赞同工作时感到自己强大且充满活力的比例	46.11	48.07
比较或完全赞同早上一起床就想去工作的比例	33.52	27.67
比较或完全赞同可以一次连续工作很长时间的比例	47.83	40.67
比较或完全赞同即使工作精神疲劳也能很快恢复的比例	30.17	31.39
比较或完全赞同即使工作进展不顺也能锲而不舍的比例	47.92	41.28

3. 医务人员自感工作活力的年龄差异

调查结果显示,随着年龄的增长,参与调查的医务人员中自感工作活力的比例波动增长,45岁及以上医务人员比较或完全赞同"工作中感到自己迸发出能量""工作时感到自己强大且充满活力""早上一起床就想去工作""可以一次连续工作很长时间""即使工作精神疲劳也能很快恢复"和"即使工作进展不顺也能锲而不舍"的比例均为最高,分别为50.00%、54.17%、47.79%、54.78%、42.11%和54.24%(表12-4-3)。

表12-4-3 医务人员自感工作活力总体情况的年龄差异　　　　　　　　　　　　　(单位:%)

工作活力	年龄		
	<35岁	35~44岁	≥45岁
比较或完全赞同工作中感到自己迸发出能量的比例	40.74	35.71	50.00
比较或完全赞同工作时感到自己强大且充满活力的比例	44.19	46.48	54.17
比较或完全赞同早上一起床就想去工作的比例	19.68	30.00	47.79
比较或完全赞同可以一次连续工作很长时间的比例	39.30	40.44	54.78
比较或完全赞同即使工作精神疲劳也能很快恢复的比例	27.09	26.67	42.11
比较或完全赞同即使工作进展不顺也能锲而不舍的比例	37.67	44.60	54.24

4. 医务人员自感工作活力的职业差异

医生比较或完全赞同"可以一次连续工作很长时间"和"即使工作进展不顺也能锲而不舍"的比例(45.94%和44.56%)高于护士的比例(40.14%和42.04%),但在"工作中感到自己迸发出能量""工作时感到自己强大且充满活力""早上一起床就想去工作"和"即使工作精神疲劳也能很快恢复"四个方面护士比较或完全赞同的比例均高于医生,结果见表12-4-4。

表12-4-4 医务人员自感工作活力总体情况的职业差异　　　　　　　　　　　　　(单位:%)

工作活力	职业类别		
	医生	护士	其他
比较或完全赞同工作中感到自己迸发出能量的比例	41.30	43.75	31.82
比较或完全赞同工作时感到自己强大且充满活力的比例	46.78	49.07	40.91
比较或完全赞同早上一起床就想去工作的比例	29.96	30.60	28.57

续表

工作活力	职业类别		
	医生	护士	其他
比较或完全赞同可以一次连续工作很长时间的比例	45.94	40.14	36.36
比较或完全赞同即使工作精神疲劳也能很快恢复的比例	30.11	31.61	36.84
比较或完全赞同即使工作进展不顺也能锲而不舍的比例	44.56	42.04	50.00

5. 医务人员自感工作活力的职称差异

从总体情况来看,随着职称的提升,参与调查的医务人员中自感工作活力越高,具备高级职称的医务人员在"工作时感到自己强大且充满活力""早上一起床就想去工作""可以一次连续工作很长时间""即使工作精神疲劳也能很快恢复"和"即使工作进展不顺也能锲而不舍"上比较或完全赞同的比例都最高,尤其是在"早上一起床就想去工作"上与中级和初级及以下职称的医务人员差异最为明显(表12-4-5)。

表12-4-5　医务人员自感工作活力总体情况的职称差异　　　　　　　　　　(单位:%)

工作活力	职称类别		
	高级	中级	初级及以下
比较或完全赞同工作中感到自己迸发出能量的比例	41.54	40.72	42.59
比较或完全赞同工作时感到自己强大且充满活力的比例	52.31	47.45	45.62
比较或完全赞同早上一起床就想去工作的比例	41.54	31.46	24.87
比较或完全赞同可以一次连续工作很长时间的比例	48.44	43.78	41.87
比较或完全赞同即使工作精神疲劳也能很快恢复的比例	34.85	27.62	32.52
比较或完全赞同即使工作进展不顺也能锲而不舍的比例	53.85	43.88	41.04

二、工作奉献

对工作奉献的调查共涉及五个条目:"我觉得我所从事的工作目的明确,且很有意义""我对工作充满热情""工作激发了我的灵感""我为我所从事的工作感到自豪"和"对我来说,我的工作具有挑战性"。每个指标按认可程度划分为完全不赞同、比较不赞同、有点不赞同、有点赞同、比较赞同和完全赞同六个等级。调查结果显示,比较或完全赞同上述五个条目的比例分别为58.54%、55.90%、40.09%、53.18%和49.05%。

1. 医务人员自感工作奉献的机构差异

社区卫生服务中心医务人员比较或完全赞同"所从事工作目的明确且很有意义""对工作充满热情""工作激发很多灵感"和"为所从事工作感到自豪"的比例(67.11%、67.53%、48.00%和58.67%)高于其他机构医务人员;医院医务人员比较或完全赞同"工作具有挑战性"的比例(53.56%)高于其他机构医务人员(表12-4-6)。

表12-4-6　医务人员自感工作奉献总体情况的机构差异　　　　　　　　　　(单位:%)

工作奉献	合计	机构类别		
		社区卫生服务中心	乡镇卫生院	医院
比较或完全赞同所从事工作目的明确且很有意义的比例	58.54	67.11	63.21	54.70
比较或完全赞同对工作充满热情的比例	55.90	67.53	56.48	52.68

续表

工作奉献	合计	机构类别		
		社区卫生服务中心	乡镇卫生院	医院
比较或完全赞同工作激发很多灵感的比例	40.09	48.00	38.83	38.49
比较或完全赞同为所从事工作感到自豪的比例	53.18	58.67	58.00	50.17
比较或完全赞同工作具有挑战性的比例	49.05	43.06	40.57	53.56

2. 医务人员自感工作奉献的性别差异

女性医务人员比较或完全赞同"对工作充满热情"的比例(56.60%)高于男性(54.87%),男性医务人员在比较或完全赞同"所从事工作目的明确且很有意义""工作激发很多灵感""为所从事工作感到自豪"和"工作具有挑战性"的比例(60.31%、42.55%、57.89%和52.85%)均高于女性的比例(57.34%、38.43%、50.00%和46.43%)(表12-4-7)。

表12-4-7 医务人员自感工作奉献总体情况的性别差异 (单位:%)

工作奉献	性别	
	男	女
比较或完全赞同所从事工作目的明确且很有意义的比例	60.31	57.34
比较或完全赞同对工作充满热情的比例	54.87	56.60
比较或完全赞同工作激发很多灵感的比例	42.55	38.43
比较或完全赞同为所从事工作感到自豪的比例	57.89	50.00
比较或完全赞同工作具有挑战性的比例	52.85	46.43

3. 医务人员自感工作奉献的年龄差异

随着年龄的增长,参与调查的医务人员自感工作奉献度随之提升,45岁及以上年龄组医务人员自感的工作奉献度最高,其中45岁及以上医务人员比较或完全赞同"所从事工作目的明确且很有意义""对工作充满热情""工作激发很多灵感""为所从事工作感到自豪"和"工作具有挑战性"的比例分别为68.33%、66.94%、52.17%、56.41%和50.00%(表12-4-8)。

表12-4-8 医务人员自感工作奉献总体情况的年龄差异 (单位:%)

工作奉献	年龄		
	<35岁	35~44岁	≥45岁
比较或完全赞同所从事工作目的明确且很有意义的比例	53.00	58.45	68.33
比较或完全赞同对工作充满热情的比例	51.15	53.47	66.94
比较或完全赞同工作激发很多灵感的比例	33.64	39.57	52.17
比较或完全赞同为所从事工作感到自豪的比例	50.92	53.68	56.41
比较或完全赞同工作具有挑战性的比例	49.77	47.55	50.00

4. 医务人员自感工作奉献的职业差异

在"所从事工作目的明确且很有意义""对工作充满热情"和"工作激发很多灵感"上,医生比较或完全赞同的比例(57.58%、54.70%和40.07%)低于护士(60.87%、57.67%和40.76%),在"为所从事工作感到自豪"和"工作具有挑战性"上,医生比较或完全赞同的比例(54.42%和50.51%)高于护士(52.23%和46.50%)(表12-4-9)。

表 12-4-9　医务人员自感工作奉献总体情况的职业差异　　　　　　　　　（单位:%）

工作奉献	职业类别		
	医生	护士	其他
比较或完全赞同所从事工作目的明确且很有意义的比例	57.58	60.87	54.55
比较或完全赞同对工作充满热情的比例	54.70	57.67	59.09
比较或完全赞同工作激发很多灵感的比例	40.07	40.76	35.00
比较或完全赞同为所从事工作感到自豪的比例	54.42	52.23	42.86
比较或完全赞同工作具有挑战性的比例	50.51	46.50	47.62

5. 医务人员自感工作奉献的职称差异

调查结果显示,从总体情况来看,随着职称的提升,参与调查的医务人员自感工作奉献总体情况随之上升。其中,高级职称的医务人员自感工作奉献大于中级和初级及以下的医务人员。在"工作激发很多灵感"这一条目上不同职称的医务人员比较或完全赞同的比例差异尤为明显(表12-4-10)。

表 12-4-10　医务人员自感工作奉献总体情况的职称差异　　　　　　　　　（单位:%）

工作奉献	职称类别		
	高级	中级	初级及以下
比较或完全赞同所从事工作目的明确且很有意义的比例	63.08	58.38	57.34
比较或完全赞同对工作充满热情的比例	60.61	55.56	54.79
比较或完全赞同工作激发很多灵感的比例	48.48	40.31	37.26
比较或完全赞同为所从事工作感到自豪的比例	48.48	54.45	53.49
比较或完全赞同工作具有挑战性的比例	49.23	49.23	48.83

三、工作专注

对工作专注的调查共涉及六个条目:"当我工作时,时间总是过得飞快""工作时我会忘记周围的一切""当我紧张工作时,我会感到快乐""我沉浸于自己的工作当中""我在工作时会达到忘我的境界"和"我感觉到自己离不开这份工作",每个指标按认可程度划分为完全不赞同、比较不赞同、有点不赞同、有点赞同、比较赞同和完全赞同六个等级。调查结果显示,比较或完全赞同上述六个条目的比例分别为73.75%、52.34%、26.07%、40.22%、37.61%和31.29%。

1. 医务人员自感工作专注的机构差异

在反映工作专注度的六个条目中,三类机构的医务人员都更加认可"工作时时间过得飞快""工作时会忘记周围一切"和"沉浸于自己的工作当中"。同时社区卫生服务中心、乡镇卫生院和医院的医务人员比较或完全赞同"自己离不开这份工作"的比例分别为26.47%、38.30%和30.11%,相比社区卫生服务中心和医院,乡镇卫生院医务人员认为自己离不开这份工作的比例较高(表12-4-11)。

表 12-4-11　医务人员自感工作专注总体情况的机构差异　　　　　　　　　（单位:%）

工作专注	合计	机构类别		
		社区卫生服务中心	乡镇卫生院	医院
比较或完全赞同工作时时间过得飞快的比例	73.75	77.33	71.03	73.83
比较或完全赞同工作时会忘记周围一切的比例	52.34	52.70	53.85	51.71
比较或完全赞同紧张工作时会感到快乐的比例	26.07	27.42	28.26	24.90

续表

工作专注	合计	机构类别		
		社区卫生服务中心	乡镇卫生院	医院
比较或完全赞同沉浸于自己的工作当中的比例	40.22	36.00	46.00	39.31
比较或完全赞同工作时会达到忘我境界的比例	37.61	33.33	39.80	37.89
比较或完全赞同自己离不开这份工作的比例	31.29	26.47	38.30	30.11

2. 医务人员自感工作专注的性别差异

从性别分析,男性医务人员中,比较或完全赞同"工作时时间过得飞快""工作时会忘记周围一切""沉浸于自己的工作当中""工作时会达到忘我境界"和"自己离不开这份工作"的比例分别为74.74%、56.84%、42.86%、44.81%和33.33%,都分别高于女性医务人员的73.08%、49.29%、38.41%、32.71%和29.89%(表12-4-12)。

表12-4-12 医务人员自感工作专注总体情况的性别差异 （单位:%）

工作专注	性别	
	男	女
比较或完全赞同工作时时间过得飞快的比例	74.74	73.08
比较或完全赞同工作时会忘记周围一切的比例	56.84	49.29
比较或完全赞同紧张工作时会感到快乐的比例	24.39	27.23
比较或完全赞同沉浸于自己的工作当中的比例	42.86	38.41
比较或完全赞同工作时会达到忘我境界的比例	44.81	32.71
比较或完全赞同自己离不开这份工作的比例	33.33	29.89

3. 医务人员自感工作专注的年龄差异

调查的各个年龄组的医务人员认为反映工作专注程度较高的是"工作时时间过得飞快""工作时会忘记周围一切"和"沉浸于自己的工作当中"这三个条目,其中45岁及以上年龄组比较或完全赞同"工作时时间过得飞快"的比例达到81.36%(表12-4-13)。

表12-4-13 医务人员自感工作专注总体情况的年龄差异 （单位:%）

工作专注	年龄		
	<35岁	35~44岁	≥45岁
比较或完全赞同工作时时间过得飞快的比例	66.36	78.47	81.36
比较或完全赞同工作时会忘记周围一切的比例	42.06	60.87	60.68
比较或完全赞同紧张工作时会感到快乐的比例	21.39	25.21	34.91
比较或完全赞同沉浸于自己的工作当中的比例	34.11	40.00	52.17
比较或完全赞同工作时会达到忘我境界的比例	31.55	39.71	46.79
比较或完全赞同自己离不开这份工作的比例	25.77	29.55	42.11

4. 医务人员自感工作专注的职业差异

从职业类别分析,医生自感的工作专注度高于护士。具体来讲,医生在"工作时时间过得飞快""工作时会忘记周围一切""沉浸于自己的工作当中""工作时会达到忘我境界"和"自己离不开这份工作"比较或完全赞同的比例(75.76%、55.63%、41.67%、39.58%和31.77%)均分别高于护士(73.46%、48.73%、38.71%、34.23%和29.86%)(表12-4-14)。

表 12-4-14　医务人员自感工作专注总体情况的职业差异　　　　　　　　（单位：%）

工作专注	职业类别		
	医生	护士	其他
比较或完全赞同工作时时间过得飞快的比例	75.76	73.46	47.62
比较或完全赞同工作时会忘记周围一切的比例	55.63	48.73	31.58
比较或完全赞同紧张工作时会感到快乐的比例	25.78	26.98	23.53
比较或完全赞同沉浸于自己的工作当中的比例	41.67	38.71	31.82
比较或完全赞同工作时会达到忘我境界的比例	39.58	34.23	35.00
比较或完全赞同自己离不开这份工作的比例	31.77	29.86	35.00

5. 医务人员自感工作专注的职称差异

调查结果显示，从总体情况来看，随着职称的提升，参与调查的医务人员自感工作专注度随之提高，高级职称的医务人员工作专注度最高，中级职称者次之，初级及以下职称者工作专注度最低。在反映工作专注度的六个条目中，尤其在"工作时会达到忘我境界"上不同职称的医务人员比较或完全赞同的比例差异最为明显，结果见表12-4-15。

表 12-4-15　医务人员自感工作专注总体情况的职称差异　　　　　　　　（单位：%）

工作专注	职称类别		
	高级	中级	初级及以下
比较或完全赞同工作时时间过得飞快的比例	76.92	78.79	68.20
比较或完全赞同工作时会忘记周围一切的比例	59.09	61.26	42.25
比较或完全赞同紧张工作时会感到快乐的比例	32.79	24.54	25.14
比较或完全赞同沉浸于自己的工作当中的比例	48.48	43.09	35.07
比较或完全赞同工作时会达到忘我境界的比例	49.23	40.54	31.19
比较或完全赞同自己离不开这份工作的比例	38.10	33.52	27.14

第五节　医务人员执业环境

本节主要从医务人员自感执业环境满意度和社会地位情况两个方面的评价来反映医务人员的执业环境。

一、执业环境满意度情况

对执业环境满意度的调查共涉及七个条目："您感觉患者对您的尊重程度如何？""您感觉社会整体对您这个职业的尊重程度如何？""您感觉患者对您提供服务的信任程度如何？""您认为当前的医患关系如何？""最近6个月内，您是否受到过患者辱骂或肢体暴力？""您感觉自己的工作能否得到患者的认可？"和"多数情况下患者对您提供的服务的满意程度如何？"，除"最近6个月内，您是否受到过患者辱骂或肢体暴力？"这一条目外，其他六个条目每个指标按认可程度划分为非常/很好、比较好、一般、比较不好、非常/很不好五个等级。调查结果显示，医务人员自报上述六个问题正向的比例分别为61.76%、28.22%、58.49%、22.29%、75.26%和92.43%；自报半年内遭受患者辱骂或肢体暴力的比例为15.91%。

1. 医务人员自感执业环境满意度的机构差异

按机构分，社区卫生服务中心医务人员自感的"患者对医务人员非常或比较尊重""社会整体对医疗职业非常或比较尊重""患者对医务人员提供的服务很信任或较信任""当前医患关系很好或较好""患者对医务人员工作非常或比较认可"和"患者对医务人员提供的服务很满意或较满意"的比例(72.15%、34.18%、77.22%、30.38%、86.08%和98.73%)都明显高于乡镇卫生院和医院医务人员,医院医务人员自感上述问题正向的比例大部分较低。另外,医院医务人员自报"半年内遭受患者辱骂或肢体暴力"的比例最高,达18.73%(表12-5-1)。

表12-5-1 医务人员自感总体执业环境的机构差异 （单位:%）

执业环境满意度	合计	机构类别		
		社区卫生服务中心	乡镇卫生院	医院
患者对医务人员非常或比较尊重的比例	61.76	72.15	70.00	56.00
社会整体对医疗职业非常或比较尊重的比例	28.22	34.18	30.91	25.67
患者对医务人员提供的服务很信任或较信任的比例	58.49	77.22	63.64	51.67
认为当前医患关系很好或较好的比例	22.29	30.38	29.09	17.67
半年内遭受患者辱骂或肢体暴力的比例	15.91	7.27	12.16	18.73
患者对医务人员工作非常或比较认可的比例	75.26	86.08	73.64	73.00
患者对医务人员提供的服务很满意或较满意的比例	92.43	98.73	90.91	91.33

与广东省第五次(2013年)国家卫生服务调查的相应数据相比,2018年珠海市医务人员执业环境满意度的各项指标,均明显提高(改善)(表12-5-2)。

表12-5-2 珠海市第六次与广东省第五次国家卫生服务调查医务人员执业环境满意度的比较 （单位:%）

执业环境满意度	珠海市第六次(2018年)国家卫生服务调查	广东省第五次(2013年)国家卫生服务调查
患者对医务人员非常或比较尊重的比例	61.76	51.4
社会整体对医疗职业非常或比较尊重的比例	28.22	24.6
患者对医务人员提供的服务很信任或较信任的比例	58.49	49.5
认为当前医患关系很好或较好的比例	22.29	18.1
半年内遭受患者辱骂或肢体暴力的比例	15.91	76.6
患者对医务人员工作非常或比较认可的比例	75.26	—
患者对医务人员提供的服务很满意或较满意的比例	92.43	84.2

注:"—"表示数据暂缺。

2. 医务人员自感执业环境满意度的性别差异

调查结果显示,16.84%的男性医务人员认为"当前医患关系很好或较好",25.94%的女性医务人员认为"当前医患关系很好或较好";且男性医务人员"半年内遭受患者辱骂或肢体暴力"的比例(19.08%)高于女性(13.45%)(表12-5-3)。

表12-5-3 医务人员自感总体执业环境的性别差异 （单位:%）

执业环境满意度	性别	
	男	女
患者对医务人员非常或比较尊重的比例	65.82	59.04
社会整体对医疗职业非常或比较尊重的比例	27.04	29.01

续表

执业环境满意度	性别	
	男	女
患者对医务人员提供的服务很信任或较信任的比例	60.71	57.00
认为当前医患关系很好或较好的比例	16.84	25.94
半年内遭受患者辱骂或肢体暴力的比例	19.08	13.45
患者对医务人员工作非常或比较认可的比例	76.02	74.74
患者对医务人员提供的服务很满意或较满意的比例	90.82	93.52

3. 医务人员自感执业环境满意度的年龄差异

从年龄分析,参与调查的医务人员中45岁及以上年龄组"认为当前医患关系很好或较好"的比例最高(28.69%),且在"患者对医务人员非常或比较尊重""社会整体对医疗职业非常或比较尊重""患者对医务人员提供的服务很信任或较信任"和"患者对医务人员工作非常或比较认可"四个方面认可程度较其他年龄组高。而35岁以下年龄组"半年内遭受患者辱骂或肢体暴力"的比例(18.38%)明显高于35~44岁年龄组(14.41%)和45岁及以上年龄组(13.04%)(表12-5-4)。

表12-5-4 医务人员自感总体执业环境的年龄差异 (单位:%)

执业环境满意度	年龄		
	<35岁	35~44岁	≥45岁
患者对医务人员非常或比较尊重的比例	57.92	60.69	70.49
社会整体对医疗职业非常或比较尊重的比例	22.62	24.83	42.62
患者对医务人员提供的服务很信任或较信任的比例	50.23	57.24	75.41
认为当前医患关系很好或较好的比例	20.81	19.31	28.69
半年内遭受患者辱骂或肢体暴力的比例	18.38	14.41	13.04
患者对医务人员工作非常或比较认可的比例	71.49	77.24	79.51
患者对医务人员提供的服务很满意或较满意的比例	91.86	93.10	92.62

4. 医务人员自感执业环境满意度的职业差异

28.92%的护士认为当前医患关系很好或较好,这一比例高于医生的17.61%;半年内18.65%的医生遭受过患者辱骂或肢体暴力,这一比例高于护士的11.54%。且医生在患者对个人的尊重、职业的尊重、提供服务的信任度、患者对个人工作的认可上赞同度高于护士,在患者对个人提供服务的满意度上略低于护士(表12-5-5)。

表12-5-5 医务人员自感总体执业环境的职业差异 (单位:%)

执业环境满意度	职业类别		
	医生	护士	其他
患者对医务人员非常或比较尊重的比例	63.46	57.83	68.18
社会整体对医疗职业非常或比较尊重的比例	28.90	27.11	27.27
患者对医务人员提供的服务很信任或较信任的比例	60.13	53.61	72.73
认为当前医患关系很好或较好的比例	17.61	28.92	36.36
半年内遭受患者辱骂或肢体暴力的比例	18.65	11.54	7.14
患者对医务人员工作非常或比较认可的比例	76.08	72.89	81.82
患者对医务人员提供的服务很满意或较满意的比例	92.03	92.77	95.45

5. 医务人员自感执业环境满意度的职称差异

初级及以下职称的医务人员"认为当前医患关系很好或较好"的比例(24.22%)要高于高级职称者(18.18%)和中级职称者(21.50%)，但初级及以下职称者"半年内遭受患者辱骂或肢体暴力"的比例(16.20%)也高于高级职称者(15.79%)和中级职称者(15.63%)。高级职称者自感患者对个人的尊重程度、社会整体对医疗职业的尊重程度、患者对个人提供服务的信任度、患者对医务人员工作的认可度和患者对个人提供服务的满意度上要好于其他职称类医务人员，结果见表12-5-6。

表12-5-6 医务人员自感总体执业环境的职称差异 （单位：%）

执业环境满意度	职称类别		
	高级	中级	初级及以下
患者对医务人员非常或比较尊重的比例	68.18	63.00	58.74
社会整体对医疗职业非常或比较尊重的比例	39.39	27.00	26.01
患者对医务人员提供的服务很信任或较信任的比例	71.21	58.00	55.16
认为当前医患关系很好或较好的比例	18.18	21.50	24.22
半年内遭受患者辱骂或肢体暴力的比例	15.79	15.63	16.20
患者对医务人员工作非常或比较认可的比例	77.27	77.00	73.09
患者对医务人员提供的服务很满意或较满意的比例	93.94	92.50	91.93

二、医务人员自感社会地位情况

通过询问"您认为，医务人员目前社会地位对应刻度尺中的哪一点？"来反映医务人员的自感社会地位情况。按认可程度进行评分，从低到高为0~100分。调查结果显示，医务人员自评社会地位平均得分为51.62分，其中20分及以下、21~50分、51~70分和71~100分所占的比例分别为11.25%、42.94%、32.52%和13.29%。

1. 医务人员自感社会地位的机构差异

调查显示，社区卫生服务中心医务人员的自评社会地位得分最高(57.77分)，医院医务人员次之(50.55分)，乡镇卫生院医务人员得分最低(50.14分)。

从参与调查的医务人员自评社会地位得分构成来看，各个机构医务人员自评社会地位得分多集中在21~50分，社区卫生服务中心、乡镇卫生院和医院医务人员在21~50分的占比分别为39.24%、42.73%和44.00%(表12-5-7)。

表12-5-7 医务人员自评社会地位得分的机构差异

自评社会地位	合计	机构类别		
		社区卫生服务中心	乡镇卫生院	医院
社会地位评分/分	51.62	57.77	50.14	50.55
评分所占比例/(%)				
≤20分	11.25	6.33	14.55	11.33
21~50分	42.94	39.24	42.73	44.00
51~70分	32.52	30.38	29.09	34.33
71~100分	13.29	24.05	13.64	10.33

与广东省第五次(2013年)国家卫生服务调查的相应数据相比，2018年珠海市医务人员自评社会地位得到较大提高(改善)，结果见表12-5-8。

表 12-5-8 珠海市第六次与广东省第五次国家卫生服务调查医务人员自评社会地位的比较

自评社会地位	珠海市第六次(2018 年)国家卫生服务调查	广东省第五次(2013 年)国家卫生服务调查
社会地位评分/分	51.62	44.1
评分所占比例/(%)		
≤20 分	11.25	19.2
21~50 分	42.94	50.3
51~70 分	32.52	22.2
71~100 分	13.29	8.3

2. 医务人员自感社会地位的性别差异

男性医务人员的自评社会地位得分(49.15 分)低于女性(53.27 分)。且从得分构成来看,21~50 分的占比最多(男性中占比 40.31%,女性中占比 44.71%),51~70 分的次之(男性中占比 34.18%,女性中占比 31.40%)(表 12-5-9)。

表 12-5-9 医务人员自评社会地位得分的性别差异

自评社会地位	性别	
	男	女
社会地位评分/分	49.15	53.27
评分所占比例/(%)		
≤20 分	14.80	8.87
21~50 分	40.31	44.71
51~70 分	34.18	31.40
71~100 分	10.71	15.02

3. 医务人员自感社会地位的年龄差异

45 岁及以上年龄组医务人员自评社会地位得分最高(54.25 分),35 岁以下年龄组次之(52.08 分),35~44 岁年龄组自评社会地位得分最低(48.72 分)(表 12-5-10)。

表 12-5-10 医务人员自评社会地位得分的年龄差异

自评社会地位	年龄		
	<35 岁	35~44 岁	≥45 岁
社会地位评分/分	52.08	48.72	54.25
评分所占比例/(%)			
≤20 分	10.41	13.10	10.66
21~50 分	42.08	49.66	36.07
51~70 分	33.03	26.90	38.52
71~100 分	14.48	10.34	14.75

4. 医务人员自感社会地位的职业差异

护士的自评社会地位得分为 52.58 分,高于医生的 50.64 分。且医生在自评社会地位得分为 20 分及以下的占比(11.96%)略高于护士(10.24%)(表 12-5-11)。

表 12-5-11　医务人员自评社会地位得分的职业差异

自评社会地位	职业类别		
	医生	护士	其他
社会地位评分/分	50.64	52.58	57.73
评分所占比例/(%)			
≤20 分	11.96	10.24	9.09
21~50 分	43.85	43.37	27.27
51~70 分	32.23	31.93	40.91
71~100 分	11.96	14.46	22.73

5. 医务人员自感社会地位的职称差异

调查显示,高级职称医务人员自评社会地位得分最高,为 53.61 分,中级职称医务人员自评社会地位得分最低,为 50.35 分;在自感社会地位评分构成上,初级及以下职称医务人员评分在 71~100 分的占比相对较高(14.35%)(表 12-5-12)。

表 12-5-12　医务人员自评社会地位得分的职称差异

自评社会地位	职称类别		
	高级	中级	初级及以下
社会地位评分/分	53.61	50.35	52.17
评分所占比例/(%)			
≤20 分	12.12	13.00	9.42
21~50 分	34.85	45.00	43.50
51~70 分	42.42	29.00	32.74
71~100 分	10.61	13.00	14.35

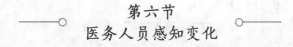

第六节　医务人员感知变化

本节主要从医务人员对医疗服务条件、工作负荷、个人成长、医患关系四个方面的评价来反映医务人员的感知变化。

一、医疗服务条件的感知变化

对医疗服务条件的感知变化的调查共涉及四个条目:"与 5 年前相比,您工作的机构在就医环境方面有何变化?""与 5 年前相比,您工作的机构在医疗设备方面有何变化?""与 5 年前相比,您工作的机构在医疗技术水平方面有何变化?""与 5 年前相比,您工作的机构在药品供应方面有何变化?"每个指标按感知变化程度划分为明显改善、略有改善、无变化、略有变差、明显变差五个等级。调查结果显示,医务人员自报感知"就医环境""医疗设备""医疗技术水平"和"药品供应"明显或略有改善的比例分别为 84.05%、87.32%、87.12%和 70.14%。

1. 医务人员对医疗服务条件感知变化的机构差异

按机构类别分,在"就医环境""医疗设备"和"医疗技术水平"方面,认为本单位得到明显或略有改善的比例最高的是医院医务人员,分别为 87.67%、92.00%和 93.00%,其次为社区卫生服务中心医务人员,分别为 82.28%、83.54%和 82.28%;在"药品供应"方面,认为本单位比 5 年前明显或略有改善比例最高的是社区卫生服务中心(78.48%),其次为医院(70.00%)(表12-6-1)。

表12-6-1 医务人员对医改5年来医疗服务条件感知变化的机构差异　　　　　　　　　　(单位:%)

医疗服务条件		合计	机构类别		
			社区卫生服务中心	乡镇卫生院	医院
就医环境					
	明显或略有改善	84.05	82.28	75.45	87.67
	不变	10.63	16.46	17.27	6.67
	明显或略有变差	5.32	1.27	7.27	5.67
医疗设备					
	明显或略有改善	87.32	83.54	77.27	92.00
	不变	8.79	13.92	15.45	5.00
	明显或略有变差	3.89	2.53	7.27	3.00
医疗技术水平					
	明显或略有改善	87.12	82.28	74.55	93.00
	不变	10.22	15.19	20.91	5.00
	明显或略有变差	2.66	2.53	4.55	2.00
药品供应					
	明显或略有改善	70.14	78.48	64.55	70.00
	不变	12.68	12.66	13.64	12.33
	明显或略有变差	17.18	8.86	21.82	17.67

2. 医务人员对医疗服务条件感知变化的性别差异

按性别分,男性医务人员自感与5年前相比,本单位在"就医环境""医疗设备"和"医疗技术水平"方面得到明显或略有改善的比例分别为84.18%、87.76%和87.24%,高于女性医务人员的83.96%、87.03%和87.03%;在"药品供应"方面,女性医务人员自感得到明显或略有改善的比例(74.74%)高于男性(63.27%)(表12-6-2)。

表12-6-2 医务人员对医改5年来医疗服务条件感知变化的性别差异　　　　　　　　　　(单位:%)

医疗服务条件		性别	
		男	女
就医环境			
	明显或略有改善	84.18	83.96
	不变	10.20	10.92
	明显或略有变差	5.61	5.12
医疗设备			
	明显或略有改善	87.76	87.03
	不变	7.65	9.56
	明显或略有变差	4.59	3.41
医疗技术水平			
	明显或略有改善	87.24	87.03

续表

医疗服务条件		性别	
		男	女
	不变	9.18	10.92
	明显或略有变差	3.57	2.05
药品供应			
	明显或略有改善	63.27	74.74
	不变	12.76	12.63
	明显或略有变差	23.98	12.63

3. 医务人员对医疗服务条件感知变化的年龄差异

按年龄分，35岁以下的医务人员自感在"就医环境""医疗设备""医疗技术水平"和"药品供应"方面，本单位得到明显或略有改善的比例最高，分别为85.52%、87.78%、89.14%和71.49%（表12-6-3）。

表12-6-3　医务人员对医改5年来医疗服务条件感知变化的年龄差异　　（单位：%）

医疗服务条件		年龄		
		<35岁	35~44岁	≥45岁
就医环境				
	明显或略有改善	85.52	82.76	82.79
	不变	9.50	12.41	10.66
	明显或略有变差	4.98	4.83	6.56
医疗设备				
	明显或略有改善	87.78	86.90	86.89
	不变	8.60	8.97	9.02
	明显或略有变差	3.62	4.14	4.10
医疗技术水平				
	明显或略有改善	89.14	84.83	86.07
	不变	8.60	11.72	11.48
	明显或略有变差	2.26	3.45	2.46
药品供应				
	明显或略有改善	71.49	68.97	68.85
	不变	14.03	9.66	13.93
	明显或略有变差	14.48	21.38	17.21

4. 医务人员对医疗服务条件感知变化的职业差异

按职业分，医生自感与5年前相比，本单位在"就医环境""医疗设备"和"医疗技术水平"方面明显或略有改善的比例分别为85.71%、88.37%和88.37%，高于护士的82.53%、87.35%和84.94%；自感在"药品供应"方面得到明显或略有改善的比例(66.11%)低于护士(75.90%)（表12-6-4）。

表12-6-4　医务人员对医改5年来医疗服务条件感知变化的职业差异　　（单位：%）

医疗服务条件		职业类别		
		医生	护士	其他
就医环境				
	明显或略有改善	85.71	82.53	72.73

续表

医疗服务条件		职业类别		
		医生	护士	其他
	不变	8.64	13.25	18.18
	明显或略有变差	5.65	4.22	9.09
医疗设备				
	明显或略有改善	88.37	87.35	72.73
	不变	7.31	10.24	18.18
	明显或略有变差	4.32	2.41	9.09
医疗技术水平				
	明显或略有改善	88.37	84.94	86.36
	不变	8.97	12.65	9.09
	明显或略有变差	2.66	2.41	4.55
药品供应				
	明显或略有改善	66.11	75.90	81.82
	不变	12.62	13.25	9.09
	明显或略有变差	21.26	10.84	9.09

5. 医务人员对医疗服务条件感知变化的职称差异

按职称分，初级及以下职称医务人员自感与5年前相比，本单位在"就医环境""医疗技术水平"和"药品供应"方面得到明显或略有改善的比例均高于高级和中级职称医务人员；中级职称医务人员自感"医疗设备"得到明显或略有改善的比例高于高级和初级及以下职称的医务人员，结果见表12-6-5。

表12-6-5 医务人员对医改5年来医疗服务条件感知变化的职称差异　　　　　（单位：%）

医疗服务条件		职称类别		
		高级	中级	初级及以下
就医环境				
	明显或略有改善	81.82	84.00	84.75
	不变	9.09	10.50	11.21
	明显或略有变差	9.09	5.50	4.04
医疗设备				
	明显或略有改善	87.88	88.50	86.10
	不变	7.58	7.00	10.76
	明显或略有变差	4.55	4.50	3.14
医疗技术水平				
	明显或略有改善	83.33	87.00	88.34
	不变	10.61	11.00	9.42
	明显或略有变差	6.06	2.00	2.24
药品供应				
	明显或略有改善	56.06	68.50	75.78

续表

医疗服务条件	职称类别		
	高级	中级	初级及以下
不变	16.67	11.00	13.00
明显或略有变差	27.27	20.50	11.21

二、工作负荷的感知变化

对工作负荷感知变化的调查共涉及两个条目:"与5年前相比,您的工作量有何变化?""与5年前相比,您的工作压力有何变化?"每个指标按感知变化程度划分为大幅增加、略有增加、没有变化、略有减少、大幅减少五个等级。调查结果显示,医务人员自报感知"工作量"和"工作压力"大幅或略有增加的比例分别为89.57%和89.37%。

1. 医务人员对工作负荷感知变化的机构差异

医院医务人员自感"工作量"和"工作压力"比5年前大幅或略有增加的比例最高,分别为91.67%和91.33%,乡镇卫生院医务人员次之,社区卫生服务中心医务人员自感"工作量"和"工作压力"比5年前大幅或略有增加的比例最低(表12-6-6)。

表12-6-6　医务人员对医改5年来工作负荷感知变化的机构差异　　　　　(单位:%)

工作负荷	合计	机构类别		
		社区卫生服务中心	乡镇卫生院	医院
工作量				
大幅或略有增加	89.57	84.81	87.27	91.67
不变	6.34	7.59	7.27	5.67
大幅或略有减少	4.09	7.59	5.45	2.67
工作压力				
大幅或略有增加	89.37	84.81	87.27	91.33
不变	6.13	7.59	7.27	5.33
大幅或略有减少	4.50	7.59	5.45	3.33

2. 医务人员对工作负荷感知变化的性别差异

调查结果显示,男性医务人员自感与5年前相比,在"工作量"和"工作压力"方面大幅或略有增加的比例分别为90.31%和90.31%,均高于女性医务人员的89.08%和88.74%(表12-6-7)。

表12-6-7　医务人员对医改5年来工作负荷感知变化的性别差异　　　　　(单位:%)

工作负荷	性别	
	男	女
工作量		
大幅或略有增加	90.31	89.08
不变	4.59	7.51
大幅或略有减少	5.10	3.41
工作压力		
大幅或略有增加	90.31	88.74
不变	5.61	6.48
大幅或略有减少	4.08	4.78

3. 医务人员对工作负荷感知变化的年龄差异

从年龄分析,医务人员自感与5年前相比"工作量"大幅或略有增加的比例,35~44岁年龄组(95.86%)高于35岁以下(87.78%)和45岁及以上年龄组(86.07%);在"工作压力"方面,35岁以下年龄组的医务人员自感与5年前相比工作压力大幅或略有增加的比例最高,为90.95%(表12-6-8)。

表 12-6-8 医务人员对医改5年来工作负荷感知变化的年龄差异 （单位:%）

工作负荷		年龄		
		<35岁	35~44岁	≥45岁
工作量	大幅或略有增加	87.78	95.86	86.07
	不变	7.24	2.76	8.20
	大幅或略有减少	4.98	1.38	5.74
工作压力	大幅或略有增加	90.95	89.66	86.89
	不变	6.79	4.83	5.74
	大幅或略有减少	2.26	5.52	7.38

4. 医务人员对工作负荷感知变化的职业差异

医生自感与5年前相比"工作量"大幅或略有增加的比例为89.70%,略高于护士的89.16%;在"工作压力"方面,医生自感与5年前相比大幅或略有增加的比例为88.70%,低于护士的91.57%(表12-6-9)。

表 12-6-9 医务人员对医改5年来工作负荷感知变化的职业差异 （单位:%）

工作负荷		职业类别		
		医生	护士	其他
工作量	大幅或略有增加	89.70	89.16	90.91
	不变	5.98	7.23	4.55
	大幅或略有减少	4.32	3.61	4.55
工作压力	大幅或略有增加	88.70	91.57	81.82
	不变	5.65	6.02	13.64
	大幅或略有减少	5.65	2.41	4.55

5. 医务人员对工作负荷感知变化的职称差异

中级职称医务人员自感与5年前相比在"工作量"方面大幅或略有增加的比例,高于高级和初级及以下职称者;初级及以下职称医务人员自感在"工作压力"方面大幅或略有增加的比例,高于高级和中级职称者,结果见表12-6-10。

表 12-6-10 医务人员对医改5年来工作负荷感知变化的职称差异 （单位:%）

工作负荷		职称类别		
		高级	中级	初级及以下
工作量	大幅或略有增加	78.79	92.50	90.13

续表

工作负荷		职称类别		
		高级	中级	初级及以下
	不变	13.64	4.00	6.28
	大幅或略有减少	7.58	3.50	3.59
工作压力				
	大幅或略有增加	84.85	90.00	90.13
	不变	4.55	4.50	8.07
	大幅或略有减少	10.61	5.50	1.79

三、个人成长的感知变化

对个人成长的感知变化的调查共涉及四个条目:"与5年前相比,您的收入水平有何变化?""与5年前相比,您认为职称晋升标准有何变化?""与5年前相比,您觉得工作带来的培训和能力提高机会有何变化?""与5年前相比,您认为医院绩效考核和分配制度有何变化?"每个指标按感知变化程度划分为大幅提高/明显改善、略有提高/略有改善、无变化、略有降低/略有变差、大幅降低/明显变差五个等级。调查结果显示,医务人员自报感知"收入水平"大幅或略有提高的比例为82.41%,自报感知"职称晋升标准""工作培训和能力提高机会"和"绩效考核和分配制度"明显或略有改善的比例分别为49.69%、71.78%和65.24%。

1. 医务人员对个人成长感知变化的机构差异

在"收入水平"方面,乡镇卫生院医务人员自感大幅或略有提高的比例(90.00%)明显高于社区卫生服务中心医务人员(75.95%)和医院医务人员(81.33%);医院医务人员自感"职称晋升标准"方面明显或略有改善的比例最高,为51.67%;在"工作培训和能力提高机会"和"绩效考核和分配制度"方面,社区卫生服务中心医务人员自感明显或略有改善的比例都分别高于乡镇卫生院和医院医务人员(表12-6-11)。

表12-6-11 医务人员对医改5年来个人成长感知变化的机构差异　　　　　　(单位:%)

个人成长感知变化		合计	机构类别		
			社区卫生服务中心	乡镇卫生院	医院
收入水平					
	大幅或略有提高	82.41	75.95	90.00	81.33
	不变	12.88	15.19	10.00	13.33
	大幅或略有降低	4.70	8.86	0.00	5.33
职称晋升标准					
	明显或略有改善	49.69	49.37	44.55	51.67
	不变	40.49	45.57	49.09	36.00
	明显或略有变差	9.82	5.06	6.36	12.33
工作培训和能力提高机会					
	明显或略有改善	71.78	75.95	65.45	73.00
	不变	24.74	18.99	30.91	24.00
	明显或略有变差	3.48	5.06	3.64	3.00

续表

个人成长感知变化		合计	机构类别		
			社区卫生服务中心	乡镇卫生院	医院
绩效考核和分配制度					
	明显或略有改善	65.24	67.09	59.09	67.00
	不变	24.95	22.78	30.91	23.33
	明显或略有变差	9.82	10.13	10.00	9.67

2. 医务人员对个人成长感知变化的性别差异

在"收入水平"和"绩效考核和分配制度"方面，男性医务人员自感与5年前相比，大幅（明显）或略有改善的比例分别为83.16%和65.82%，分别高于女性的81.91%和64.85%；在"职称晋升标准"和"工作培训和能力提高机会"方面，男性医务人员自感与5年前相比，大幅（明显）或略有改善的比例分别为43.37%和65.82%，分别低于女性的53.92%和75.77%（表12-6-12）。

表12-6-12　医务人员对医改5年来个人成长感知变化的性别差异　　　　　（单位：%）

个人成长感知变化		性别	
		男	女
收入水平			
	大幅或略有提高	83.16	81.91
	不变	12.76	12.97
	大幅或略有降低	4.08	5.12
职称晋升标准			
	明显或略有改善	43.37	53.92
	不变	44.39	37.88
	明显或略有变差	12.24	8.19
工作培训和能力提高机会			
	明显或略有改善	65.82	75.77
	不变	30.61	20.82
	明显或略有变差	3.57	3.41
绩效考核和分配制度			
	明显或略有改善	65.82	64.85
	不变	24.49	25.26
	明显或略有变差	9.69	9.90

3. 医务人员对个人成长感知变化的年龄差异

35岁以下的医务人员自感与5年前相比，"工作培训和能力提高机会"明显或略有改善的比例明显高于其他年龄组；35～44岁年龄组医务人员自感与5年前相比在"收入水平""职称晋升标准"和"绩效考核和分配制度"方面提高或改善的比例分别为88.97%、53.79%和66.21%，均高于35岁以下和45岁及以上年龄组（表12-6-13）。

表 12-6-13　医务人员对医改 5 年来个人成长感知变化的年龄差异　　　　　　　　　　　　（单位：%）

个人成长感知变化		年龄		
		<35 岁	35~44 岁	≥45 岁
收入水平				
	大幅或略有提高	76.47	88.97	85.25
	不变	17.19	8.97	9.84
	大幅或略有降低	6.33	2.07	4.92
职称晋升标准				
	明显或略有改善	50.23	53.79	43.44
	不变	40.27	33.79	49.18
	明显或略有变差	9.50	12.41	7.38
工作培训和能力提高机会				
	明显或略有改善	76.47	68.28	67.21
	不变	19.46	28.28	30.33
	明显或略有变差	4.07	3.45	2.46
绩效考核和分配制度				
	明显或略有改善	64.71	66.21	64.75
	不变	26.24	24.14	23.77
	明显或略有变差	9.05	9.66	11.48

4. 医务人员对个人成长感知变化的职业差异

与 5 年前相比，医生自感在"收入水平"方面大幅或略有提高的比例为 84.05%，高于护士的 82.53%。在"职称晋升标准""工作培训和能力提高机会"和"绩效考核和分配制度"方面，医生自感与 5 年前相比明显或略有改善的比例分别为 48.84%、69.10% 和 64.12%，均低于护士的 53.01%、78.92% 和 68.07%（表 12-6-14）。

表 12-6-14　医务人员对医改 5 年来个人成长感知变化的职业差异　　　　　　　　　　　　（单位：%）

个人成长感知变化		职业类别		
		医生	护士	其他
收入水平				
	大幅或略有提高	84.05	82.53	59.09
	不变	11.63	11.45	40.91
	大幅或略有降低	4.32	6.02	0.00
职称晋升标准				
	明显或略有改善	48.84	53.01	36.36
	不变	38.87	40.96	59.09
	明显或略有变差	12.29	6.02	4.55
工作培训和能力提高机会				
	明显或略有改善	69.10	78.92	54.55
	不变	27.24	18.67	36.36
	明显或略有变差	3.65	2.41	9.09

续表

个人成长感知变化	职业类别		
	医生	护士	其他
绩效考核和分配制度			
明显或略有改善	64.12	68.07	59.09
不变	25.91	23.49	22.73
明显或略有变差	9.97	8.43	18.18

5. 医务人员对个人成长感知变化的职称差异

从职称分析,在"收入水平"方面,高级职称医务人员自感与5年前相比大幅或略有提高的比例高于中级和初级及以下职称者;中级职称医务人员自感与5年前相比"职称晋升标准"明显或略有改善的比例高于高级和初级及以下职称者;在"工作培训和能力提高机会"和"绩效考核和分配制度"方面,初级及以下职称医务人员自感与5年前相比明显或略有改善的比例最高,结果见表12-6-15。

表12-6-15 医务人员对医改5年来个人成长感知变化的职称差异　　　　(单位:%)

个人成长感知变化	职称类别		
	高级	中级	初级及以下
收入水平			
大幅或略有提高	89.39	88.50	74.89
不变	6.06	10.00	17.49
大幅或略有降低	4.55	1.50	7.62
职称晋升标准			
明显或略有改善	50.00	56.50	43.50
不变	36.36	31.00	50.22
明显或略有变差	13.64	12.50	6.28
工作培训和能力提高机会			
明显或略有改善	66.67	71.00	73.99
不变	28.79	24.50	23.77
明显或略有变差	4.55	4.50	2.24
绩效考核和分配制度			
明显或略有改善	59.09	65.50	66.82
不变	30.30	22.50	25.56
明显或略有变差	10.61	12.00	7.62

四、医患关系的感知变化

对医患关系感知变化的调查共涉及三个条目:"与5年前相比,您感觉患者对医务人员的尊重程度有何变化?""与5年前相比,您感觉医务人员的社会地位有何变化?""与5年前相比,您感觉医患关系有何变化?"每个指标按感知变化程度划分为大幅提高/大幅改善、略有提高/略有改善、无变化、略有降低/略有恶化、大幅降低/大幅恶化五个等级。调查结果显示,医务人员自报感知"医患关系"大幅或略有改善的比例为33.13%,自报感知"患者尊重程度"和"医务人员社会地位"大幅或略有提高的比例分别为37.63%和25.77%。

1. 医务人员对医患关系感知变化的机构差异

与乡镇卫生院和医院的医务人员相比,社区卫生服务中心医务人员自感与 5 年前相比"医患关系"大幅或略有改善的比例最高,为 39.24%,同时社区卫生服务中心医务人员自感与 5 年前相比"医患关系"不变的比例为 37.97%,大幅或略有恶化的比例为 22.78%(表 12-6-16)。

表 12-6-16　医务人员对医改 5 年来医患关系感知变化的机构差异　　　　　　　　　　（单位:%）

医患关系感知变化		合计	机构类别		
			社区卫生服务中心	乡镇卫生院	医院
患者尊重程度					
	大幅或略有提高	37.63	39.24	41.82	35.67
	不变	38.65	40.51	36.36	39.00
	大幅或略有降低	23.72	20.25	21.82	25.33
医务人员社会地位					
	大幅或略有提高	25.77	34.18	24.55	24.00
	不变	44.99	45.57	43.64	45.33
	大幅或略有降低	29.24	20.25	31.82	30.67
医患关系					
	大幅或略有改善	33.13	39.24	35.45	30.67
	不变	37.01	37.97	36.36	37.00
	大幅或略有恶化	29.86	22.78	28.18	32.33

与广东省第五次(2013 年)国家卫生服务调查的相应数据相比,2018 年珠海市医务人员感知医患关系大幅或略有提高(改善)的比例高(表 12-6-17)。

表 12-6-17　珠海市第六次与广东省第五次国家卫生服务调查医务人员医患关系感知的比较　（单位:%）

医患关系感知变化		珠海市第六次(2018 年)国家卫生服务调查	广东省第五次(2013 年)国家卫生服务调查
患者尊重程度			
	大幅或略有提高	37.63	54.0
	不变	38.65	30.2
	大幅或略有降低	23.72	15.8
医务人员社会地位			
	大幅或略有提高	25.77	14.2
	不变	44.99	31.8
	大幅或略有降低	29.24	54.0
医患关系			
	大幅或略有改善	33.13	21.0
	不变	37.01	23.5
	大幅或略有恶化	29.86	55.5

2. 医务人员对医患关系感知变化的性别差异

男性医务人员中,自感与 5 年前相比,"患者尊重程度""医务人员社会地位"和"医患关系"提高或改善的比例分别为 36.73%、22.45% 和 30.10%,均低于女性医务人员的 38.23%、27.99% 和 35.15%(表 12-6-18)。

表 12-6-18　医务人员对医改 5 年来医患关系感知变化的性别差异　　　　　　　　　　（单位:%）

医患关系感知变化		性别	
		男	女
患者尊重程度			
	大幅或略有提高	36.73	38.23
	不变	37.24	39.59
	大幅或略有降低	26.02	22.18
医务人员社会地位			
	大幅或略有提高	22.45	27.99
	不变	43.88	45.73
	大幅或略有降低	33.67	26.28
医患关系			
	大幅或略有改善	30.10	35.15
	不变	39.29	35.49
	大幅或略有恶化	30.61	29.35

3. 医务人员对医患关系感知变化的年龄差异

45 岁及以上医务人员自感与 5 年前相比"患者尊重程度""医务人员社会地位"和"医患关系"提高或改善的比例分别为 43.44%、31.97% 和 42.62%,均高于 35 岁以下和 35～44 岁年龄组医务人员(表 12-6-19)。

表 12-6-19　医务人员对医改 5 年来医患关系感知变化的年龄差异　　　　　　　　　　（单位:%）

医患关系感知变化		年龄		
		<35 岁	35～44 岁	≥45 岁
患者尊重程度				
	大幅或略有提高	36.20	35.17	43.44
	不变	36.65	42.07	37.70
	大幅或略有降低	27.15	22.76	18.85
医务人员社会地位				
	大幅或略有提高	24.43	22.76	31.97
	不变	43.44	51.72	39.34
	大幅或略有降低	32.13	25.52	28.69
医患关系				
	大幅或略有改善	29.41	31.03	42.62
	不变	35.75	42.07	32.79
	大幅或略有恶化	34.84	26.90	24.59

4. 医务人员对医患关系感知变化的职业差异

医生自感与 5 年前相比"患者尊重程度""医务人员社会地位"和"医患关系"提高或改善的比例分别为 34.22%、21.93% 和 28.24%,都分别低于护士的 43.98%、33.13% 和 40.96%(表 12-6-20)。

表 12-6-20　人员对医改 5 年来医患关系感知变化的职业差异　　　　　　　　（单位：%）

医患关系感知变化		职业类别		
		医生	护士	其他
患者尊重程度				
	大幅或略有提高	34.22	43.98	36.36
	不变	40.20	34.94	45.45
	大幅或略有降低	25.58	21.08	18.18
医务人员社会地位				
	大幅或略有提高	21.93	33.13	22.73
	不变	46.51	42.77	40.91
	大幅或略有降低	31.56	24.10	36.36
医患关系				
	大幅或略有改善	28.24	40.96	40.91
	不变	41.20	29.52	36.36
	大幅或略有恶化	30.56	29.52	22.73

5. 医务人员对医患关系感知变化的职称差异

从总体情况来看,高级职称医务人员自感与 5 年前相比,"医患关系"大幅或略有改善的比例最高,为 37.88%,中级职称者最低,为 32.00%。在"患者尊重程度"和"医务人员社会地位"两个方面,高级职称医务人员自感与 5 年前相比大幅或略有提高的比例最高,初级及以下职称者次之,中级职称者最低,结果见表 12-6-21。

表 12-6-21　医务人员对医改 5 年来医患关系感知变化的职称差异　　　　　　（单位：%）

医患关系感知变化		职称类别		
		高级	中级	初级及以下
患者尊重程度				
	大幅或略有提高	43.94	34.50	38.57
	不变	39.39	43.00	34.53
	大幅或略有降低	16.67	22.50	26.91
医务人员社会地位				
	大幅或略有提高	33.33	24.00	25.11
	不变	39.39	49.00	43.05
	大幅或略有降低	27.27	27.00	31.84
医患关系				
	大幅或略有改善	37.88	32.00	32.74
	不变	39.39	39.00	34.53
	大幅或略有恶化	22.73	29.00	32.74

第七节　本章小结

(1) 调查地区医务人员工作特征情况。在工作意义方面,医院医务人员同意或完全同意"工作对他人产生较大影响""工作完成好坏对很多人产生影响"和"工作非常重要"的比例都相对较高;男性医务人员工作意义感高于女性;随着年龄的增长,医务人员同意或完全同意"工作对他人产生较大影响""工作完成好坏对很多人产生影响"和"工作非常重要"的比例都呈现波动上升趋势;医生自感工作有意义的比例高于护士。在工作负荷方面,医务人员认为造成的工作负荷主要表现在"工作需要集中注意力""工作对能力有很多要求"和"工作必须承担很多责任"方面,且男性医务人员自感的工作负荷大于女性。

(2) 调查地区医务人员工作环境情况。在工作条件方面,相比社区卫生服务中心和乡镇卫生院,医院医务人员认为"行政程序阻碍工作效率提高"的比例较高;男性医务人员自感工作条件较差的比例高于女性;护士自感工作条件好的程度大于医生。在工作反馈方面,相比乡镇卫生院和医院,社区卫生服务中心医务人员认为有较好的工作反馈;男性医务人员同意或完全同意"有恰当工作前景"的比例(71.94%)高于女性(70.99%);45岁及以上年龄组医务人员自感的工作反馈较好;护士自感的工作反馈从总体情况来看好于医生。

(3) 调查地区医务人员工作感受情况。在工作能力提升方面,医院医务人员自感在工作过程中能力可以获得提高的比例较高,且相比男性医务人员,女性自感工作能力提升的比例较高。在工作满意度方面,社区卫生服务中心的医务人员对工作满意度最高,男性医务人员"对目前工作非常满意"的比例(39.29%)低于女性(41.30%)。在工作压力方面,社区卫生服务中心医务人员自感压力最小,且参与调查的医务人员中男性自感工作压力大于女性。在离职倾向方面,乡镇卫生院医务人员离职意愿最高,且参与调查的医务人员中男性自感离职意愿大于女性。

(4) 调查地区医务人员工作态度情况。在工作活力方面,总体来看男性医务人员自感工作活力大于女性,且随着年龄的增长,参与调查的医务人员自感工作活力的比例波动增长。在工作奉献方面,男性医务人员在比较或非常赞同"所从事工作目的明确且很有意义""工作激发很多灵感""为所从事工作感到自豪"和"工作具有挑战性"的比例(60.31%、42.55%、57.89%和52.85%)均高于女性,且随着年龄的增长,参与调查的医务人员自感工作奉献度随之提升。在工作专注方面,参与调查的医务人员认为反映工作专注程度较高的是"工作时时间过得飞快""工作时会忘记周围一切"和"沉浸于自己的工作当中"这三个方面的问题,且男性医务人员工作专注度高于女性。

(5) 调查地区医务人员执业环境情况。从执业环境满意度来看,社区卫生服务中心医务人员自感的执业环境满意度明显高于乡镇卫生院和医院医务人员,医院医务人员自感执业环境满意度最低;在反映执业环境的问题中,男性医务人员"半年内遭受患者辱骂或肢体暴力"的比例(19.08%)高于女性(13.45%);35岁以下年龄组"半年内遭受患者辱骂或肢体暴力"的比例(18.38%)高于35~44岁年龄组(14.41%)和45岁及以上年龄组(13.04%)。从自评社会地位得分来看,社区卫生服务中心医务人员的自评社会地位得分最高(57.77分),医院医务人员次之(50.55分),乡镇卫生院医务人员得分最低(50.14分);男性医务人员的自评社会地位得分(49.15分)低于女性(53.27分);45岁及以上年龄组医务人员自评社会地位得分最高(54.25分),35岁以下年龄组次之(52.08分),35~44岁年龄组自评社会地位得分最低(48.72分)。

(6) 调查地区医务人员医改感知变化情况。医院医务人员自感本单位"医疗服务条件"得到改善的比例相对最高;医院医务人员自感"工作量"和"工作压力"比5年前增加的比例最高,同时男性医务人员自感与5年前相比在"工作量"和"工作压力"方面增加的比例分别高于女性医务人员;在"收入水平"方面,乡镇卫生院医务人员自感提高的比例(90.00%)明显高于社区卫生服务中心医务人员(75.95%)和医院医务人员(81.33%);与乡镇卫生院和医院的医务人员相比,社区卫生服务中心医务人员自感与5年前相比"医患关系"改善的比例最高,同时男性医务人员中自感与5年前相比"医患关系"改善的比例低于女性。

第四部分
机构调查

第十三章　机构调查概况

一、调查目的

机构调查是卫生服务调查的重要组成部分，主要目的是分析卫生资源动态。卫生资源是保障卫生保健事业发展的社会资源，是人类开展卫生保健活动的人力和物质技术基础。全面、系统、完整地了解卫生体系建设现状必不可少。调查的具体目的如下。

(1) 了解调查地区人口与经济社会特征。

(2) 了解卫生资源分布动态及分布差异。

(3) 发现存在的主要问题，为进一步合理配置卫生资源、提高卫生资源利用率提供依据。

二、调查方法与内容

机构调查包括区级基本情况调查、医院调查和社区卫生服务中心、乡镇卫生院调查。调查对象为7个样本区、10个样本医院及样本乡镇、街道的所有乡镇卫生院和社区卫生服务中心。调查问卷由各样本区和卫生机构自我填报。

调查具体内容主要包括卫生资源、医疗服务功能、业务工作情况等。

三、分析方法

本报告对调查地区医疗机构基本情况、不同类型医疗机构的卫生资源、收支情况、设备配置、业务开展情况等资料进行描述性分析，反映不同类型医疗机构卫生资源之间的分布差异。另外，针对调查的部分指标，结合可获得的广东省第五次国家卫生服务调查的数据，与珠海市第六次国家卫生服务调查的数据进行对比分析。

四、报告内容

机构调查共三部分内容：调查地区及医疗机构情况，主要包括调查地区社会经济发展情况和医疗卫生机构基本情况；医院调查，主要包括卫生资源、收支情况、医改进展等；基层医疗卫生机构调查，主要包括社区卫生服务中心、乡镇卫生院的基本情况、卫生资源、收支情况、业务开展情况等。

第十四章　机构基本特征

本章调查对象为珠海市7个样本区,主要关注样本区的经济社会基本条件和医疗卫生发展情况,通过对调查地区人口、面积、地区生产总值、一般公共预算收入与支出、人均可支配收入、低保标准等指标的描述来反映经济社会基本条件,通过医疗卫生机构类型、卫生技术人员学历职称构成和卫生服务情况来反映调查的医疗机构的基本情况。

第一节　调查地区基本特征

一、调查地区面积与人口情况

本次调查共涉及7个区,分别为香洲区、斗门区、金湾区、高新区、万山区、横琴新区和高栏港区,调查地区面积为1736.46平方千米,常住人口176.54万人(表14-1-1)。

表14-1-1　调查地区面积与人口情况

调查指标	数值
土地面积/平方千米	1736.46
常住人口/万人	176.54

二、调查地区2017年地区生产总值、一般公共预算收入与支出情况

根据珠海市2018年统计年鉴,2017年珠海市全市地区生产总值达2564.73亿元,同比增长9.2%,分区域来看,前三位是香洲区、金湾区、斗门区,分别实现地区生产总值1678.92亿元、544.12亿元和341.68亿元,分别增长8.5%、10.4%和10.3%。一般公共预算收入和支出分别为314.38亿元和493.89亿元(表14-1-2)。

表14-1-2　调查地区2017年地区生产总值、一般公共预算收入与支出情况　　（单位:亿元）

调查指标	数值
地区生产总值	2564.73
一般公共预算收入	314.38
一般公共预算支出	493.89

三、调查地区2017年居民人均可支配收入情况

调查结果显示,2017年样本地区城镇居民人均可支配收入为35633.49元,农村居民人均可支配收入为19100.00元,城镇高于农村(表14-1-3)。

表14-1-3　调查地区2017年居民人均可支配收入情况　　（单位:元）

居民人均可支配收入情况	数值
城镇居民人均可支配收入	35633.49
农村居民人均可支配收入	19100.00

四、调查地区 2017 年居民低保标准

调查结果显示,2017 年调查地区城镇低保家庭平均每月补助标准是 968 元,农村低保家庭平均每月补助标准是 980 元,农村的低保标准高于城镇(表 14-1-4)。

表 14-1-4 调查地区 2017 年居民低保标准　　　　　　　　　　　　　　　(单位:元)

居民低保标准	数值
城镇低保标准	968
农村低保标准	980

第二节
医疗卫生机构基本特征

一、调查地区社区卫生服务中心、乡镇卫生院、医院机构数

调查结果显示,样本区调查的 29 个医疗卫生机构中,社区卫生服务中心、乡镇卫生院和医院机构数分别为 8 个、11 个和 10 个(表 14-2-1)。

表 14-2-1 调查地区社区卫生服务中心、乡镇卫生院、医院机构数　　　　　(单位:个)

机构类别	机构数
社区卫生服务中心	8
乡镇卫生院	11
医院	10

二、调查地区医疗卫生机构卫生技术人员学历、职称构成

调查地区医疗卫生机构卫生技术人员中,从总体情况来看,执业医师中本科及以上学历者占比 78.60%,高级职称者占比 21.80%。从不同医疗机构类型来看,社区卫生服务中心执业医师中本科及以上学历者和高级职称者占比分别为 42.58% 和 6.03%,乡镇卫生院执业医师中本科及以上学历者和高级职称者占比分别为 46.18% 和 6.34%,医院执业医师中本科及以上学历者和高级职称者占比分别为 93.84% 和 28.81%(表 14-2-2)。

表 14-2-2 调查地区医疗卫生机构卫生技术人员学历、职称构成　　　　　(单位:%)

指标	合计	社区卫生服务中心	乡镇卫生院	医院
本科及以上占比	78.60	42.58	46.18	93.84
高级职称占比	21.80	6.03	6.34	28.81

三、卫生服务

调查结果显示,2017 年调查地区医院总诊疗人次共计 617.02 万人次,调查地区医疗机构出院人次共计 24.45 万人次,其中基层医疗卫生机构出院人次为 0.34 万人次,医院出院人次为 24.11 万人次(表 14-2-3)。

表 14-2-3 调查机构医疗服务情况　　　　　　　　　　　　（单位：万人次）

指标	合计	基层医疗卫生机构#	医院
总诊疗人次	617.02	—	617.02
出院人次	24.45	0.34	24.11

注：#表示资料暂缺。

第三节 本章小结

(1) 调查地区基本情况。本次调查共涉及7个区，2017年珠海市全市地区生产总值达2564.73亿元，一般公共预算支出(493.89亿元)高于一般公共预算收入(314.38亿元)；2017年样本地区城镇居民人均可支配收入(35633.49元)高于农村居民人均可支配收入(19100.00元)；农村的低保标准(980元)高于城镇(968元)。

(2) 调查地区医疗卫生机构基本情况。调查地区医疗卫生机构卫生技术人员中，从总体情况来看，执业医师中本科及以上学历者占比78.60%，高级职称者占比21.80%，且医院执业医师中本科及以上学历者和高级职称者占比均明显高于社区卫生服务中心和乡镇卫生院；从卫生服务情况来看，基层医疗卫生机构医疗服务能力有待加强。

第十五章 医院调查

本章主要关注医院的卫生资源、医疗服务、收支情况和医改进展情况等。调查对象为调查样本区的10家样本医院,通过对医院上述各项指标的调查反映医院的总体卫生资源配置现况以及不同级别医院的卫生资源分布和利用差异。

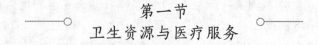

第一节 卫生资源与医疗服务

一、卫生资源

1. 机构类型

本次共调查样本区的10家医院,其中斗门区、高新区、金湾区和香洲区的数量分别为2家、1家、2家和5家。在这10家医院中,三级医院有6家,二级医院有4家(表15-1-1)。

表15-1-1 调查医院等级情况 (单位:家)

医院等级	合计	斗门区	高新区	金湾区	香洲区
合计	10	2	1	2	5
三级医院	6	0	1	1	4
二级医院	4	2	0	1	1

2. 在岗职工

调查结果显示,调查的10家医院在岗工作人员数共为9667人,其中在编人员数和合同聘用制人员数的占比分别为40.42%和56.37%。其中,三级医院中在岗员工共6877人,二级医院中在岗员工共2790人,三级医院在编人员数和合同聘用制人员数的占比分别为42.98%和53.66%,二级医院在编人员数和合同聘用制人员数的占比分别为34.09%和63.05%(表15-1-2)。

表15-1-2 调查医院在岗工作人员情况

人员类别	合计	三级医院	二级医院
在岗工作人员数/人	9667	6877	2790
在编人员数占比/(%)	40.42	42.98	34.09
合同聘用制人员数占比/(%)	56.37	53.66	63.05

3. 医院医务人员学历和职称情况

从调查医院医务人员学历构成情况来看,执业医师中本科及以上、大专、中专及以下学历的占比分别为93.84%、5.02%和1.14%,高级、中级、初级及以下职称的执业医师占比分别为28.81%、36.23%和34.96%。

从不同级别医院医务人员学历构成情况来看,三级医院中本科及以上学历的执业医师占比(96.10%)高于二级医院(87.72%),且三级医院中高级职称的执业医师占比(30.89%)也高于二级医院(23.56%)(表15-1-3)。

表 15-1-3　调查医院医务人员学历和职称情况　　　　　　　　　　（单位：%）

学历和职称构成	合计	三级医院	二级医院
学历构成			
研究生	39.44	48.49	14.93
本科	54.40	47.61	72.79
大专	5.02	2.97	10.57
中专及以下	1.14	0.93	1.72
职称构成			
高级	28.81	30.89	23.56
中级	36.23	36.79	34.83
初级及以下	34.96	32.32	41.61

4. 调查医院人员总流动情况

调查数据显示,过去5年调查的三级医院中平均每新进一名职工会同时流失0.41人,流失人员中本科及以上学历的占比46.96%,流失人员总数占在岗人员数的20%。过去5年调查的二级医院中平均每新进一名职工会同时流失0.50人,流失人员中本科及以上学历的占比51.47%,流失人员总数占在岗人员数的27%(表15-1-4)。

表 15-1-4　2013—2017年平均每家调查医院人员总流动情况

项目	合计	三级医院	二级医院
新进人员数/人	4854	3374	1480
本科及以上占比/(%)	55.71	56.25	54.46
流失人员数/人	2113	1367	746
本科及以上占比/(%)	48.56	46.96	51.47
流失人员数/新进人员数	0.44	0.41	0.50
流失人员数/在岗人员数	0.22	0.20	0.27

通过对比珠海市第六次与广东省第五次国家卫生服务调查平均每家调查医院人员流动情况发现,新进与流失人员中本科及以上者占比均提高了。但总体上,珠海市的人员流动率相对较低,结果见表15-1-5。

表 15-1-5　珠海市第六次与广东省第五次国家卫生服务调查平均每家调查医院人员流动情况

项目	珠海市第六次国家卫生服务调查结果	广东省第五次国家卫生服务调查结果
新进人员数中本科及以上占比/(%)	55.71	42.9
流失人员数中本科及以上占比/(%)	48.56	31.4
流失人员数/新进人员数	0.44	0.4
流失人员数/在岗人员数	0.22	15.2

5. 医疗机构床位数

调查结果表明,在调查的10家医院中,平均每家机构拥有急诊床位数为139.50张,平均每家机构ICU床位数为16.80张(表15-1-6)。其中三级医院和二级医院平均每家机构拥有的急诊床位数和ICU床位数差异明显。

表 15-1-6　2017 年调查医院床位数　　　　　　　　　　　　　　　（单位：张）

指标	合计	三级医院	二级医院
平均每家机构急诊床位数	139.50	230.67	2.75
平均每家机构 ICU 床位数	16.80	26.00	3.00

二、医疗服务

调查医院 2017 年总诊疗人次、门诊人次、急诊人次和出院人次分别为 617.02 万人次、530.46 万人次、82.93 万人次和 24.12 万人次（表 15-1-7）。其中三级医院医疗服务量远高于二级医院。

表 15-1-7　调查医院医疗服务总情况　　　　　　　　　　　　　　（单位：万人次）

指标	合计	三级医院	二级医院
总诊疗人次	617.02	415.55	201.47
门诊人次	530.46	369.54	160.92
急诊人次	82.93	43.15	39.78
出院人次	24.12	17.11	7.01

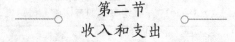

第二节　收入和支出

一、财务收入

从不同级别医院财务收入情况来看，三级医院 2017 年财务总收入（43.51 亿元）大于二级医院（11.47 亿元）。其中，三级医院财政补助收入占比（13.22%）低于二级医院的 15.98%，医疗保险收入占比（34.05%）高于二级医院的 24.14%（表 15-2-1）。

表 15-2-1　调查医院 2017 年收入构成情况

指标	三级医院	二级医院
总收入/亿元	43.51	11.47
财政补助收入占比/(%)	13.22	15.98
基本支出补助/(%)	5.13	7.46
项目支出补助/(%)	8.09	8.47
医疗保险收入占比/(%)	34.05	24.14
城镇居民医疗保险收入/(%)	5.96	8.05
城镇职工医疗保险收入/(%)	25.26	13.46
城乡居民医疗保险收入/(%)	0.66	0.33

二、医疗支出

从不同医院级别财务支出情况来看，三级医院 2017 年财务总支出（43.83 亿元）大于二级医院（11.32 亿元）。总支出中二级医院管理费用所占的比例（16.68%）高于三级医院（13.66%）（表 15-2-2）。

表 15-2-2　调查医院 2017 年支出构成情况

指标	三级医院	二级医院
总支出/亿元	43.83	11.32
管理费用/(%)	13.66	16.68
行政管理人员费用/(%)	6.72	4.72
离退休人员费用/(%)	2.03	5.51
患者累计欠费总额/(%)	0.75	2.01

第三节　医改进展情况

一、药品零差率制度

从调查医院药品零差率制度实行补偿形式来看,10 家医院全部进行了财政补贴和调整价格这两种方式,在收取一般诊疗费方面,三级医院实行的比例(83.33%)高于二级医院(75.00%)(表 15-3-1)。

表 15-3-1　调查医院药品零差率制度实行补偿情况　　　　　　　　　　　(单位:%)

补偿情况	合计	三级医院	二级医院
财政补贴	100.00	100.00	100.00
一般诊疗费	80.00	83.33	75.00
调整价格	100.00	100.00	100.00

二、医保支付

调查结果显示,调查的 10 家医院中医保支付方式中都不开展按床日付费,门诊医保中,分别有 2 家和 4 家医院开展按人头付费和总额预付/包干付费,比例分别为 20% 和 40%;住院医保中,有 5 家医院开展总额预付/包干付费,比例为 50%(表 15-3-2)。

表 15-3-2　调查医院的医保支付方式情况　　　　　　　　　　　(单位:%)

项目	门诊	住院
开展按人头付费比例	20.00	0.00
开展总额预付/包干付费比例	40.00	50.00

三、医院治理

调查医院在"开展同级检查结果互认""开展预约诊疗""建立门诊电子病历"和"建立住院电子病历"方面自主比例较高,在"自主采购高值医用耗材"方面自主比例较低。另外,在"自主采购药品"和"开展薪酬制度改革"方面,二级医院自主比例高于三级医院,结果见表 15-3-3。

表 15-3-3　调查医院治理情况　　　　　　　　　　　(单位:%)

类别	合计	三级医院	二级医院
建立医联体	80.00	83.33	75.00
开展远程医疗服务	80.00	83.33	75.00
开展同级检查结果互认	100.00	100.00	100.00

续表

类别	合计	三级医院	二级医院
自主采购药品	91.44	87.01	98.10
自主采购高值医用耗材	20.00	33.33	0.00
开展预约诊疗	100.00	100.00	100.00
建立门诊电子病历	100.00	100.00	100.00
建立住院电子病历	100.00	100.00	100.00
开展薪酬制度改革	70.00	50.00	100.00

第四节 本章小结

(1) 调查医院卫生资源状况。三级医院在编人员数占比(42.98%)高于二级医院在编人员数占比(34.09%),三级医院中本科及以上学历和高级职称的执业医师占比(96.10%和30.89%)高于二级医院(87.72%和23.56%),且过去5年调查的二级医院流失人员总数占在岗人员数的27%,高于三级医院的20%。

(2) 调查医院医疗服务情况。调查医院2017年总诊疗人次、门诊人次、急诊人次和出院人次分别为617.02万人次、530.46万人次、82.93万人次和24.12万人次;其中三级医院医疗服务量远高于二级医院。

(3) 调查医院财政收支情况。在调查的全部医院中,三级医院2017年财政总收入为43.51亿元,财政总支出为43.83亿元,财政总支出略高于总收入;二级医院2017年财务总收入为11.47亿元,财政总支出为11.32亿元,财政总收入略高于总支出。

(4) 调查医院在"开展同级检查结果互认""开展预约诊疗""建立门诊电子病历"和"建立住院电子病历"方面自主比例较高,在"自主采购高值医用耗材"方面自主比例较低。

第十六章 基层医疗卫生机构调查

本章主要关注参与调查的基层医疗卫生机构(社区卫生服务中心、乡镇卫生院)的基本情况、卫生资源、收支情况和业务开展情况等。调查对象为样本区的样本乡镇、街道中所有乡镇卫生院和社区卫生服务中心,通过对上述各项指标的调查反映基层医疗卫生机构的总体卫生资源配置现况以及不同基层医疗卫生机构的卫生资源分布和利用差异。

第一节 基本情况

一、机构类型

本次关于基层医疗卫生机构的调查共涉及 19 家单位,斗门区、高栏港区、高新区、横琴新区、金湾区、万山区和香洲区分别有 5 家、2 家、2 家、1 家、2 家、2 家和 5 家。其中社区卫生服务中心有 8 家(42.11%),乡镇卫生院有 11 家(57.89%)(表 16-1-1)。

表 16-1-1 社区卫生服务中心/乡镇卫生院机构数 (单位:家)

医院等级	合计	斗门区	高栏港区	高新区	横琴新区	金湾区	万山区	香洲区
合计	19	5	2	2	1	2	2	5
社区卫生服务中心	8	0	1	1	1	0	0	5
乡镇卫生院	11	5	1	1	0	2	2	0

二、收支管理方式

医疗机构收支管理方式调查结果显示,"预算拨款单位""差额预算拨款"和"自收自支单位"的占比分别为 84.21%、5.26% 和 10.53%。社区卫生服务中心和乡镇卫生院都是以政府预算拨款为主,结果见表 16-1-2。

表 16-1-2 社区卫生服务中心/乡镇卫生院收支管理方式实行情况 (单位:%)

收支管理方式占比	合计	社区卫生服务中心	乡镇卫生院
预算拨款单位占比	84.21	75.00	90.91
差额预算拨款占比	5.26	0.00	9.09
自收自支单位占比	10.53	25.00	0.00

三、医疗保险定点机构

参与调查的社区卫生服务中心和乡镇卫生院中,100% 的机构是城镇职工基本医疗保险定点机构,84.21% 的机构是城镇居民基本医疗保险定点机构,21.05% 的机构是新农合定点机构,89.47% 的机构是城乡居民基本医疗保险定点机构(表 16-1-3)。

表 16-1-3　基本医疗保险定点机构分布情况　　　　　　　　　　　　　　　　　（单位：%）

基本医疗保险类别占比	合计	社区卫生服务中心	乡镇卫生院
城镇职工基本医疗保险定点机构占比	100.00	100.00	100.00
城镇居民基本医疗保险定点机构占比	84.21	87.50	81.82
新农合定点机构占比	21.05	25.00	18.18
城乡居民基本医疗保险定点机构占比	89.47	75.00	100.00

四、机构分布可及性

调查结果显示,就机构分布可及性而言,到最远的行政村/居委会的平均距离为12.73千米,到最远的行政村/居委会所需平均时间为32.42分钟。社区卫生服务中心距离服务辖区内最远的行政村/居委会的平均距离和平均时间(6.48千米和24.38分钟)都要短于乡镇卫生院(17.27千米和38.27分钟)(表16-1-4)。

表 16-1-4　社区卫生服务中心/乡镇卫生院服务辖区范围

指标	合计	社区卫生服务中心	乡镇卫生院
到最远的行政村/居委会的平均距离/千米	12.73	6.48	17.27
到最远的行政村/居委会所需平均时间/分钟	32.42	24.38	38.27

五、服务人口特征

参与调查的社区卫生服务中心/乡镇卫生院服务辖区人口中,7岁以下的儿童占辖区内总人口的7.73%,65岁及以上人口数占辖区内总人口的5.71%,糖尿病患者、高血压患者、严重精神障碍患者、结核病患者和艾滋病病毒携带者或艾滋病患者所占的比例分别为3.10%、7.28%、0.44%、0.06%和0.07%。从基层医疗卫生机构类型来看,社区卫生服务中心7岁以下的儿童占辖区内总人口的比例高于乡镇卫生院,而65岁及以上人口数占辖区内总人口的比例低于乡镇卫生院(表16-1-5)。

表 16-1-5　社区卫生服务中心/乡镇卫生院服务辖区人口占比　　　　　　　　　（单位：%）

调查人口占比	合计	社区卫生服务中心	乡镇卫生院
<7岁	7.73	10.34	6.56
≥65岁	5.71	5.41	5.84
糖尿病患者	3.10	3.86	2.76
高血压患者	7.28	8.49	6.74
严重精神障碍患者	0.44	0.37	0.47
结核病患者	0.06	0.07	0.06
艾滋病病毒携带者或艾滋病患者	0.07	0.00	0.10

第二节　卫生资源

一、在岗职工

1. 在岗职工总数

调查结果显示,基层医疗卫生机构2017年在岗职工总数为1625人,其中社区卫生服务中心有583

人,乡镇卫生院有1042人。另外,总体来看在编人员数的占比为58.22%,乡镇卫生院在编人员数的占比(63.92%)高于社区卫生服务中心(48.03%)(表16-2-1)。

表16-2-1 社区卫生服务中心/乡镇卫生院在岗职工总数

人员类别	合计	社区卫生服务中心	乡镇卫生院
在岗工作人员数/人	1625	583	1042
在编人员数占比/(%)	58.22	48.03	63.92
其他人员数占比/(%)	41.78	51.97	36.08

2. 学历职称构成

参与调查的基层医疗卫生机构2017年在岗卫生技术人员中,学历在本科及以上、大专、中专及以下的占比分别为44.88%、38.11%和17.01%,职称为高级、中级、初级及以下的占比分别为6.23%、38.38%和55.38%。其中乡镇卫生院在岗卫生技术人员中本科及以上和高级职称者的占比(46.18%和6.34%)都高于社区卫生服务中心的相应结果(42.58%和6.03%)(表16-2-2)。

表16-2-2 社区卫生服务中心/乡镇卫生院医务人员学历和职称情况　　　　　　　　　　　(单位:%)

学历和职称构成	合计	社区卫生服务中心	乡镇卫生院
学历构成			
本科及以上	44.88	42.58	46.18
大专	38.11	33.19	40.89
中专及以下	17.01	24.24	12.93
职称构成			
高级	6.23	6.03	6.34
中级	38.38	28.31	43.78
初级及以下	55.38	65.66	49.88

3. 人口总流动情况

调查数据显示,过去5年调查的社区卫生服务中心中平均每新进一名职工会同时流失0.69人,流失人员中本科及以上学历的占比为34.12%,流失人员总数占在岗人员数的36%。过去5年调查的乡镇卫生院中平均每新进一名职工会同时流失0.54人,流失人员中本科及以上学历的占比为52.21%,流失人员总数占在岗人员数的13%(表16-2-3)。

表16-2-3 2013—2017年平均每家社区卫生服务中心/乡镇卫生院人员总流动情况

项目	合计	社区卫生服务中心	乡镇卫生院
新进人员数/人	557	305	252
本科及以上占比/(%)	50.99	50.82	51.19
流失人员数/人	347	211	136
本科及以上占比/(%)	41.21	34.12	52.21
流失人员数/新进人员数	0.62	0.69	0.54
流失人员数/在岗人员数	0.21	0.36	0.13

通过对比珠海市第六次(2013—2017)与广东省第五次(2008—2012)国家卫生服务调查平均每家社区卫生服务中心/乡镇卫生院人员流动情况来看,流失人员数占新进人员数或在岗人员数的比例基本持平(表16-2-4)。

表 16-2-4 珠海市第六次与广东省第五次国家卫生服务调查平均每家
社区卫生服务中心/乡镇卫生院人员流动情况

项目	珠海市第六次(2013—2017)国家卫生服务调查结果	广东省第五次(2008—2012)国家卫生服务调查结果[#]
新进人员数中本科及以上占比/(%)	50.99	
流失人员数中本科及以上占比/(%)	41.21	
流失人员数/新进人员数	0.62	0.60
流失人员数/在岗人员数	0.21	0.21

注:[#]表示部分数据缺失。

二、设备配置情况

调查结果表明,参与调查的基层医疗卫生机构中,2017 年平均每家机构拥有 DR 机和 CT 机的数量分别为 0.68 台和 0.05 台。在调查的 8 家社区卫生服务中心中,没有机构拥有 CT 机(表 16-2-5)。

表 16-2-5 2017 年平均每家社区卫生服务中心/乡镇卫生院拥有的设备数 (单位:台)

设备名称	合计	社区卫生服务中心	乡镇卫生院
DR 机	0.68	0.63	0.73
CT 机	0.05	0.00	0.09

三、基本药物补偿机制

2017 年基本药物零差率可以采取多种补偿方式,关于"基本药物零差率补偿方式(可多选)"的数据结果显示,选择"财政专项补助""医保报销""收支两条线管理"和"服务价格调整"的比例分别为 63.16%、26.32%、31.58% 和 10.53%(表 16-2-6)。从整体情况来看,政府补偿方式以"财政专项补助"和"收支两条线管理"为主。

表 16-2-6 社区卫生服务中心/乡镇卫生院基本药物零差率补偿方式 (单位:%)

补偿方式	合计	社区卫生服务中心	乡镇卫生院
财政专项补助	63.16	37.50	81.82
医保报销	26.32	37.50	18.18
收支两条线管理	31.58	25.00	36.36
服务价格调整	10.53	25.00	0.00
其他	10.53	25.00	0.00

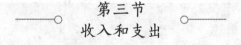

第三节 收入和支出

一、总收入

参与调查的基层医疗卫生机构 2017 年总收入为 7.18 亿元,其中"财政补助收入"和"医疗保险收入"的占比分别为 67.88% 和 15.02%。从基层医疗卫生机构类型来看,社区卫生服务中心 2017 年总收入(2.17 亿元)少于乡镇卫生院(5.01 亿元),且乡镇卫生院财政补助收入在总收入中占比(70.03%)高于社区卫生服务中心(62.91%)(表 16-3-1)。

表 16-3-1　社区卫生服务中心/乡镇卫生院 2017 年收入构成情况

指标	合计	社区卫生服务中心	乡镇卫生院
总收入/亿元	7.18	2.17	5.01
财政补助收入占比/(%)	67.88	62.91	70.03
基本支出补助/(%)	57.51	60.13	56.37
项目支出补助/(%)	4.62	2.16	5.68
医疗保险收入占比/(%)	15.02	16.79	14.25

二、总支出

调查结果显示,基层医疗卫生机构 2017 年的总支出为 6.98 亿元,其中社区卫生服务中心总支出 2.25 亿元,乡镇卫生院总支出 4.73 亿元(表 16-3-2)。

表 16-3-2　社区卫生服务中心/乡镇卫生院 2017 年支出情况

指标	合计	社区卫生服务中心	乡镇卫生院
总支出/亿元	6.98	2.25	4.73

第四节　业务开展情况

一、医疗服务

从参与调查的基层医疗卫生机构 2017 年基本医疗服务情况来看,出院人次数和手术人次数分别为 3350 人次和 209 人次(表 16-4-1)。乡镇卫生院 2017 年基本医疗总服务量大于社区卫生服务中心。

表 16-4-1　社区卫生服务中心/乡镇卫生院 2017 年基本医疗服务情况

指标	合计	社区卫生服务中心	乡镇卫生院
出院人次数/人次	3350	68	3282
其中:分娩人数/人	59	0	59
手术人次数/人次	209	0	209

二、基本公共卫生服务

本次调查的基层医疗卫生机构开展的 10 项基本公共卫生服务中,2017 年"7 岁以下儿童国家免疫规划疫苗常规预防接种""7 岁以下儿童二类疫苗接种""7 岁以下儿童保健""3 岁以下儿童保健""产前检查""产后访视""65 岁及以上老年人健康体检""高血压患者规范管理""2 型糖尿病患者规范管理"和"严重精神障碍患者规范管理"平均开展人次数分别为 16606.00 人次、7797.31 人次、5175.00 人次、3285.11 人次、4662.32 人次、1002.63 人次、1788.58 人次、1692.58 人次、551.16 人次和 212.11 人次(表 16-4-2)。

表 16-4-2　社区卫生服务中心/乡镇卫生院 2017 年基本公共卫生服务平均开展人次数　　(单位:人次)

基本公共卫生服务项目	合计	社区卫生服务中心	乡镇卫生院
7 岁以下儿童国家免疫规划疫苗常规预防接种	16606.00	10956.75	21125.40
7 岁以下儿童二类疫苗接种	7797.31	2291.71	12079.44

续表

基本公共卫生服务项目	合计	社区卫生服务中心	乡镇卫生院
7岁以下儿童保健	5175.00	2481.00	7134.27
3岁以下儿童保健	3285.11	1851.50	4432.00
产前检查	4662.32	3028.75	5850.36
产后访视	1002.63	891.25	1083.64
65岁及以上老年人健康体检	1788.58	1277.63	2160.18
高血压患者规范管理	1692.58	1478.63	1848.18
2型糖尿病患者规范管理	551.16	580.63	529.73
严重精神障碍患者规范管理	212.11	150.13	257.18

三、健康教育服务项目开展情况

调查结果显示,在健康教育服务项目开展方面,调查的基本医疗卫生机构2017年平均发放健康教育印刷材料的数量为22020.16册,平均播放健康教育音像材料、健康教育宣传栏更新和举办健康教育讲座、咨询的次数分别为4188.27次、24.58次和48.37次(表16-4-3)。

表16-4-3 社区卫生服务中心/乡镇卫生院2017年健康教育服务项目平均开展数量/次数

健康教育服务项目	合计	社区卫生服务中心	乡镇卫生院
发放健康教育印刷材料/册	22020.16	12548.75	28908.45
播放健康教育音像材料/次	4188.27	2644.88	5310.73
健康教育宣传栏更新/次	24.58	25.88	23.64
举办健康教育讲座、咨询/次	48.37	65.88	35.64

四、重大公共卫生服务项目及卫生监管协管开展情况

调查结果显示,在重大公共卫生服务项目及卫生监管协管开展方面,"卫生监管协管""艾滋病患者管理""艾滋病快速检测""叶酸补服""乳腺癌筛查"和"宫颈癌筛查"的开展率分别为66.67%、16.67%、44.44%、88.89%、44.44%和50.00%(表16-4-4)。其中乡镇卫生院重大公共卫生服务项目及卫生监管协管开展率明显高于社区卫生服务中心。

表16-4-4 重大公共卫生服务项目及卫生监管协管开展率　　　　　　(单位:%)

项目	合计	社区卫生服务中心	乡镇卫生院
开展卫生监管协管	66.67	25.00	100.00
开展艾滋病患者管理	16.67	0.00	30.00
开展艾滋病快速检测	44.44	12.50	70.00
开展叶酸补服	88.89	75.00	100.00
开展乳腺癌筛查	44.44	37.50	50.00
开展宫颈癌筛查	50.00	37.50	60.00

与广东省第五次国家卫生服务调查的相应结果比较,除了开展艾滋病患者管理项目的占比较低外,珠海市第六次国家卫生服务调查其他重大公共卫生服务项目及卫生监管协管开展率均明显提高(表16-4-5)。

表 16-4-5　珠海市第六次与广东省第五次国家卫生服务调查重大公共卫生服务项目及卫生监管协管开展率比较　　　　　　　　　　　　　　　　（单位：%）

项目	珠海市第六次（2018年）国家卫生服务调查结果	广东省第五次（2013年）国家卫生服务调查结果
开展卫生监管协管	66.67	26.3
开展艾滋病患者管理	16.67	39.1
开展艾滋病快速检测	44.44	30.8
开展叶酸补服	88.89	64.7
开展乳腺癌筛查	44.44	34.6
开展宫颈癌筛查	50.00	37.6

第五节　本章小结

（1）调查地区基本医疗卫生机构一般情况。本次调查涉及社区卫生服务中心8家（42.11%），乡镇卫生院11家（57.89%）。医疗机构收支管理方式调查显示，社区卫生服务中心和乡镇卫生院都主要以政府预算拨款为主；从机构可及性方面看，社区卫生服务中心距离服务辖区内最远的行政村/居委会的平均距离和平均时间（6.48千米和24.38分钟）都要短于乡镇卫生院的相应结果（17.27千米和38.27分钟）；从服务人口特征方面看，社区卫生服务中心7岁以下的儿童占辖区内总人口的比例高于乡镇卫生院，而65岁及以上人口数占辖区内总人口的比例低于乡镇卫生院。

（2）调查地区基本医疗卫生机构卫生资源分布状况。乡镇卫生院在编人员数的占比（63.92%）高于社区卫生服务中心（48.03%），且乡镇卫生院在岗卫生技术人员中本科及以上和高级职称者的占比（46.18%和6.34%）分别高于社区卫生服务中心的42.58%和6.03%；过去5年调查的社区卫生服务中心中流失人员总数占在岗人员数的比例（36.00%）高于乡镇卫生院（13.00%）；2017年基本药物零差率补偿方式中，以"财政专项补助"和"收支两条线管理"为主。

（3）调查地区基本医疗卫生机构财政收支情况。调查的社区卫生服务中心2017年总收入为2.17亿元，总支出为2.25亿元，财政支出略大于财政收入；乡镇卫生院2017年总收入为5.01亿元，总支出为4.73亿元，财政收入大于财政支出。

（4）调查地区基本医疗卫生机构业务开展情况。乡镇卫生院2017年基本医疗总服务量大于社区卫生服务中心；在问卷中涉及的10项基本公共卫生服务项目和4项健康教育服务项目开展情况方面，基层医疗卫生机构开展率都较好；另外，乡镇卫生院重大公共卫生服务项目及卫生监管协管开展率明显高于社区卫生服务中心。

（5）基层医疗卫生机构开展重大公共卫生服务项目情况的比较，特别是与广东省第五次国家卫生服务调查结果的比较来看，除个别项目外，工作开展率均明显提高。

第五部分
主要发现与建议

第十七章 调查结果概要

第一节 基本特征

为贯彻落实国家卫生服务调查相关精神与要求,客观反映卫生改革与发展的成就与问题,分析未来卫生服务供需变化的趋势,珠海市于2018年9月至10月开展了第六次国家卫生服务调查。本次调查主要包括家庭健康调查、医务人员调查和机构调查,调查的主要内容包括:①居民人口与社会经济特征;②居民对医疗卫生服务的需要、需求、利用情况;③居民基本医疗保障覆盖情况;④居民对医疗服务系统及医疗服务提供过程和结果的满意度情况;⑤妇女、儿童、老年人等重点人群的卫生服务需要、需求及利用情况;⑥医务人员的个人基本情况、工作特征、工作环境、工作感受、工作态度、执业环境、感知变化等。

珠海市第六次家庭健康调查采用多阶段分层整群抽样的方法抽取珠海市7个区、17个乡镇/街道、39个村/居委会,共涉及2340个常住户,调查人口7425人。医务人员调查的调查范围包括样本区中的部分三级综合医院、中医(综合)医院、部分二级医院共计10个样本医院及样本乡镇、街道的所有乡镇卫生院和社区卫生服务中心,调查对象为上述机构中被抽中的临床医生、护理人员和防保人员,共计489人。机构调查的调查对象为样本区的部分医院、样本乡镇、街道的所有社区卫生服务中心和乡镇卫生院,共计29个医疗卫生机构,其中社区卫生服务中心、乡镇卫生院和医院机构数分别为8个、11个和10个。

第二节 家庭健康调查结果

一、调查人口情况

(1) 调查地区住户家庭生活条件。调查地区居民生活饮用水以经过集中净化处理的自来水为主,饮用集中净化处理的自来水的家庭比例达到94.32%。家庭厕所类型多为水冲式卫生厕所,使用的比例达到97.52%。

(2) 调查地区住户贫困户或低保户情况。在调查地区居民家庭中,贫困户和低保户所占的比例较低,分别为0.98%和1.20%;在所调查的7个区中,斗门区的贫困户和低保户占比最多,分别达到2.83%和3.67%,致困的原因主要是劳动力不足(53.33%)。

(3) 调查人口社会学特征。调查人口中,男性占49.99%,女性占50.01%;从年龄结构来看,45~54岁人口所占比例最高,达18.06%,65岁及以上人口占调查人口总数的12.55%;6岁及以上的调查人口中,初中及以下学历者占比为60.90%,高中/技工学校、中专、大专、本科及以上学历者占比分别为15.74%、6.27%、9.61%和7.47%;10岁及以上的调查人口中,已婚者比例达到75.07%,大多数(58.81%)的人口属于"在业者"。

(4) 卫生服务可及性。调查地区居民距最近医疗机构的距离"不足1千米"的比例为49.40%,距最近医疗机构距离3千米以上所占比例接近10%(9.45%);而居民距最近医疗机构的时间"不超过10分钟"的比例为84.06%,14.74%的居民需要11~20分钟到达最近的医疗机构,仅有0.34%的居民距最近医疗机构的时间为 30 分钟以上。

二、居民健康状况及卫生服务需要

1. 居民自评健康状况

2018 年调查地区居民在"行动""自我照顾""日常活动""疼痛/不适""焦虑/抑郁"五个维度中自我报告存在中度及以上困难的比例分别为 3.59%、1.65%、2.14%、9.61%、5.00%。居民自评健康得分为 82.57 分,整体自报健康状况良好。

2. 两周患病情况

(1) 两周患病率:调查地区居民总体两周患病率为 29.19%,且男性和女性居民的两周患病率分别为 27.75% 和 30.62%。在调查的 7 个区中,万山区居民的两周患病率为 41.60%,远高于其他区居民的两周患病率。

(2) 两周患病发病时间及构成:在本次调查的两周患者中,67.10% 为慢性病持续到两周内,两周内新发急性病患占 27.46%,两周前急性病发生延续到两周内的占 5.45%;按照疾病系统分类,从总体情况来看,两周患病率居前 5 位的疾病系统依次是循环系统(106.26‰)、呼吸系统(64.78‰)、内分泌营养代谢系统(32.73‰)、肌肉骨骼结缔组织系统(27.21‰)和消化系统(24.24‰);按照疾病种类分类,从总体上看,疾病别两周患病率排名前 5 位的疾病依次是高血压(93.87‰)、糖尿病(25.59‰)、上呼吸道感染(25.32‰)、急性鼻咽炎(20.88‰)和急慢性胃肠炎(9.70‰)。

(3) 两周患病严重程度:在两周患者中,15.97% 的患者认为自己所患疾病严重,61.88% 的患者认为一般,22.15% 的患者认为不严重;调查地区居民两周患病卧床率为 2.05%,其中,平均卧床率居于第一和第二位的区分别是横琴新区(2.75%)和斗门区(2.37%),两周患病卧床率最低的是高新区,仅为 0.67%;调查地区居民两周患病休工/休学率为 1.35%,其中,平均休工/休学率居于第一和第二位的区分别是万山区(2.38%)和金湾区(1.58%),两周患病休工/休学率最低的是高新区,为 0.54%。

3. 慢性病患病情况

(1) 慢性病患病率:调查地区居民慢性病总体患病率(按患病例数计算)为 38.30%,女性居民慢性病患病率(39.68%)普遍高于男性居民(36.90%)。从调查的 7 个区来看,万山区居民的慢性病患病率最高,达 48.71%;金湾区居民的慢性病患病率最低,为 30.58%。

(2) 慢性病患病构成:在调查地区居民中疾病系统别慢性病患病率排名前 5 位的依次是:循环系统(166.06‰)、肌肉骨骼结缔组织系统(58.64‰)、内分泌营养代谢系统(52.07‰)、消化系统(32.19‰)和呼吸系统(27.27‰);调查地区慢性病患病率排在前 5 位的慢性病依次是:高血压(137.32‰)、糖尿病(35.81‰)、椎间盘疾病(23.32‰)、急慢性胃肠炎(19.55‰)和类风湿性关节炎(11.83‰)。

三、居民卫生服务需求与利用

1. 两周就诊情况

(1) 两周患病治疗情况:80.29% 的患者到医疗机构就诊,其中 43.42% 的患者在两周内到医疗机构就诊,36.87% 的患者在两周前到医疗机构就诊治疗延续至两周内;在未就诊的患者中,4.89% 的患者未采取任何治疗措施,14.82% 的患者采取纯自我治疗。

(2) 两周就诊率:调查地区居民两周就诊率为 16.74%,男性居民两周就诊率(15.36%)低于女性(18.13%)。在调查的 7 个区中,高栏港区居民的两周就诊率最高,达 20.64%;万山区居民的两周就诊率最低,为 8.32%。

(3) 两周就诊的疾病构成:调查地区居民疾病系统别两周就诊率排名前 5 位的疾病系统依次是:呼吸系统(46.73‰)、循环系统(35.15‰)、消化系统(21.01‰)、肌肉骨骼结缔组织系统(17.51‰)和内分泌营养代谢系统(10.91‰)。调查地区居民疾病别两周就诊率排在前 5 位的疾病依次是:高血压(28.96‰)、急性上呼吸道感染(20.47‰)、急性鼻咽炎(13.06‰)、急慢性胃肠炎(7.95‰)和糖尿病

(7.54‰)。

(4) 就诊地点构成：从调查地区居民两周就诊首选医疗机构情况来看，多数选择就近的基层医疗机构(诊所、村卫生室、社区卫生服务站、卫生院、社区卫生服务中心)，占总数的58.45%，其次为县属医疗机构。

(5) 未就诊比例：调查地区居民的两周未就诊比例为19.71%，男性居民两周未就诊比例(20.00%)高于女性(19.44%)。在调查的7个区中，金湾区居民的两周未就诊比例最高，达28.43%；斗门区居民的两周未就诊比例最低，为10.95%。

(6) 未就诊原因构成：自感病轻而未就诊的比例占57.55%，认为无有效措施的占16.98%，认为无时间的仅占1.89%。

2. 住院服务利用

(1) 住院率：调查地区居民总住院率为10.30%，男性居民住院率为8.19%，女性居民住院率为12.42%，男性居民住院率低于女性。且高栏港区居民住院率最高，达15.03%，各区的女性居民住院率均高于男性。

(2) 住院疾病构成：调查地区居民疾病系统别住院率排名前5位的疾病系统依次是：妊娠分娩疾病系统(18.72‰)、循环系统(16.16‰)、呼吸系统(10.91‰)、消化系统(9.70‰)和泌尿生殖系统(9.02‰)。调查地区居民因病住院的前5位的疾病依次是：正常分娩(14.81‰)、高血压(5.12‰)、脑血管病(4.31‰)、肺炎(4.31‰)和骨折(3.91‰)。此外，调查的各个区居民因病住院位居首位的疾病均是正常分娩。

(3) 住院原因：因患疾病住院为主要原因，其次为住院分娩，所占比例分别为74.64%和16.73%，住院原因占比最低的为计划生育服务，仅为0.26%。

(4) 住院医疗机构的情况：大多数因病需要住院者选择县级及县级以上医院，只有少数人群选择卫生院或社区卫生服务中心等基层医疗卫生机构，选择民营医院等其他医院的比例最低，仅为2.35%。

(5) 住院天数：住院患者平均住院天数为8.46天，各区患者中平均住院天数排在前两位的分别是金湾区(10.28天)和香洲区(10.01天)。

(6) 出院原因：在出院患者中，95.42%的出院者是遵医嘱离院，3.53%的患者未遵医嘱要求而自动离院，遵医嘱转院的占0.52%。

(7) 应住院未住院比例：调查地区居民应住院而未住院的比例为13.27%，其中高栏港区应住院而未住院的比例最高，为28.05%；横琴新区应住院而未住院的比例最低，仅为3.45%，且男性应住院而未住院的比例总体高于女性。

(8) 应住院而未住院的原因：自认为没有必要住院的比例占33.33%，认为没有时间的占20.83%，经济困难的占19.44%，认为无有效措施的占4.17%。

3. 居民医疗服务费用

(1) 次均门诊自付费用：在调查地区两周就诊者中，次均门诊自付费用为488.99元，其中金湾区的次均门诊自付费用最高，达892.19元，香洲区的最低，为263.06元。

(2) 住院费用：在调查地区住院患者中，次均住院医疗费用为14536.75元，其中金湾区次均住院医疗费用(18526.64元)明显高于高新区(12205.68元)。

四、调查居民健康相关行为

1. 健康档案拥有率

调查地区居民中自报拥有健康档案的比例为55.85%，没有健康档案的比例为16.55%；其中斗门区自报拥有健康档案的比例最高，达77.99%，香洲区自报拥有健康档案的比例最低，为31.44%。

2. 健康体检率

调查地区居民中自报过去12个月内接受过健康体检的比例为60.15%，男性居民自报过去12个月内接受过健康体检的比例(58.14%)低于女性(62.16%)。

3. 吸烟情况

本次调查的 10 岁及以上人口中,吸烟率为 23.84%,男性居民的吸烟率(46.00%)明显高于女性(2.09%);从调查的各个区来看,万山区 10 岁及以上调查人口中吸烟率最高(29.48%),香洲区最低(19.99%);调查地区吸烟者中平均每天吸烟量为 16.91 支,其中万山区 10 岁及以上吸烟者平均每天吸烟量最多(19.61 支),香洲区吸烟者平均每天吸烟量最少(14.85 支),且男性吸烟者吸烟量总体大于女性吸烟者。

4. 饮酒情况

调查地区 10 岁及以上居民在过去一年内饮酒率为 20.76%,其中 10 岁及以上男性居民饮酒率为 34.56%,女性居民饮酒率为 7.23%;在调查的各个区中,万山区 10 岁及以上居民的饮酒率(32.55%)明显高于横琴新区(15.13%)。

5. 体育锻炼情况

调查地区 10 岁及以上居民体育锻炼率为 58.42%,其中每周锻炼 6 次及以上、3～5 次和 1～2 次所占比例分别为 31.32%、15.59%和 11.51%,每周体育锻炼次数不到 1 次的比例为 2.64%,从不锻炼的比例为 38.93%;调查地区 10 岁及以上居民平均每次体育锻炼时间为 51.18 分钟,男性居民平均每次体育锻炼时间为 51.66 分钟,女性为 50.73 分钟。

6. 刷牙情况

在调查地区居民中,每天刷牙的比例为 96.45%,其中香洲区居民每天刷牙的比例(97.61%)明显高于高新区(94.74%)。且调查地区居民平均每天刷牙次数在 2 次及以上的比例为 63.08%,从不刷牙的比例为 3.54%。

五、居民满意度

1. 门诊服务满意度

(1) 门诊服务可及性:调查结果显示,42.83%的就诊者认为本次候诊所花时间"短",42.93%的就诊者选择"一般",14.24%的就诊者选择"长";从调查的各个区来看,认为此次就诊的候诊时间"短"所占比例最高的为万山区(56.82%),所占比例最低的为金湾区(32.95%)。

(2) 门诊就医环境:调查结果显示,就诊者中认为就诊机构的环境"好"的比例为 48.25%,认为就诊机构的环境"一般"的比例为 49.95%,认为就诊机构的环境"差"的比例为 1.81%;在调查的各个区中,高新区和横琴新区的就诊者认为就诊机构的环境"好"的比例相对较高,分别为 52.83%和 52.70%。

(3) 医护人员态度:调查结果显示,就诊者选择"好"的比例为 68.33%,选择"一般"的比例为 30.39%,选择"差"的比例为 1.28%;从调查的各个区来看,认为此次就诊医护人员的态度"好"的比例均明显高于"一般/差"的比例。

(4) 门诊就诊花费:31.77%的就诊者认为"不贵",41.98%的就诊者认为"一般",26.25%的就诊者认为"贵";其中,高栏港区的就诊者中,认为此次就诊的花费"一般/贵"的比例大约为此次就诊的花费"不贵"比例的 4 倍。

(5) 门诊就诊满意度:63.44%的就诊者表示"满意",33.37%的就诊者表示"一般",3.19%的就诊者表示"不满意";从调查的各个区来看,对此次就诊表示"满意"的就诊者比例均高于表示"一般/不满意"的比例。且男性中 63.95%的就诊者表示对此次就诊总体满意,女性中 63.00%的就诊者表示对此次就诊总体满意。

(6) 不满意原因构成:调查结果显示,在门诊就诊者对门诊服务不满意的原因中,排在前 3 位的分别是"医疗费用高"(36.67%)、"技术水平低"(20.00%)和"等候时间长"(20.00%)。

2. 住院服务满意度

(1) 就诊单位环境设施:调查结果显示,59.22%的住院就诊者表示"好",认为"一般"的比例为

37.91%,认为"差"的比例为2.88%;在调查的各个区中,住院就诊者对病房环境评价"好"的比例均高于"一般/差"的比例。

(2) 医护人员态度:认为"好""一般"和"差"的比例分别为73.20%、25.62%和1.18%;其中调查的各个区住院就诊者认为医护人员态度"好"的比例均明显高于"一般/差"的比例。

(3) 医护人员解释治疗方案清晰程度:71.90%的住院就诊者表示"好",26.27%的住院就诊者表示"一般",1.83%的住院就诊者表示"差";在调查的各个区住院就诊者中,表示医护人员解释治疗方案清晰程度"好"的比例均高于"一般/差"的比例,金湾区最为明显。

(4) 医护人员倾听病情认真程度:认为"好""一般"和"差"的比例分别为76.21%、22.88%和0.92%;其中斗门区和横琴新区的住院就诊者对此次住院医护人员倾听病情认真程度的态度评价均为"好/一般"。

(5) 住院花费:在调查地区住院就诊者中,认为住院费用"贵"的比例较高,为49.41%,认为"不贵"的比例只占15.16%;其中金湾区认为住院费用"贵"的比例高达64.04%,高栏港区次之,为55.93%。

(6) 住院满意度:在住院就诊者中,60.78%的住院就诊者表示"满意",34.12%的住院就诊者表示"一般",5.10%的住院就诊者表示"不满意";其中万山区住院就诊者对此次住院表示"满意"的比例(77.78%)明显高于"一般"的比例(14.81%)和"不满意"的比例(7.41%)。男性就诊者对住院服务表示"满意"的比例(63.75%)高于女性(58.77%)。

(7) 不满意原因构成:"医疗费用高"位居首位(38.46%),其后依次为"技术水平低"(23.08%)和"等候时间长"(10.26%),认为"设备条件差""药品种类少"和"服务态度差"所占的比例均较低。

六、孕产妇和儿童保健

(1) 健康检查情况:调查前一年内曾接受过妇科健康检查的妇女占调查妇女总数的46.36%,调查前一年内曾接受过宫颈癌和乳腺检查的妇女分别占调查妇女总数的34.70%和38.18%。

(2) 生育情况:从怀孕情况来看,平均每名育龄妇女怀孕1.90次,其中万山区平均每名育龄妇女怀孕次数最多,为2.50次,其次为高栏港区,为2.17次;从分娩情况来看,平均每名育龄妇女生育1.72个活产儿,其中万山区平均每名育龄妇女生育1.96个活产儿,香洲区平均每名育龄妇女生育1.42个活产儿。

(3) 孕产期保健:调查结果显示,孕产妇产前检查率为99.80%,就孕期检查次数构成来看,产检0~3次的占2.05%,4~7次的占11.89%,5次及以上的占96.52%,8次及以上的占86.07%;调查地区产后访视率为80.74%,就产后访视次数构成来看,产后访视0次、1次、2次、3次及以上的比例分别为19.26%、54.51%、19.26%和6.97%,其中产后访视1次的占比最高。

(4) 分娩情况:从分娩地点来看,调查地区孕产妇选择到医疗卫生机构分娩的比例为98.56%,其中选择到医院和妇幼保健机构分娩的比例分别为55.53%和28.89%;从分娩方式来看,调查地区孕产妇中,自然分娩(顺产)占57.79%,剖宫产占42.21%;在调查的各个区中,除高新区及高栏港区外,自然分娩所占的比例均高于剖宫产。

(5) 出生体重:本次调查活产儿的平均出生体重为3288.59克,调查各区之间的差异不明显;低体重儿(出生体重<2500克)的比例为4.51%,其中高新区低体重儿的比例最高(7.27%)。

(6) 儿童体检率:调查结果显示,调查地区6岁及以下儿童健康体检率为93.08%,其中万山区6岁及以下儿童健康体检率达100%,横琴新区6岁及以下儿童健康体检率较低(89.86%)。

(7) 计划免疫情况:99.53%的6岁及以下儿童拥有预防接种证/卡,其中斗门区、金湾区、高新区和万山区这4个区调查的6岁及以下儿童建卡率达到100%。

(8) 母乳喂养情况:调查结果显示,母乳喂养比例为89.31%,其中高新区母乳喂养比例最高(95.38%),香洲区母乳喂养比例最低(85.48%)。纯母乳喂养时间平均为3.38个月,其中万山区纯母乳喂养持续时间最长(4.23个月)。

(9) 孕产妇和儿童两周患病情况:调查地区15~64岁妇女的两周患病率为24.59%,6岁及以下儿童的两周患病率为13.84%。

七、60岁及以上老年人卫生状况

1. 老年人社会学特征

在全部调查地区人口中,60岁及以上老年人占调查人口总量的18.86%。其中男性占47.36%,女性占52.64%;60~69岁年龄组所占比例最高(61.21%),70~79岁年龄组次之(24.86%),80岁及以上年龄组占比最低(13.93%);已婚者所占比例最高,为78.00%;小学学历者占比最高(43.36%),初中学历者次之(22.21%),没上过学、高中/技工学校、中专、大专、本科及以上学历者所占比例分别为18.50%、9.14%、2.43%、2.57%和1.79%;调查的60岁及以上老年人基本医疗保险参加率达到96.49%。

2. 老年人卫生服务需要

(1) 老年人自评健康状况:2018年调查地区60岁及以上老年人在"行动""自我照顾""日常活动""疼痛/不适""焦虑/抑郁"五个维度中自我报告存在中度及以上困难的比例分别为13.00%、5.93%、7.64%、24.57%、7.86%。60岁及以上老年人自评健康得分为73.47分,低于总调查人口自评健康得分(82.57分)。

(2) 老年人两周患病情况:调查地区60岁及以上老年人总体两周患病率为71.29%,在调查的7个区中,万山区60岁及以上老年人的两周患病率最高(83.33%),斗门区最低(62.50%);且60岁及以上老年人中男性和女性的两周患病率分别为66.52%和75.58%。

(3) 老年人慢性病患病情况:调查地区60岁及以上老年人慢性病总患病率(按患病例数计算)为92.07%,女性慢性病患病率(97.56%)高于男性(85.97%)。

(4) 老年人失能情况:23.15%的60岁及以上老年人听力状况存在中度及以上问题,其中存在中度问题和极度问题的比例分别为15.36%和7.79%;另外,23.14%的60岁及以上老年人视力状况存在中度及以上问题,其中存在中度问题和极度问题的比例分别为17.57%和5.57%。

3. 老年人卫生服务需求与利用

(1) 老年人两周患病情况:两周患病老年人中86.87%的患者到医疗机构就诊,其中38.78%的患者在两周内到医疗机构就诊,48.10%的患者在两周前到医疗机构就诊治疗延续至两周内;在未就诊的患者中,4.51%的患者未采取任何治疗措施,8.62%的患者采取纯自我治疗。

(2) 老年人两周就诊情况:调查地区60岁及以上老年人两周就诊率为35.86%,60岁及以上老年人中男性居民两周就诊率(30.02%)低于女性(41.11%)。在调查的7个区中,香洲区的60岁及以上老年人两周就诊率最高,达40.80%;万山区居民的两周就诊率最低,为10.42%;两周未就诊比例为13.13%,其中男性居民两周未就诊比例(15.42%)高于女性(11.31%)。在调查的7个区中,金湾区的两周未就诊比例最高(25.25%),斗门区最低(7.50%)。

(3) 老年人住院情况:60岁及以上老年人总体住院率为23.07%,男性居民住院率(22.02%)低于女性居民住院率(24.02%);且横琴新区60岁及以上老年人住院率最高,达29.27%,万山区60岁及以上老年人住院率最低,为6.25%;应住院而未住院的比例为11.02%,其中男性应住院而未住院的比例(10.98%)总体低于女性(11.06%),高栏港区60岁及以上老年人应住院而未住院的性别比差异最为明显,万山区和横琴新区60岁及以上老年人没有应住院而未住院的例数。

4. 老年人社会支持

60岁及以上老年人经济来源主要是"离退休养老金"(56.14%),其次是"家庭成员供养"(25.36%);97.43%的60岁及以上老年人生活有人照顾,其中49.57%的老年人生活照顾来源于配偶,45.50%生活照顾来源于子女及其他亲属;91.29%的老年人选择居家养老。

第三节
医务人员调查结果

一、医务人员基本情况

1. 社会学特征

本次调查共涉及医务人员489人,其中社区卫生服务中心有79人,乡镇卫生院有110人,医院有300人,分别占比16.16%、22.49%和61.35%;男性有196名(40.08%),女性有293名(59.92%);年龄在35岁及以下者占比最多(45.29%),35~44岁年龄组占比29.71%,45岁及以上年龄组占比25.00%;在婚医务人员所占的比例(75.26%)远高于不在婚者(24.74%);研究生、本科、本科以下学历的医务人员占比分别为14.52%、56.24%和29.24%;医生和护士所占比例分别为61.55%和33.95%;所调查的医务人员高级、中级、初级及以下职称者所占比例分别为13.50%、40.90%和45.60%。

2. 工作情况

参与调查的医务人员中在现机构工作年数在5年以内的占45.08%,5~9年的占18.24%,10~19年的占18.44%,20年及以上的占18.24%;是本机构正式编制人员的占比为54.81%,无编者占比为42.94%;除其他临床科室外,参与调查的医务人员中占比排名前三位的科室依次是内科(24.95%)、外科(14.93%)和妇产科(10.02%);参与调查的医务人员平均每周工作时间在40小时及以下者占43.56%,41~79小时的占50.51%,80小时及以上的占5.93%;平均每月在单位值夜班的次数在3次及以下、4~7次和8次及以上的占比分别为47.85%、30.67%和21.47%。

二、医务人员健康相关行为

(1) 吸烟情况:在参与调查的医务人员中,"每天吸烟""非每天吸烟"和"不吸烟"者所占比例分别为5.73%、3.48%和90.80%。

(2) 饮酒情况:参与调查的医务人员中,不喝酒的占73.21%,每周喝酒不到1次的占21.47%,每周喝酒1~2次的占4.29%,每周喝酒至少3次的占1.02%。

(3) 体育锻炼情况:从参与调查的医务人员体育锻炼次数构成情况来看,每周体育锻炼1~2次的占比最多(33.74%),其次为不到1次(30.88%),从不锻炼的占10.63%,占比最少的为6次及以上(7.36%)。从参与调查的医务人员体育锻炼强度构成情况来看,平均每次体育锻炼强度为轻度、中度、重度的比例分别为62.10%、36.76%和1.14%。

(4) 久坐时间:参与调查的医务人员平均每天久坐时间为5.08小时,其中乡镇卫生院的医务人员平均每天久坐时间最长,为5.34小时;从平均每天久坐时间构成情况来看,"0~6小时""7~12小时"和"12小时以上"的占比分别为68.71%、30.47%和0.82%。

(5) 总体身体健康状况:参与调查的医务人员自报"好或比较好""一般"和"差或比较差"的比例分别为31.70%、54.40%和13.91%。

三、医务人员工作状况

1. 工作特征

(1) 工作意义:医院医务人员同意或完全同意"工作对他人产生较大影响""工作完成好坏对很多人产生影响"和"工作非常重要"的比例都相对较高;男性工作意义感高于女性。

(2) 工作负荷:医务人员认为造成工作负荷的主要表现在"工作需要集中注意力""工作对能力有很多要求"和"工作必须承担很多责任"且男性医务人员自感的工作负荷大于女性。

2. 工作环境

(1) 工作条件:相比社区卫生服务中心和乡镇卫生院,医院医务人员认为"行政程序阻碍工作效率提高"的比例较高;男性自感工作条件较差的比例高于女性。

(2) 工作反馈:相比乡镇卫生院和医院,社区卫生服务中心医务人员认为有较好的工作反馈;男性医务人员同意或完全同意"有恰当工作前景"的比例高于女性。

3. 工作感受

(1) 工作能力提升:医院医务人员自感在工作过程中能力获得提高的比例较高,且相比男性医务人员,女性自感工作能力提升的比例较高。

(2) 工作满意度:社区卫生服务中心的医务人员对工作满意度最高,男性医务人员比较或非常认同"对目前工作非常满意"的比例低于女性。

(3) 工作压力:医院医务人员比较或非常认同"工作压力很大"和"工作紧张程度很高"的比例最高,乡镇卫生院医务人员比较或非常认同"因工作难以入睡"和"因工作紧张不安"的比例最高,社区卫生服务中心医务人员自感工作压力最小,且参与调查的医务人员中男性自感工作压力大于女性。

(4) 离职倾向:乡镇卫生院医务人员离职意愿最高,且参与调查的医务人员中男性自感离职意愿大于女性。

4. 工作态度

(1) 工作活力:男性医务人员自感工作活力大于女性,且随着年龄的增长,调查医务人员自感工作活力的比例波动增长。

(2) 工作奉献:男性医务人员在比较或非常赞同"所从事工作目的明确且很有意义""工作激发很多灵感""为所从事工作感到自豪"和"工作具有挑战性"的比例均高于女性。

(3) 工作专注:医务人员认为反映工作专注程度较高的是"工作时时间过得飞快""工作时会忘记周围一切"和"沉浸于自己的工作当中"这三个方面的问题,且男性医务人员工作专注度高于女性。

5. 执业环境

(1) 执业环境满意度:社区卫生服务中心医务人员自感的执业环境满意度明显高于乡镇卫生院和医院医务人员,医院医务人员自感执业环境满意度最低。

(2) 自评社会地位:社区卫生服务中心医务人员的自评社会地位得分最高(57.77分),医院医务人员次之(50.55分),乡镇卫生院医务人员得分最低(50.14分);男性医务人员的自评社会地位得分(49.15分)低于女性(53.27分)。

6. 感知变化

(1) 医疗服务条件:相比社区卫生服务中心和乡镇卫生院,医院医务人员自感本单位"医疗服务条件"得到改善的比例相对最高。

(2) 工作压力:医院医务人员自感"工作量"和"工作压力"比5年前增加的比例最高,同时男性医务人员自感与5年前相比在"工作量"和"工作压力"方面增加的比例分别高于女性医务人员。

(3) 个人成长:在"收入水平"方面,乡镇卫生院医务人员自感提高的比例(90.00%)明显高于社区卫生服务中心(75.95%)和医院(81.33%)。

(4) 医患关系:与乡镇卫生院和医院的医务人员相比,社区卫生服务中心医务人员自感与5年前相比"医患关系"改善的比例最高,同时男性医务人员中自感与5年前相比"医患关系"改善的比例低于女性。

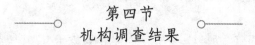

第四节 机构调查结果

一、调查地区基本情况

本次调查共涉及7个区,分别为香洲区、斗门区、金湾区、高新区、万山区、横琴新区和高栏港区,调查地区面积为1736.46平方千米,常住人口共176.54万人。

二、调查地区医疗卫生机构基本情况

调查结果显示,样本区调查的29个医疗卫生机构中,社区卫生服务中心、乡镇卫生院和医院机构数分别为8个、11个和10个。

三、医院调查情况

1. 卫生资源

调查的10家医院在岗工作人员数为9667人,其中在编人员数和合同聘用制人员数的占比分别为40.42%和56.37%;执业医师中本科及以上、大专、中专及以下学历的占比分别为93.84%、5.02%和1.14%,高级、中级、初级及以下职称的执业医师占比分别为28.81%、36.23%和34.96%。

2. 医疗服务

调查医院2017年总诊疗人次、门诊人次、急诊人次和出院人次分别为617.02万人次、530.46万人次、82.93万人次和24.12万人次;其中三级医院医疗服务量远高于二级医院。

3. 收支情况

从不同医院级别财务收入情况来看,三级医院2017年财务总收入(43.51亿元)大于二级医院(11.47亿元);从不同医院级别财务支出情况来看,三级医院2017年财务总支出(43.83亿元)大于二级医院(11.32亿元)。

4. 医改进展

从调查医院药品零差率制度实行补偿形式来看,10家医院全部进行了财政补贴和调整价格这两种方式,在收取一般诊疗费方面,三级医院实行的比例(83.33%)高于二级医院(75.00%)。另外,调查医院在"自主采购高值医用耗材"方面自主比例较低(20%)。

四、社区卫生服务中心、卫生院调查情况

1. 机构类型

本次关于基层医疗卫生机构的调查共涉及19家单位,斗门区、高栏港区、高新区、横琴新区、金湾区、万山区和香洲区分别有5家、2家、2家、1家、2家、2家和5家。其中社区卫生服务中心有8家(42.11%),乡镇卫生院有11家(57.89%)。

2. 卫生资源

参与调查的基层医疗卫生机构2017年在岗职工总数为1625人,其中社区卫生服务中心有583人,乡镇卫生院有1042人;另外,总体来看在编人员数的占比为58.22%;在参与调查的基层医疗卫生机构2017年在岗卫生技术人员中,学历在本科及以上、大专、中专及以下的占比分别为44.88%、38.11%和17.01%,职称为高级、中级、初级及以下的占比分别为6.23%、38.38%和55.38%。

3. 收支情况

参与调查的基层医疗卫生机构2017年总收入为7.18亿元,且社区卫生服务中心2017年总收入(2.17亿元)少于乡镇卫生院(5.01亿元);参与调查的基层医疗卫生机构2017年的总支出为6.98亿元,其中社区卫生服务中心总支出2.25亿元,乡镇卫生院总支出4.73亿元。

4. 业务开展情况

乡镇卫生院2017年基本医疗总服务量大于社区卫生服务中心;在问卷中涉及的10项基本公共卫生服务项目和4项健康教育服务项目开展情况方面参与调查的基层医疗卫生机构开展率都较好;另外,乡镇卫生院重大公共卫生服务项目及卫生监管协管开展率明显高于社区卫生服务中心。

第十八章 发现与建议

第一节 主要成就

一、经济社会发展与居民基本生活卫生条件的改善

珠海市经济社会的发展推动了包括饮用水、卫生厕所改造等公共卫生事业的发展。调查结果显示，2018年调查地区住户中，居民生活饮用水以自来水为主，饮用自来水的家庭比例达到94.32%，且调查地区住户水冲式卫生厕所使用的比例达97.52%，居民安全用水和使用卫生厕所情况良好。

二、医保政策与二孩政策的作用

调查结果显示，贫困户或低保户的首要致贫原因由"因病致贫"转变为"劳动力不足"，可能揭示医保政策对降低贫困增量的作用和二孩政策的必要性，而0~4岁人口的占比变化则可能揭示了二孩政策的有效性。

三、卫生服务可及性和利用得到较大提升

调查地区居民到最近医疗机构所需距离和时间是衡量一个地区卫生服务可及性的重要指标。调查结果显示，调查地区居民距最近医疗机构的距离"不足1千米"的比例为49.40%，距最近医疗机构距离超过3千米以上所占比例接近10%；调查地区居民距最近医疗机构的时间"不超过10分钟"的比例为84.06%，可见居民就医可及性整体较好且调查地区居民在时间上的就医可及性要好于在距离上的就医可及性。调查地区两周就诊率为16.74%，高于2013年珠海市和全国第五次国家卫生服务调查结果（16.0%和13.0%）；住院率为10.30%，高于2013年珠海市、广东省和全国第五次国家卫生服务调查结果（6.5%、6.4%和9.0%），可见卫生服务利用情况整体良好。这一方面可能由于老龄化程度的加快使卫生服务自然需求增加，另一方面可能与经济社会水平提升、居民健康观念增强等因素有关。

四、健康管理与疾病管理发展快

在健康相关行为中，调查地区居民自报过去一年内接受过健康体检的比例为60.15%；10岁及以上居民体育锻炼率为58.42%且平均每次体育锻炼时间为51.18分钟，均有超过一半的居民进行了健康体检和体育锻炼。调查地区15岁及以上人口中在过去的1个月内测量过血压的比例为82.61%，每天按照医嘱规律服用降压药的比例为75.85%；15岁及以上糖尿病患者最近一次血糖检测时间在3个月内的比例达85.40%，按照医嘱每天规律服用降糖药的比例为74.78%。从高血压患者和糖尿病患者的血压及血糖检测和降压及降糖药物使用情况来看，慢性病管理成效显著。

五、妇幼保健质量指标突出

妇幼保健质量指标突出，成效显著：15~64岁妇女在调查前一年内曾接受过妇科检查、宫颈癌检查和乳腺检查占比分别为46.36%、34.70%和38.18%；妇女产前检查率为99.80%，产后访视率为

80.74%,产后访视的形式中以家访居多(57.61%);6岁及以下儿童计划免疫建卡率为99.53%;健康体检率为93.08%;母乳喂养占比达89.31%。

六、基层医疗卫生机构重大公共卫生服务项目及卫生监管开展情况较好

基层医疗卫生机构在开展重大公共卫生服务项目及卫生监管协管上,除个别项目外,均明显好于2013年广东省第五次国家卫生服务调查的结果。

第二节 问题与挑战

一、居民卫生服务需要增加,健康状况有待改善

调查人群两周患病率为29.19%,高于2013年珠海市、广东省和全国第五次国家卫生服务调查结果(19.2%、21.5%和24.1%);慢性病患病率(按例数计算)为38.30%,明显高于2013年珠海市、广东省和全国第五次国家卫生服务调查结果(21.2%、23.2%和33.1%),揭示居民的健康状况有待改善以及相应的医疗保健服务的需求增加。

二、居民健康相关行为有待改善

本次调查的10岁及以上人口中,吸烟率和饮酒率分别为23.84%和20.76%,吸烟者中平均每天吸烟量为16.91支,吸烟者每天吸烟量在10支以内的比例为16.87%,10~19支的比例为29.64%,20支及以上的比例为53.49%,吸烟者吸烟量较多。

三、居民医疗服务满意度仍有待提升

调查结果显示,调查地区63.44%的门诊就诊者对此次就诊表示"总体满意",仍有36.56%的门诊就诊者表示"一般/不满意";在住院就诊者中,60.78%的住院就诊者对此次住院表示"满意",仍有39.22%表示"一般/不满意"。尽管相对2013年珠海市自身调查结果而言,患者门诊和住院总体满意度均提高了,但仍有接近40%的患者表示"一般/不满意"。另外,在门诊和住院就诊者对门诊和住院服务不满意的原因中,排在前3位的都分别是"医疗费用高""技术水平低"和"等候时间长",表明在这些方面的改善对于提高患者满意度还有很大的空间。

四、基层医疗卫生机构医务人员流失严重

调查数据显示,虽然医务人员工作环境相对改进较大,但基层机构的人员流失比较严重。过去5年,接受调查的社区卫生服务中心,平均每新进一名职工的同时会流失0.69人,流失人员总数占在岗人员数的36%;过去5年,接受调查的乡镇卫生院,平均每新进一名职工会同时流失0.54人,流失人员总数占在岗人员数的13%。相对乡镇卫生院而言,社区卫生服务中心的人才流失更为严重。

五、基层医疗机构设备配置需要进一步加强

在设备配置情况上,调查显示基层医疗卫生机构2017年平均每家机构拥有DR机和CT机的数量分别为0.68台和0.05台,整体配备不足。

第三节 分析报告的局限性

一、关于分析结果的比较

本次分析结果与珠海市、广东省及全国第五次国家卫生服务调查结果进行比较,部分调查样本的构成不同可能会影响比较的结果,如第五次国家卫生服务调查的儿童年龄是"5岁以下儿童",而第六次则是"6岁及以下儿童";另外,在样本分析中,对部分指标的分组存在差异,如到最近机构就诊时间的分组与珠海市第五次国家卫生服务调查的分组不同。对此,本分析报告已在图表中做出标注。

二、医务人员的调查样本偏小

本次医务人员的调查样本偏小,可能存在选择偏倚,建议后续增大这一人群的调查样本。

三、本分析报告没有进行深入的统计分析

考虑到与现有相关报告的可比性,本报告侧重于统计描述,没有进行深入的统计分析,后续拟根据项目需要进行专门的专题分析,并以研究论文的形式进行结果报告与交流。

第四节 政策建议

一、继续深入完善医保政策和二孩政策

根据目前的数据显示,医保政策具有降低贫困增量的作用,揭示了二孩政策的必要性和有效性,后续需要进一步完善和加强这些政策的落实,确保进一步巩固和扩大政策成果。

二、加强和创新预防保健服务

无论是一般居民还是老年人,两周患病率和慢性病患病率均明显升高,揭示了居民卫生服务需要及其对经济社会发展的负担是增加的。对此,结合两周就诊率和住院率的上升趋势,从卫生服务供给的角度出发,相对医疗服务的供给而言,预防保健服务的供给可能是更为必要和紧迫的,建议加强预防保健服务影响因素(特别是与经济社会发展相联系的因素,即"将健康融入所有政策")的相关研究,并着眼于相应的政策工具发展与实践转化。

三、加强医疗服务质量管理,提高患者满意度

患者的满意度反映了患者对医疗服务提供结构、过程和结果的满意度,是测量卫生系统反应性的一个重要指标。实现全方位、全过程和全员参加的质量管理,体现出面向患者、面向过程和面向医务人员的全面性,努力提高卫生服务质量,进一步提升患者满意度。

四、改进大众卫生宣教,提高社会对健康及卫生事业的责任感

责任感包括两个方面,一是对自身健康的责任。需要让广大群众认识到医学(医生、医院)不是万能的,预防疾病、促进健康是个人和社会能采取的有效措施,也是个人和社会的责任所在,需要自身注意个人健康相关行为。二是对医务人员和医疗卫生机构的责任,包括物质层面的诊疗收费和精神层面的尊

重与信任等。

五、创新基层医疗卫生机构发展，合理配置和有效使用卫生资源

创新基层医疗卫生机构的卫生资源配置，以提高人群健康水平为中心，以满足社会需求为导向，合理配置卫生资源，提高资源的利用率和公平性。一方面，根据基层医疗卫生机构的不同级别给予不同程度的政府资助与人才优惠政策配套支持，减少人员流失；另一方面，将基础卫生资源配置置于社会大卫生中，通过群众路线来创新和改善基层卫生，致力于从群众中来、到群众中去，将服务群众与依靠群众结合起来，通过动员全社会参与的方式来创新基层卫生的资源配置与发展。

附 录

附录A 关于开展珠海市第六次国家卫生服务调查工作的通知

各区卫计行政部门、市直(驻珠)各医疗卫生单位：

根据国家卫生健康委员会办公厅《关于印发全国第六次卫生服务统计调查制度的通知》(国卫办规划函〔2018〕576号)和《广东省卫生计生委办公室关于开展全省第六次国家卫生服务调查工作的通知》(粤卫办函〔2018〕391号)的相关要求，我局决定在全市范围内开展"珠海市第六次国家卫生服务调查"。现将有关事项通知如下。

一、调查目的和内容

（一）调查目的。

通过调查掌握居民卫生服务需求、需要、利用等信息，客观反映近五年深化医药卫生体制改革成效，为进一步深化改革提供科学依据，为建设健康广东、健康珠海，打造卫生强省、卫生强市提供重要数据支撑。

（二）调查内容。

包括：居民家庭健康询问调查、医疗卫生机构调查、医务人员问卷调查。

二、调查范围和对象

（一）调查范围：全市7个区、17个乡镇（街道）、39个村（居委会）。为保证与前五次卫生服务调查核心指标的连续性和可比性，样本单位原则上与2013年第五次全市卫生服务调查一致。

（二）调查对象：每个样本村（居委会）60户，全市2340户居民，约8200人。

三、调查方法与方式

（一）调查方法。

居民家庭健康询问调查采用入户询问方法；医务人员问卷调查、医疗卫生机构调查采用问卷调查方法。

（二）采集方式。

我市样本点可登录省卫计委研发的第六次国家卫生服务调查网上录入系统集中录入。

四、调查时间安排

2018年8月15日—31日，本市调查方案设计、人员培训、样本户的抽取等前期准备工作。

2018年9月1日—25日，现场（入户）调查、数据录入、质量控制等。

2018年9月25日—10月10日，数据整理、总结上报。

五、组织实施

（一）加强组织领导，制定工作方案。为切实做好珠海市第六次国家卫生服务调查工作，我市成立由市卫计局统一领导，局相关业务科室和单位配合，市公立医院管理中心（市卫计信息中心）具体实施的调查领导小组和办公室，并制定了《珠海市第六次国家卫生服务调查实施方案》（简称《方案》）。办公室设在市公立医院管理中心，负责本次调查工作的组织实施和技术指导工作。

（二）加强工作保障，广泛宣传发动。本次调查时间紧、难度大、任务重。各区卫计行政部门要高度重视,积极配合,按照《方案》要求尽快成立本地区卫生服务调查领导小组,明确调查职责,落实调查经费,选拔调查人员,做好组织、宣传和实施工作。

（三）严格培训、督导,确保数据质量。市卫计局、市公立医院管理中心将组织专题培训会,对相关人员进行培训;同时成立督导专家组,负责调查工作的技术指导和质量把关。本次调查结束后,市卫计局、市公立医院管理中心将进行专题总结,并依据各区对此项工作的宣传发动、组织实施、数据质量等方面进行综合考评。

附录B 珠海市第六次国家卫生服务调查实施方案

根据国家卫生健康委员会办公厅《关于印发全国第六次卫生服务统计调查制度的通知》（国卫办规划函〔2018〕576号）的要求，广东省卫生计生委决定于8月—10月开展全省第六次国家卫生服务调查，并于9月1日—9月25日实施入户现场访问。第六次卫生服务调查通过了解居民卫生服务需要、需求和利用以及对医疗服务满意度等信息，客观反映医药卫生改革发展成就、问题，预测卫生服务需要、需求和利用的变化趋势，为评价深化医改实施效果，制定卫生事业发展政策提供依据。我市作为国家卫生服务调查的抽样城市，承担着许多具体任务，为确保调查工作科学化、规范化，及时有效地完成任务，特制定本实施方案。

一、目的意义

（一）了解城乡居民卫生服务需要、需求、利用的水平和特点，分析卫生服务需要、需求、利用的变化趋势及其影响因素，为评价医改实施效果，合理配置卫生资源提供依据。

（二）了解城乡不同医疗保障制度的覆盖水平，分析不同医疗保障制度对居民医疗卫生服务利用产生的影响及对减轻居民医疗经济负担的作用，为进一步完善医疗保障制度提供依据。

（三）了解重点人群卫生服务利用情况，分析重点人群对卫生服务的特殊需求以及在利用卫生服务过程中的障碍，为进一步健全卫生服务体系提供依据。

（四）了解居民对医疗卫生服务利用的满意度，分析居民满意度的变化及影响因素，为评价医改实施效果及进一步改善服务提供依据。

（五）了解医务人员的工作状态和感受，测量医务人员的工作投入、工作压力、工作满意度等内容，评价医改对医务人员产生的影响。

二、组织领导

（一）成立珠海市第六次国家卫生服务调查工作领导小组。

组　　长：陶海林

副组长：欧阳亚南　李子松　黄林富　柴宏亮　王景坚　戴世登

成　　员：梅文华　李湘君　常学勤　沈向东　黄　河　蒋晓晖　李季委　杨卫国
　　　　　贵　艳　王同兴　徐晓丽　林　伟　管　伟　丰　霞　黄　芸　曾秋丽

领导小组下设办公室：

主　　任：李子松

副主任：梅文华　王同兴　徐晓丽　林　伟　管　伟　丰　霞　黄　芸　曾秋丽

成　　员：方国伦　胡文锋　武　涛　黄轩流　郭　薇　陈　丹　罗　勇　梁结添
　　　　　艾　艳　谢　芳　刘　星　徐玉良

督导专家组成员：李子松　梅文华　方国伦　徐玉良　马玉全　江　鸿　徐素梅
　　　　　　　　宋　宏　王　曦　朱灿槟

领导小组负责调查工作的组织领导、方案审定、经费安排和部门协调、社会动员以及调查质量的监督检查等工作。办公室负责调查的组织实施，包括制定工作方案、宣传动员、协助培训，负责技术指导及咨询、对调查各环节进行监测、把关和质控，对调查资料进行验收、录入和处理分析，组织撰写调查报告。督导专家组主要负责调查工作的技术指导和质量把关。

(二)各区卫计行政部门成立相应的组织机构、成立领导小组和质控小组,落实经费;选拔和培训调查队伍;制定本区工作计划,具体负责调查的样本户抽样、组织入户调查。保质、保量地完成本县(市、区)级基本情况调查表、家庭健康询问调查表;完成医疗卫生机构和医务人员调查表:包括本辖区市级(含驻珠)医疗机构、县(市、区)级医疗机构调查表、社区卫生服务中心、乡镇/街道卫生院调查表及其医务人员的调查表。

三、宣传动员

(一)利用报纸、电视、电台、短信(微信)、专题会议等渠道向广大群众宣传本次调查的目的和意义,并在市内各主要街道及公共场所悬挂宣传海报和标语。

(二)在入户调查前,以市卫计局的名义致信各样本户,向居民阐明此次调查的目的和意义,使这项工作家喻户晓,取得市民的理解和配合。

(三)召开社区居委会辖区民警、街道(镇)座谈会,向镇、街、社区管理人员阐明卫生服务调查的目的意义、方法步骤,争取全社会配合支持。

四、抽样

本次调查采取分层整群随机抽样法。按人口标识,在香洲区、斗门区分别抽出4个街道和5个镇、金湾区抽2个镇、高新区抽1个镇、万山区抽2个镇、横琴新区抽1个镇、高栏港区抽2个镇,共17个镇/街道。每个镇/街道分别抽2个村/居委会,每个村/居委会随机各抽取60户为样本户,在样本户抽样完成后,再随机抽取10户为候补调查户。

(一)家庭健康调查:(镇/街道、村/居委会样本点原则上与第五次国家卫生服务调查一致,但样本户需重新随机抽取)

香洲区:4(镇/街道)×2.5(居委会)×60(户)=600(户)。

斗门区:5(镇/街道)×2(村/居委会)×60(户)=600(户)。

金湾区:2(镇/街道)×2(村/居委会)×60(户)=240(户)。

高新区:1(镇/街道)×4(村/居委会)×60(户)=240(户)。

万山区:2(镇/街道)×2(村/居委会)×60(户)=240(户)。

横琴新区:1(镇/街道)×3(村/居委会)×60(户)=180(户)。

高栏港区:2(镇/街道)×2(村/居委会)×60(户)=240(户)。

以每个家庭3.5人计,共3.5×2340=8190人。

(二)县(市、区)级基本情况调查表调查范围:

香洲区、斗门区、金湾区、高新区、万山区、横琴新区、高栏港区。

(三)县(市、区)辖区内医疗卫生机构调查的样本医院名单:

香洲区:中山大学附属第五医院、广东省中医院珠海医院、珠海市人民医院、珠海市中西医结合医院、香洲区人民医院。

斗门区:遵义医学院第五附属(珠海)医院、珠海市斗门区侨立中医院。

金湾区:广东省人民医院珠海医院(珠海市金湾中心医院)。

高新区:珠海高新技术产业开发区人民医院(广东省第二人民医院珠海医院)。

高栏港区:珠海市第五人民医院(珠海市平沙医院)。

(四)社区卫生服务中心、乡镇/街道卫生院调查表调查范围

样本街道、乡镇中所有的社区卫生服务中心和乡镇卫生院均参与调查。

(五)医务人员调查样本抽取方法

1. 样本医院

香洲区:中山大学附属第五医院、广东省中医院珠海医院、珠海市人民医院、珠海市中西医结合医

院、香洲区人民医院。

斗门区:遵义医学院第五附属(珠海)医院、珠海市斗门区侨立中医院。

金湾区:广东省人民医院珠海医院(珠海市金湾中心医院)。

高新区:珠海高新技术产业开发区人民医院(广东省第二人民医院珠海医院)。

高栏港区:珠海市第五人民医院(珠海市平沙医院)。

以上每家医院随机抽取临床医生20名,护理人员10名问卷调查。

2. 样本社区卫生服务中心及乡镇卫生院

每所社区卫生服务中心和乡镇卫生院随机抽取临床医生5名,护理人员3名,防保人员2名。如机构人员数不满足样本时,按实际人数进行调查。

3. 样本个体选取原则

全院所有临床科室均要抽到。样本选取要求职称分布均匀,兼顾高、中、初级职称。

(六)请各区卫计行政部门于8月27日前将样本乡镇(街道办)抽取的村(居委会)及该样本内所有的社区卫生服务中心、乡镇/街道卫生院名单上报至珠海市公立医院管理中心。

五、调查督导

(一)本次调查专业性强,各区必须选派业务素质好、责任心强、工作稳定、耐心细致并且有一定社区交往能力的医务人员担任调查员,同时每个区、乡镇/街道还要分别设至少1名调查指导员,并将名单于8月27日前报珠海市公立医院管理中心。

(二)本次调查培训采用全省统一的教材,由全市统一组织培训后,各区根据需要自行组织培训,培训后调查指导员和调查员应当明确调查的目的和意义,了解调查设计的原则和方法,掌握指标的含义、填写要求及调查工作进度,明确调查人员职责及现场工作准则。培训后各区还应组织调查员模拟调查与预调查。

(三)珠海市卫计局成立第六次国家卫生服务调查督导专家组,负责该项工作的督导、审核和验收工作。督导专家组由珠海市卫计局、珠海市公立医院管理中心、珠海市人民医院、中山大学附属第五医院、广东省中医院珠海医院、珠海市中西医结合医院、香洲区人民医院等单位派人组成。

六、质量控制

为确保调查质量,必须对调查的每个环节进行严格的质量控制。

(一)调查人员的挑选和培训(详见本方案第五条第1项)。

(二)建立调查质量控制考核制度,明确工作职责。

1. 现场调查中,在每户询问并记录完毕后,调查员都要对填写的内容进行全面的检查,如有疑问应重新询问核实,如有错误要及时改正,有遗漏项目要及时补填。

2. 每个乡镇/街道的调查指导员要对每户的调查表进行核查验收,复核须100%,从正式调查开始后的当晚检查调查表的准确性和完整性,发现错漏项时,要求调查员应在第二天重新询问予以补充更正,认真核实无误后,方可签字验收。

3. 市卫计局、各区卫计行政部门分别设立质量控制考核小组,全程监控调查质量,调查完成后进行复查考核。家庭健康询问调查的复查考核应在已完成户数中随机抽取10%,通过电话或再入户的方式对复核调查表的内容进行询问,复核调查结果与原调查结果进行比较,计算符合率。

(三)质量要求:

1. 调查员调查技术一致性:要求经过培训后,调查人员调查技术达到一致。

2. 调查完成率:在三次上门未调查成功而放弃该户时,应从候选户中按顺序递补。调查完成率应控制在95%以上。

3. 本人回答率:原则上调查内容应全部由本人回答,如调查期间本人确实外出不在家或者本人无应答能力者可由熟悉其情况的人代替回答,但育龄妇女的问题必须由本人回答,要求成年人的本人回答率不低于80%;婴幼儿一般由直接抚养者回答。

4.复查的符合率:复查考核中,同户复查项目与原调查结果的符合率要求在95%以上,符合率达不到95%的地区应对全部调查户进行回访,重新调查。

七、经费

省样本区(香洲区、斗门区)相关经费已由省统一拨付,其他各区部分经费由珠海市公立医院管理中心统筹。各区应根据实际情况安排配套经费用于本次调查工作,保证如期完成任务。项目经费可用于调查任务布置、人员培训、调查人员差旅补助、调查户纪念品、资料的录入、核查、分析等。

八、工作进度安排

日期	内容
8月15—17日	各区卫生服务调查负责人到省卫计委培训。
8月17—26日	市、区成立卫生服务调查领导小组及工作组完成调查方案设计,完成抽样设计,选拔调查人员,组建调查队伍;落实经费;做好宣传发动工作,争取各级政府及群众支持。
8月27—31日	完成市、区两级培训。
9月1—25日	深入样本户进行现场入户调查。
9月15—25日	市、区质控考核小组对调查结果进行入户抽查复核。
9月25—30日	样本区做好资料的抽查、审核、补漏、改错工作,调查资料电脑录入。
10月1—10日	市卫计局、市公立医院管理中心统一审核验收,数据清理、总结上报。

附录C 广东省卫生计生委办公室关于开展全省第六次国家卫生服务调查工作的通知

各地级以上市卫生计生局(委):

根据国家卫生健康委员会办公厅《关于印发全国第六次卫生服务统计调查制度的通知》(国卫办规划函〔2018〕576号)和原国家卫生计生委办公厅《关于做好第六次国家卫生服务调查工作的预通知》(国卫办规划函〔2017〕1021号)的相关要求,我委决定在全省范围内开展第六次国家卫生服务调查,现将有关事项通知如下:

一、调查目的及内容

(一)调查目的。

通过调查掌握居民卫生服务需求、需要、利用等信息,客观反映近五年深化医药卫生体制改革成效,为进一步深化改革提供科学依据,为建设健康广东、打造卫生强省提供重要数据支撑。

(二)调查内容。

包括居民家庭健康询问调查、医务人员问卷调查、卫生机构调查。

二、调查范围及对象

(一)调查范围。

全省21个地级以上市,40个样本县区(其中:8个国家级样本县区),200个乡镇(街道),400个村(居委会)。为保证与前五次卫生服务调查核心指标的连续性和可比性,本次调查样本县区原则上与第五次全国卫生服务调查保持一致。

(二)调查对象。

每个样本村60户,共计2.4万户居民,近10万人。

三、调查方法与方式

(一)调查方法。

居民家庭健康询问调查采用入户询问方法;医务人员问卷调查、卫生机构调查采用问卷调查方法。

(二)采集方式。

本次调查支持移动设备辅助调查,8个国家级样本点要按照国家卫计委的要求利用Pad收集信息,32个省级样本点可登录我省研发的第六次国家卫生服务调查网上录入系统集中录入。

四、时间安排

2018年7—8月,调查准备,调查指导手册和问卷印刷,调查人员培训。
2018年9—10月,现场调查、数据录入、质量控制、督导检查等。
2018年11—12月,数据清理、分析。
2019年1—4月,调查工作总结。

五、组织实施

为切实做好第六次卫生服务调查工作,我委成立由省卫生计生委统一领导,委统计信息处统筹协调,相关业务处室配合的领导小组,并制定《广东省第六次国家卫生服务调查方案》(以下简称《方案》)。工作组设在广东省卫生厅政务服务中心,负责本次调查工作的组织实施和技术指导工作。

  本次调查涉及面广、难度大、任务重。各地卫生计生行政部门要高度重视,积极配合,按照《方案》要求尽快成立本地区卫生服务调查领导小组,明确调查职责,安排经费和人员,做好组织、宣传和实施工作。各地可以根据本地需求扩大调查范围,按照《方案》统一部署实施。各市领导小组名单及调查联系人反馈表请于8月28日前报送至厅政务服务中心。

附录 D 珠海市第六次国家卫生服务调查家庭健康询问样本住户的抽取方法

采取多阶段分层整群随机抽样法。按人口标识,在香洲区抽 4 个乡镇/街道、斗门区抽 5 个乡镇/街道、金湾区抽 2 个乡镇/街道、高新区抽 1 个乡镇/街道、万山区抽 2 个乡镇/街道、横琴新区抽 1 个乡镇/街道、高栏港区抽 2 个乡镇/街道,共 17 个乡镇/街道。每个乡镇/街道分别抽 2 个村/居委会,每个村/居委会随机抽取 60 户为样本户,在样本户抽样完成后,再随机抽取 10 户为候补调查户。

(一)家庭调查

本次卫生服务调查的乡镇/街道,村/居委会样本点原则上与第五次卫生服务调查一致,样本户重新抽取。

香洲区:4(乡镇/街道)×2.5(村/居委会)×60(户)=600(户)。
斗门区:5(乡镇/街道)×2(村/居委会)×60(户)=600(户)。
金湾区:2(乡镇/街道)×2(村/居委会)×60(户)=240(户)。
高新区:1(乡镇/街道)×4(村/居委会)×60(户)=240(户)。
万山区:2(乡镇/街道)×2(村/居委会)×60(户)=240(户)。
横琴新区:1(乡镇/街道)×3(村/居委会)×60(户)=180(户)。
高栏港区:2(乡镇/街道)×2(村/居委会)×60(户)=240(户)。

珠海市第六次国家卫生服务入户调查各区样本村/居委会如下。

香洲区:珠海市香洲区狮山街道南香社区居民委员会、珠海市香洲区狮山街道南坑社区居民委员会、珠海市香洲区狮山街道幸福社区居民委员会、珠海市香洲区狮山街道教育社区居民委员会、珠海市香洲区香湾街道海虹社区居民委员会、珠海市香洲区香湾街道海霞社区居民委员会、珠海市香洲区拱北街道迎宾社区居民委员会、珠海市香洲区拱北街道北岭社区居民委员会、珠海市香洲区吉大街道景山社区居民委员会、珠海市香洲区吉大街道办竹苑社区居民委员会。

高新区:珠海市高新区唐家湾镇东岸社区居民委员会、珠海市高新区唐家湾镇北沙社区居民委员会、珠海市高新区唐家湾镇银星社区居民委员会、珠海市高新区唐家湾镇后环社区居民委员会。

斗门区:珠海市斗门区井岸镇南湾社区居民委员会、珠海市斗门区井岸镇坭湾村委会、珠海市斗门区斗门镇南门村委会、珠海市斗门区斗门镇八甲村委会、珠海市斗门区白蕉镇灯一村委会、珠海市斗门区白蕉镇孖湾村委会、珠海市斗门区乾务镇乾东村委会、珠海市斗门区乾务镇三里村委会、珠海市斗门区莲洲镇东安村委会、珠海市斗门区莲洲镇三家村委会。

万山区:珠海市万山区桂山镇桂山村委会、珠海市万山区桂山镇桂海村委会、珠海市万山区担杆镇伶仃村委会、珠海市万山区担杆镇新村村委会。

金湾区:珠海市金湾区三灶镇三灶社区居民委员会、珠海市金湾区三灶镇海澄村委会、珠海市金湾区红旗镇三板社区居民委员会、珠海市金湾区红旗镇小林社区居民委员会。

横琴新区:珠海市横琴新区横琴镇富祥湾社区居民委员会、珠海市横琴新区横琴镇荷塘社区居民委员会、珠海市横琴新区横琴镇小横琴社区居民委员会。

高栏港区:珠海市高栏港区平沙镇大虎社区居民委员会、珠海市高栏港区平沙镇连湾社区居民委员会、珠海市高栏港区南水镇南水社区居民委员会、珠海市高栏港区南水镇金洲社区居民委员会。

(二)县(市、区)级调查表调查范围

香洲区、斗门区、金湾区、高新区、万山区、横琴新区、高栏港区。

(三) 县(市、区)级医院调查表样本医院名单

香洲区：中山大学附属第五医院、广东省中医院珠海医院、珠海市人民医院、珠海市中西医结合医院、香洲区人民医院。

斗门区：遵义医学院第五附属(珠海)医院、珠海市斗门区侨立中医院。

金湾区：广东省人民医院珠海医院(珠海市金湾中心医院)。

高新区：珠海高新技术产业开发区人民医院(广东省第二人民医院珠海医院)。

高栏港区：珠海市第五人民医院(珠海市平沙医院)。

(四) 社区卫生服务中心、乡镇/街道卫生院调查表调查范围

样本乡镇、街道中所有的乡镇卫生院和社区卫生服务中心均参与调查。

(五) 医务人员调查样本抽取方法

1. 样本医院

香洲区：中山大学附属第五医院、广东省中医院珠海医院、珠海市人民医院、珠海市中西医结合医院、香洲区人民医院。

斗门区：遵义医学院第五附属(珠海)医院、珠海市斗门区侨立中医院。

金湾区：广东省人民医院珠海医院(珠海市金湾中心医院)。

高新区：珠海高新技术产业开发区人民医院(广东省第二人民医院珠海医院)。

高栏港区：珠海市第五人民医院(珠海市平沙医院)。

以上医院随机抽取临床医生20名，护理人员10名。

2. 样本社区卫生服务中心及乡镇卫生院

每所社区卫生服务中心和乡镇卫生院随机抽取临床医生5名，护理人员3名，防保人员2名。如机构人员数不满足样本时，按实际人数进行调查。

3. 样本个体选取原则

全院所有临床科室均要抽到。样本随机抽取要求职称分布均匀，兼顾高、中、初级职称。

(六) 样本住户的抽样方法

1. 编制常住户清单

根据样本村/居委会应抽取的样本户数确定抽样间隔：

$$抽样间隔=样本村(居委会)常住户数/60(四舍五入,取整数)$$

(1) 确定第一个应抽住户。随机抽一张人民币，取其末四位数，该数除以抽样间隔后的余数确定为K值(若余数为0，则K值=抽样间隔)。K值即为被抽中的第1个住户序号。

(2) 确定其余应抽住户。K值加抽样间隔为被抽中的第2个住户序号，K值加两个抽样间隔为第3个被抽住户序号，以此类推。

2. 样本户的抽样实例

随机抽取人民币后四位数为5942，5942/4(4为抽样间隔)的余数为2，2即为K值，序号为2的住户是被抽中的第一个样本住户，编码为1；第二个样本住户的序号为2+4=6，以此类推，即第2,6,10,14,18,22,26,30,34,38,42,46,50,54,58,62,…,210,214(214-213=1即第1户),5,9,13,17,21,25,共60户为调查样本住户(说明：本例中，共有户数213，第54个应抽家庭的序号为214，214-213=1，则序号为1的住户即是第54个应抽家庭；1+4=5，即序号为5的住户即为第55个应抽家庭，以此类推)。如图D-1所示。

3. 备用户的抽取方法

考虑到失访或拒绝调查情况，每个样本村/居委会抽样时可多抽取10户，作为备用户；抽取方法是在上述抽取完毕以后，按上述步骤再从未抽取的住户中抽取。

该样本村抽取60个调查户后，剩余153户。要从该村中抽取10个备用户：第一步将该样本村内153户重新依次编号001~153号。第二步确定抽样间隔。

序号	户主姓名	家庭人口数	样本住户代码	序号	户主姓名	家庭人口数	样本住户代码	序号	户主姓名	家庭人口数	样本住户代码	序号	户主姓名	家庭人口数	样本住户代码
1	张**	4	54	…	…	…	…	108	刘**	3		…	…	…	
2	王**	3	1	…	…	…	…	109	周**	2		…	…	…	
3	李**	3		…	…	…	…	110	杨**	3	28	…	…	…	
4	赵**	4		50	韩**	7	13	111	郑**	2		…	…	…	
5	何**	5	55	…	…	…	…	112	钱**	2		…	…	…	
6	沈**	3	2	…	…	…	…	113	于**	3		…	…	…	
7	高**	6		…	…	…	…	114	白**	5	29	…	…	…	
…	…	…		…	…	…	…	115	杜**	3		…	…	…	
…	…	…		…	…	…	…	…	…	…		…	…	…	
21	许**	3	59	…	…	…	…	…	…	…		210	肖**	3	53
22	胡**	6	6	…	…	…	…	…	…	…		211	付**	3	
…	…	…		…	…	…	…	…	…	…		212	米**	4	
25	杨**	5	60	106	陆**	2	27	…	…	…		213	贾**	3	
…	…	…		107	丁**	1		170	金**	3	43				

抽样间隔＝ 213 ÷60＝ 3.55≈4   随机抽取人民币号码： 5942 余数： 2

被抽中住户序号： 2 ； 6 ；…； 22 ；…； 50 ；…； 106 ， 110 ， 114 ；…； 170 ；…； 210 ； 1 ； 5 ；…； 21 ； 25

图 D-1 样本户的抽样实例

抽样间隔＝样本村总户数/应抽取的户数＝153/10＝15.3≈15

第三步确定样本住户。随机抽取的人民币后四位数为 2859,2859/15(15 为抽样间隔)余数为 9,9 即为 K 值。则序号为 9 的住户即为被抽中的第一个样本住户。第二个样本住户的序号为 9＋15＝24，以此类推。则该村第 9,24,39,54,69,84,99,114,129,144,共 10 户为调查的备用户。

附录 E 家庭健康询问调查样本住户抽样操作表

_____县(市或市区)_____乡镇(街道)_____村(居委会)

该村(居委会)总户数:_____户;实际参加抽样的户数:_____户;未参加抽样的户数:_____户;未参加抽样的原因:_____。请将户名列出,并编号。

样本住户抽样记录

序号	户主姓名	家庭人口数	样本住户代码	序号	户主姓名	家庭人口数	样本住户代码
1							
2							
3							
4							
5							
6							
7							

抽样间隔=参加抽样户数÷60=_____   随机抽取人民币号码_____

被抽中住户序号:

____;____;____;____;____;____;____;____;
____;____;____;____;____;____;____;____;
____;____;____;____;____;____;____;____;
____;____;____;____;____;____;____;____。

抽样操作者_____

抽样负责人_____

抽样日期_____

注:由于突发性严重的自然灾害,使交通隔绝,调查无法实施者,可不参加抽样。

填写样本住户抽样操作表:样本住户编号:01～60。

填写样本住户备用户抽样操作表:备用户住户编号:61～70。

附录F 家庭健康调查表

表　　　号：国卫调 01 表
制定机关：国家卫生健康委员会
批准机关：国家统计局
批准文号：国统制[2018]87 号
有效期至：2018 年 12 月

住户信息

县(市、区)名称：_____乡镇/街道名称：_____

村/居委会名称：_____

县(市、区)代码：☐☐☐☐☐☐乡镇/街道代码：☐☐☐村/居委会代码：☐☐☐

住户代码：☐☐☐户主姓名：_____
联系电话：_____详细地址：_____

调查员(签名)：
指导员(签名)：

表 F-1　家庭一般情况调查表

表　　号:国卫调 02 表
制定机关:国家卫生健康委员会
批准机关:国家统计局
批准文号:国统制[2018]87 号
有效期至:2018 年 12 月

序号	问题及选项	回答
1	您家户籍人口数?	
2	户籍人口中,近 6 个月内有几口人在家里居住?	
3	近 6 个月内住在您家里,但户口不在您家的人口数?(包括新生婴儿、新结婚配偶和轮流供养的老人等,不包括保姆等)	
4	离您家最近的医疗卫生机构是? (1)诊所(卫生所、医务室)　(2)门诊部(综合、中医、中西医结合、民族医、专科) (3)村卫生室　(4)社区卫生服务站　(5)社区卫生服务中心　(6)乡镇卫生院 (7)县/县级市/地(州/盟)辖市/省辖市区属医院　(8)省辖市/地区/州/盟/直辖市区属医院　(9)省/自治区/直辖市属及以上医院　(10)民营医院　(11)其他	
5	离您家最近的医疗卫生机构有多少千米? (1)不足 1 千米　(2)1 千米~(3)2 千米~(4)3 千米~(5)4 千米~(6)5 千米及以上	
6	从您家到最近医疗卫生机构最快需要多少分钟?("最快"是指采用易获得的方式而不是仅限于步行)	
7	您家最主要的饮用水类型是? (1)经过集中净化处理的自来水　(2)受保护的井水或泉水 (3)不受保护的井水或泉水　(4)收集雨水　(5)江河湖泊沟塘水　(6)其他水源	
8	您家厕所类型是? (1)水冲式卫生厕所　(2)水冲式非卫生厕所　(3)卫生旱厕　(4)非卫生旱厕 (5)公厕　(6)无厕所　(7)其他	
9	您家前一年(2017 年)总收入约为多少元?(包括来自工资、经营、财产以及各种途径的转移收入,应扣减个人所得税、社会保障支出、赡养支出、利息支出等,不包括出售财物和借贷收入,也不包括遗产或一次性馈赠所得款项等)	
10	您家前一年(2017 年)总消费支出约为多少元?(包括用于食品烟酒、衣着、居住、生活用品及服务、交通通信、教育文化娱乐、医疗保健和其他项目的消费支出,不包括社会保障支出、购买商业保险支出、婚丧嫁娶礼金支出以及购建房屋支出等非消费性支出)	
	其中:A.用于食品(包括购买食品和饮食服务)的支出多少元?	
	B.用于医疗(包括医疗器具、药品及医疗服务)的支出多少元?	
	C.用于保健(包括保健器具、用品及服务)的支出多少元?	
11	您家是否被列为贫困户? (1)是　(2)否	
12	您家是否被列为低保户? (1)是　(2)否	
13	若是贫困户或低保户,您认为导致经济困难的最直接原因是什么? (1)因疾病损伤影响劳动能力　(2)劳动力不足　(3)因治疗疾病的花费　(4)其他	

表 F-2　家庭成员个人情况调查表

表　　号：国卫调 03 表
制定机关：国家卫生健康委员会
批准机关：国家统计局
批准文号：国统制[2018]87 号
有效期至：2018 年 12 月

被调查成员代码		01(户主)	02	03	04	05	06
14	成员姓名：						
15	身份证号：						
16	成员与户主的关系： (1)户主本人　(2)配偶　(3)子女　(4)女婿/儿媳　(5)父母 (6)岳父母/公婆　(7)(外)祖父母　(8)(外)孙子女　(9)兄弟/姐妹 (10)其他						
17	下列调查问题由谁回答(调查员判断)： (1)自己回答　(2)他人代答						
18	性别： (1)男　(2)女						
19	出生年(4 位数,如 1998)						
20	月(2 位数,如 07)						
21	您的户口性质是？(单选) (1)农业　(2)非农业　(3)现统一为居民,之前为农业 (4)现统一为居民,之前为非农业　(5)直接登记为居民户口　(6)无户口						
22	您的户口登记地是？ (1)本县/区　(2)本省外县/区　(3)外省　(4)户口待定						
23	您的民族： (1)汉族　(2)壮族　(3)回族　(4)维吾尔族　(5)蒙古族　(6)藏族　(7)满族 (8)苗族　(9)彝族　(10)布依族　(11)白族　(12)朝鲜族　(13)侗族 (14)哈尼族　(15)哈萨克族　(16)土家族　(17)瑶族　(18)达斡尔族 (19)东乡族　(20)高山族　(21)景颇族　(22)柯尔克孜族　(23)拉祜族 (24)纳西族　(25)畲族　(26)傣族　(27)黎族　(28)傈僳族　(29)仫佬族 (30)羌族　(31)水族　(32)土族　(33)佤族　(34)阿昌族　(35)布朗族 (36)毛南族　(37)普米族　(38)撒拉族　(39)塔吉克族　(40)锡伯族 (41)仡佬族　(42)保安族　(43)德昂族　(44)俄罗斯族　(45)鄂温克族 (46)京族　(47)怒族　(48)乌孜别克族　(49)裕固族　(50)独龙族 (51)鄂伦春族　(52)赫哲族　(53)基诺族　(54)珞巴族　(55)门巴族 (56)塔塔尔族　(57)其他						
24	您的文化程度：(在校学生回答在读情况,2012 年 9 月及以后出生、不满 6 周岁的儿童无需回答)： (1)没上过学　(2)小学　(3)初中　(4)高中　(5)技工学校　(6)中专(中技) (7)大专　(8)本科　(9)研究生						
25	您的身高是多少(厘米)？						
26	您的体重是多少(公斤)？						

续表

被调查成员代码		01 (户主)	02	03	04	05	06
27	您是否参加了以下医疗保险？ A. 城镇职工基本医疗保险　　(1)是　(2)否 B. 城镇居民基本医疗保险　　(1)是　(2)否 C. 新型农村合作医疗　　　　(1)是　(2)否 D. 城乡居民基本医疗保险　　(1)是　(2)否 E. 三保合一　　　　　　　　(1)是　(2)否						
28	您是否参加了其他社会医疗保障？（含公费医疗保险等） (1)是　(2)否						
29	您是否参加了大病保险？ (1)是　(2)否						
30	您是否购买了商业医疗保险？ (1)是　(2)否（如答否，则跳问 32）						
31	您一年缴纳的商业医疗保费是多少元？						
32	您是否在卫生院/社区卫生服务机构建立过健康档案？ (1)是　(2)否，但知道有此服务　(3)不知道						
33	您是否签约了家庭医生服务？ (1)是　(2)否，但知道有此服务　(3)不知道						
34～49 题由 10 岁及以上人口回答(2008 年 9 月及以前出生)							
34	您的婚姻状况： (1)未婚　(2)已婚　(3)丧偶　(4)离婚　(5)其他						
35	您的就业状况： (1)在业(包括灵活就业)　(2)离退休　(3)在校学生　(4)失业　(5)无业						
36	您的职业类型(询问在业和离退休人员)： (1)国家公务员　(2)专业技术人员　(3)职员　(4)企业管理人员　(5)工人 (6)农民　(7)现役军人　(8)自由职业者　(9)个体经营者　(10)其他						
身体功能							
37	今天您在行动方面： (1)四处走动,无任何困难　(2)行动有些不便　(3)不能下床活动						
38	今天您在自我照顾(盥洗、穿衣、上厕所等)方面： (1)无任何问题　(2)有些问题　(3)无法自己盥洗或穿衣服						
39	今天您在从事日常活动(工作、读书或做家务)方面： (1)从事日常活动无任何问题　(2)有些问题　(3)无法从事日常活动						
40	今天您在身体疼痛或不适方面： (1)无任何疼痛或不适　(2)自觉有中度疼痛或不适 (3)自觉极度疼痛或不适						
41	今天您在焦虑或抑郁方面： (1)不觉得焦虑或抑郁　(2)自觉中度焦虑或抑郁　(3)自觉极度焦虑或抑郁						

续表

被调查成员代码	01 (户主)	02	03	04	05	06
42	如果 0 分是最差,100 分是最好,您给自己今天健康状况打几分? |-----|-----|-----|-----|-----|-----|-----|-----|-----|-----| 0　10　20　30　40　50　60　70　80　90　100 最差健康状况　　　　　　　　　　　最好健康状况						
健康行为							
43	您现在吸烟吗? (1)吸烟　(2)已戒烟(跳问 45)　(3)从不吸烟(跳问 46)						
44	近 30 天内,您平均每天吸多少支烟?						
45	您开始吸烟的年龄(岁)?(以第一次抽完一支烟的年龄计算)						
46	过去 12 个月,您喝过酒吗? (1)喝过,在 30 天内　(2)喝过,在过去 30 天以前(跳问 48) (3)没喝过(跳问 48)						
47	近 30 天内,您曾有几次因喝酒太多而感到头晕/头疼/嗜睡等醉酒症状? (次,没有该情况填 0)						
48	近 30 天内,您平均每周有意识的体育锻炼有多少次(包括早操、课间操、体育课、课外体育班、工间操、广场舞、步行锻炼、散步、跑步等)? (1)6 次及以上　(2)3~5 次　(3)1~2 次　(4)不到 1 次　(5)从不锻炼(跳问 50)						
49	您平均每次锻炼多长时间(分钟)?						
50	您平均每天刷几次牙? (1)2 次及以上　(2)1 次　(3)不到 1 次　(4)不刷牙						
51	近 12 个月内,您是否接受过健康体检?(不包括因病做的检查) (1)是　(2)否						
慢性疾病(高血压病)由 15 岁及以上人口回答(2003 年 9 月及以前出生)							
52	您是否患有确诊的高血压病? (1)是　(2)否(如答否,则跳问 60)						
53	您最近一次测血压的时间是? (1)1 周及以内　(2)1 个月内　(3)1 个月~　(4)3 个月~ (5)6 个月~　(6)12 个月及以上						
54	您目前(最近一次测量)血压是否正常? (1)是　(2)否　(3)不知道						
55	您服用降血压药物的情况是? (1)规律服用(按照医嘱)　(2)偶尔或必要时服用 (3)间断服用(药量不足)　(4)从不服用						
56	近 12 个月内,医务人员对您进行高血压随访服务的次数是?(包括主动就医,但是不包括到医疗卫生机构后仅仅买药,未接受其他服务) (1)1 次　(2)2 次　(3)3 次　(4)4 次　(5)5 次及以上 (6)未随访(如果未随访,直接跳问 60)						

续表

被调查成员代码	01 (户主)	02	03	04	05	06
57	您最近一次获得过哪种形式的高血压随访服务?(包括主动就医,但是不包括到医疗卫生机构后仅仅买药,未接受其他服务) (1)签约家庭医生入户随访　(2)其他医护人员入户随访 (3)去医疗卫生机构就医或随访　(4)电话随访 (5)网络随访(手机 App 等)　(6)其他						
58	您最主要从下列哪类机构获得高血压随访服务? (1)村卫生室/社区卫生服务站/诊所 (2)乡镇卫生院/社区卫生服务中心 (3)县及以上医疗卫生机构 (4)健康管理机构 (5)其他						
59	您最近一次高血压随访服务的主要内容有哪些? A.血压测量　　　(1)是　(2)否 B.生活方式指导　(1)是　(2)否 C.询问疾病情况　(1)是　(2)否 D.了解用药情况　(1)是　(2)否						
慢性疾病(糖尿病)由 15 岁及以上人口回答(2003 年 9 月及以前出生)							
60	您是否患有确诊的糖尿病? (1)是　(2)否(如答否,则跳问 69)						
61	您所患糖尿病的类型是? (1)1 型糖尿病　(2)2 型糖尿病　(3)其他　(4)不清楚						
62	您最近一次空腹血糖检测时间是? (1)1 周及以内　(2)1 个月内　(3)1 个月~　(4)3 个月~　(5)6 个月~ (6)12 个月及以上						
63	您目前(最近一次测量)空腹血糖是否正常? (1)是　(2)否　(3)不知道						
64	您使用降糖药物的频率为: (1)规律服用(按照医嘱)　(2)偶尔或必要时服用　(3)间断服用(药量不足) (4)从不服用						
65	近 12 个月内,医务人员对您进行随访服务的次数是?(包括主动就医,但是不包括到医疗卫生机构后仅仅买药,未接受其他服务) (1)1 次　(2)2 次　(3)3 次　(4)4 次 (5)5 次及以上　(6)未随访(如果未随访,直接跳问 69)						
66	您最近一次获得过以下哪种形式的糖尿病随访服务?(包括主动就医,但是不包括到医疗卫生机构后仅仅买药,未接受其他服务) (1)签约家庭医生入户随访　(2)其他医护人员入户随访 (3)去医疗卫生机构就医或随访　(4)电话随访 (5)网络随访(手机 App 等)　(6)其他						

续表

被调查成员代码		01(户主)	02	03	04	05	06
67	您最主要从下列哪类机构获得糖尿病随访服务？ (1)村卫生室/社区卫生服务站/诊所 (2)乡镇卫生院/社区卫生服务中心 (3)县及以上医疗卫生机构 (4)健康管理机构 (5)其他						
68	您最近一次糖尿病随访服务的主要内容有哪些？						
	A.空腹血糖测量 (1)是 (2)否						
	B.生活方式指导 (1)是 (2)否						
	C.询问疾病情况 (1)是 (2)否						
	D.了解用药情况 (1)是 (2)否						

其他慢性疾病(除高血压病及糖尿病以外)*

* 说明:慢性病指符合下列情况之一者:

①调查前半年内,经过医务人员明确诊断的慢性病。

②调查半年以前患有医生诊断的慢性病,在调查前半年内时有发作并采取了治疗措施,如用药、理疗,或者一直在治疗以控制慢性病的发作等。

69	您是否患有确诊的其他慢性疾病*？(1)是 (2)否(如答否,则跳问76)						
70	第一种慢性疾病(疾病名称)						
71	第一种疾病代码						
72	第二种慢性疾病(疾病名称)						
73	第二种疾病代码						
74	第三种慢性疾病(疾病名称)						
75	第三种疾病代码						

调查前两周内病伤情况

76	调查前两周内,您是否因为不舒服看过医生？ (1)是 (2)否						
77	调查前两周内,您是否因为不舒服通过网络(包括医院网站、App等)咨询过医生？ (必须咨询的是具有执业资格的正规医生,不包括个人通过各类搜索引擎,直接搜索得到、未经正规医生审核的疾病诊治信息) (1)是 (2)否						
78	调查前两周内,您是否因为不舒服用过药或采取了自我医疗的措施？ (1)是 (2)否						
79	调查前两周内,您是否因为不舒服休工、休学或者卧床休息1天及以上(包括老年人明显精神不振、食欲减退或婴幼儿异常哭闹、食欲减退等)？ (如填否,则不询问下表中的卧床天数、休工天数、休学天数等问题) (1)是 (2)否						

续表

被调查成员代码		01 (户主)	02	03	04	05	06
问题76～79有一个选"是",则填写以下内容;问题76～79都选"否",则跳问118							
80	您患的是什么病或伤?（填疾病名称）						
81	（查填疾病编码）						
82	您这次病伤是什么时候开始发生的? (1)两周内新发　(2)急性病两周前开始发病　(3)慢性病持续到两周内						
83	您自己感觉病伤严重程度: (1)严重　(2)一般　(3)不严重						
84	该病伤在调查前两周内持续了多少天(最长不超过14天)?						
85	调查前两周内,您因该病伤卧床休息了几天(最长不超过14天)?（无卧床,填0）						
86	调查前两周内,您因该病伤休工/休学了几天(最长不超过14天)?（无休工/休学,填0）						
87	调查前两周内,您是否因该种病伤治疗(包括遵医嘱持续治疗)过? (1)是(如答是,则跳问89)　(2)否						
88	您未治疗的原因(单选): (1)自感病轻　(2)经济困难　(3)就诊麻烦　(4)没时间 (5)交通不便　(6)无有效措施　(7)其他						
89	调查前两周内,您是否因该病伤进行自我治疗?（无医务人员指导） (1)是　(2)否(如答否,则跳问95)						
90	调查前两周内,您因该病伤选择自我治疗的最主要原因: (1)自感病轻　(2)经济困难　(3)就诊麻烦　(4)没时间 (5)交通不便　(6)无有效措施　(7)自己知道治疗方法　(8)其他						
91	调查前两周内,您是否因该病伤自行用药?（无医务人员指导） (1)是　(2)否(如答否,则跳问95)						
92	如您自我医疗服用药物,药物类型: (1)处方药　(2)非处方药　(3)两者都有　(4)不知道						
93	如您自我医疗服用药物,是否有抗生素: (1)是　(2)否　(3)不知道						
94	调查前两周内,您购药自己负担了多少元?（不包括报销及个人医疗账户中支出的部分）						
95	调查前两周内,您是否因该病伤(去看病)到各类医疗卫生机构就诊? (1)是　(2)否(如答否,则跳问117)						
96	调查前两周内,您为该病伤就诊过几次?						
以下问题询问调查前两周内第一次就诊的情况							
97	调查前两周内,您第一次就诊是在哪里: (1)诊所（卫生所、医务室）　(2)门诊部（综合、中医、中西医结合、民族医、专科）　(3)村卫生室　(4)社区卫生服务站　(5)社区卫生服务中心　(6)乡镇卫生院　(7)县/县级市/地(州、盟)辖市/省辖市区属医院　(8)省辖市/地区/州/盟/直辖市区属医院　(9)省/自治区/直辖市属及以上医院 (10)民营医院　(11)其他						

续表

被调查成员代码		01 (户主)	02	03	04	05	06
98	您选择上述单位就诊的最主要原因是： (1)距离近/方便 (2)收费合理 (3)技术水平高 (4)设备条件好 (5)药品丰富 (6)服务态度好 (7)定点单位 (8)有熟人 (9)有信赖的医生 (10)有签约家庭医生 (11)其他						
99	此次就诊，您是否利用了中医(其他民族医)服务： (1)是 (2)否(如答否，则跳问101)						
100	此次就诊，您就诊机构的类型： (1)中医类(含民族医)机构 (2)非中医类机构						
101	此次就诊，您是转诊还是直接就诊？ (1)直接就诊(跳问104) (2)转诊						
102	您是从哪里转过来的？ (1)诊所(卫生所、医务室) (2)门诊部(综合、中医、中西医结合、民族医、专科) (3)村卫生室 (4)社区卫生服务站 (5)社区卫生服务中心 (6)乡镇卫生院 (7)县/县级市/地(州、盟)辖市/省辖市区属医院 (8)省辖市/地区/州/盟/直辖市区属医院 (9)省/自治区/直辖市属及以上医院 (10)民营医院 (11)其他						
103	转诊机构与本次就诊机构是否为医联体(调查员协助判断)？ (1)是 (2)否 (3)不知道						
104	此次就诊，您是以哪种方式挂号的？ (1)现场挂号 (2)电话预约 (3)网络预约(包括微信公众号、手机App等方式) (4)通过医务人员预约 (5)凭转诊条取号 (6)其他						
105	此次就诊，您挂了几个号？						
106	您此次就诊接受服务情况 A.疾病诊断、疾病指导与用药调整等 (1)是 (2)否						
	B.检验、检查 (1)是 (2)否						
	C.开药 (1)是 (2)否						
	D.输液 (1)是 (2)否						
	E.门诊手术 (1)是 (2)否						
	F.其他治疗 (1)是 (2)否						
107	此次就诊，您在哪里买药？ (1)就诊机构(跳问109) (2)实体药店 (3)网络药店 (4)未买药(跳问109) (5)其他						
108	您选择在非就诊机构买药的最主要原因： (1)就诊机构无药房 (2)就诊机构缺药 (3)就诊机构药价高 (4)在所就诊的医疗机构不能使用医保卡 (5)其他						
109	您此次就诊花费中自己负担了多少元？(不包括报销及个人医疗账户中支出的部分)						
110	此次就诊，您为该病就诊总共花费了多少交通等其他相关费用(元)？						

续表

被调查成员代码	01 (户主)	02	03	04	05	06
111	您认为此次就诊的候诊时间长短如何？ (1)短　(2)一般　(3)长						
112	您认为此次就诊机构的环境如何？ (1)好　(2)一般　(3)差						
113	您认为此次就诊医护人员的态度如何？ (1)好　(2)一般　(3)差						
114	您认为此次就诊的花费如何？ (1)不贵　(2)一般　(3)贵						
115	您对此次就诊的总体满意度如何？ (1)满意(跳问118)　(2)一般(跳问118)　(3)不满意						
116	您最不满意的是： (1)技术水平　(2)设备条件　(3)药品种类　(4)服务态度　(5)医疗费用 (6)看病手续　(7)等候时间　(8)环境条件　(9)提供不必要服务(包括药品和检查)　(10)其他						
117	您是否在调查前两周因本病未就诊，现按照医嘱持续治疗(用药)？(如前两周内因该病就诊，则不询问本问题)　(1)是　(2)否						
调查前一年内住院情况(2017年9月—2018年8月)							
118	调查前一年内,您是否有医生诊断需住院而您未住院的情况？ (1)是　(2)否(跳问121)						
119	医生诊断需住院而您未住院的情况共有几次？ (同一种疾病医生多次诊断,计为1次)						
120	您最近一次需住院而未住院的原因： (1)自认为不需要　(2)自认为无有效治疗措施　(3)经济困难 (4)自认为医院服务差　(5)自己无时间　(6)医院无床位 (7)医疗保险限制　(8)其他						
121	调查前一年内,您是否因病伤、体检、分娩等原因住过医院？ (1)是　(2)否(如答否,则转问表F-3)						
122	如有住院,您住了几次？						
下列内容询问调查前一年内有住院经历的成员							
123	您本次住院的原因： (1)疾病　(2)损伤中毒　(3)康复　(4)计划生育服务　(5)分娩 (6)健康体检　(7)其他						
124	您本次住院的出院诊断名称？(填疾病名称)						
125	(查填疾病编码)						
126	您本次住院的入院时间(年)(4位,如：1998)						
127	(月)(2位,如：09)						

续表

被调查成员代码		01 (户主)	02	03	04	05	06
128	您本次入院是： (1)门、急诊收治住院(跳问131) (2)其他医疗卫生机构转入 (3)直接入院(跳问131)						
129	您从哪一类医疗卫生机构转过来的？ (1)社区卫生服务中心 (2)乡镇卫生院 (3)县/县级市/省辖市区属医院 (4)省辖市/地区/直辖市区属医院 (5)省/自治区/直辖市属及以上医院 (6)民营医院 (7)其他						
130	您本次转院机构与本次住院机构是否为医联体(调查员协助判断)？ (1)是 (2)否 (3)不知道						
131	您本次是在下列的哪类医疗卫生机构住院的： (1)社区卫生服务中心 (2)乡镇卫生院 (3)县/县级市/省辖市区属医院 (4)省辖市/地区/直辖市区属医院 (5)省/自治区/直辖市属及以上医院 (6)民营医院 (7)其他						
132	您本次住院是在： (1)本县(市、区) (2)本市外县(市、区) (3)本省外市 (4)外省						
133	您等候入院的时间(天)？(当天入院填一天)						
134	本次住院,您是否做过手术？ (1)是 (2)否						
135	本次住院,您中途是否办理过出院手续？(指办理出院手续后,马上办理入院手续,住院患者没有离开医院) (1)是 (2)否						
136	您本次住院的天数？						
137	您本次出院是由于： (1)遵医嘱离院(跳问139) (2)未遵医嘱离院(患者未按照医嘱要求而自动离院) (3)遵医嘱转院(跳问139) (4)其他(跳问139)						
138	如您自动离院,自认为原因是： (1)久病不愈 (2)病愈 (3)经济困难 (4)花费太多 (5)医院设施差 (6)服务态度不好 (7)医生技术差 (8)其他						
139	您本次住院医药费用总共是多少元？						
140	其中:您自己负担了多少元？(不包括报销及个人医疗账户中支出的部分)						
141	您本次住院的医疗费用中,报销部分是如何结算的？ (1)直接减免 (2)先自己垫付,在同一医院医保窗口报销 (3)先自己垫付全部费用,回医保管理机构或单位报销 (4)其他(包括不能/不需报销等情况)						
142	您本次住院,所花费的交通、住宿、伙食、陪护等其他费用合计是多少元？(没有填0)						
143	您本次住院,在医院外接受检查、手术,购买药品、耗材等的费用是多少元？(没有填0)						

续表

被调查成员代码	01 (户主)	02	03	04	05	06
144 您认为此次住院的病房环境如何？ (1)好　(2)一般　(3)差						
145 您认为此次住院医护人员的态度如何？ (1)好　(2)一般　(3)差						
146 您认为此次住院医护人员向您解释治疗方案的清晰程度如何？ (1)好　(2)一般　(3)差						
147 您认为此次住院医护人员倾听您述说病情的认真程度如何？ (1)好　(2)一般　(3)差						
148 您认为此次住院的医疗花费如何？ (1)不贵　(2)一般　(3)贵						
149 您对此次住院总体满意度如何？ (1)满意(转问表 F-3)　(2)一般(转问表 F-3)　(3)不满意						
150 您对于此次住院中您所接受的服务，您最不满意的是什么？（选一项） (1)技术水平　(2)设备条件　(3)药品种类　(4)服务态度 (5)医疗费用　(6)看病手续　(7)等候时间　(8)环境条件 (9)提供不必要服务(包括药品和检查)　(10)其他						

表 F-3　15～64 岁女性调查表（1954 年 8 月—2003 年 8 月出生的女性回答）

表　　号：国卫调 04 表
制定机关：国家卫生健康委员会
批准机关：国家统计局
批准文号：国统制[2018]87 号
有效期至：2018 年 12 月

被调查成员代码	01 (户主)	02	03	04	05	06
151 近 12 个月内,您是否做过妇科检查？ (1)是　(2)否						
152 近 12 个月内,您是否做过宫颈癌筛查？（包括宫颈涂片、TCT、HPV 检查等） (1)是　(2)否						
153 近 12 个月内,您是否做过乳腺检查？（包括 B 超、钼靶等） (1)是　(2)否						
154 您曾经怀孕过几次(次)？（未曾怀孕填 0,结束该成员调查）						
155 您曾经生过几个孩子(人)？（未曾分娩填 0,结束该成员调查）						
156 您最后一次分娩的时间(年)(4 位,如：1998)						
157 　　　　　　　　　　　　(月)(2 位,如：09)						
下面问题询问 2013 年 8 月及以后有分娩的妇女的最后一个出生孩子的情况						
158 您这个孩子性别是： (1)男　(2)女						

续表

被调查成员代码	01(户主)	02	03	04	05	06
159	您怀这个孩子期间,做过几次产前检查？（从未做过填0,跳问162）					
160	您本次怀孕产前检查费用总共是多少元？					
161	您此次怀孕,是否做过产前筛查、产前诊断,排除孩子畸形和出生缺陷？（包括血清学筛查、B超筛查、羊水穿刺或无创产前基因检测(NIPT)） (1)是 (2)否 (3)不清楚					
162	您孩子是如何出生的？ (1)自然分娩（跳问164题） (2)剖宫产					
163	如为剖宫产,最主要是谁提议的： (1)自己 (2)丈夫 (3)父母 (4)医生 (5)其他人					
164	您是在哪里分娩的？ (1)县及以上医院 (2)妇幼保健机构 (3)乡镇街道卫生院 (4)社区卫生服务中心 (5)卫生室/所/站 (6)民营医院 (7)其他					
165	您这个孩子出生时体重为多少克？					
166	您分娩费用总共是多少元？					
167	其中：自己负担了多少元（没有填0）？（不包括报销及个人医疗账户中支出的部分）					
168	您产后28天内,接受产后访视(包括家访和电话访)的次数？（没有填写0,结束本表询问）					
169	您产后访视的形式？ (1)家访 (2)电话访 (3)家访及电话访 (4)其他					

表F-4 6岁及以下儿童调查表（2012年8月及以后出生的儿童）

表　　号：国卫调05表
制定机关：国家卫生健康委员会
批准机关：国家统计局
批准文号：国统制[2018]87号
有效期至：2018年12月

被调查成员代码	01(户主)	02	03	04	05	06
170	该儿童母亲在家庭成员表中的编码（不在家庭成员表中的填99）					
171	该儿童父亲在家庭成员表中的编码（不在家庭成员表中的填99）					
172	下列调查问题由谁回答（调查员判断）： (1)母亲 (2)父亲 (3)家庭其他成员					
母乳喂养、辅食添加及喂养						
173	您孩子是否吃过母乳？ (1)是 (2)否（如答否,则跳问178）					

续表

被调查成员代码	01 (户主)	02	03	04	05	06
174	您孩子第一次吃母乳的时间:(让孩子试喂也算) (1)出生后半小时内　(2)出生后半小时到1小时内 (3)出生后1小时到24小时内　(4)出生24小时以后					
175	您孩子纯母乳喂养(指过去24小时内,孩子没有吃母乳以外的其他液体和食物)到几个月?(开始就不是纯母乳喂养填0,目前仍是纯母乳填999)					
176	您孩子在几个月大时开始有规律添加辅食?(还没有添加辅食的填999)					
177	您孩子母乳喂养到几个月大?(目前仍是母乳填999)					
健康体检						
178	近12个月内,您孩子接受了几次健康体检?(不包括为治疗疾病而做的检查)(没做过填0,并跳问182)					
179	健康检查时,是否检查过小孩牙齿? (1)是　(2)否					
180	健康检查时,是否检查过小孩视力? (1)是　(2)否					
181	健康检查时,是否抽血检查过血红蛋白(检测是否贫血)? (1)是　(2)否					
儿童患病情况						
182	您孩子是否曾被诊断为贫血? (1)是　(2)否					
计划免疫						
183	您孩子有预防接种证/卡吗? (1)有　(2)没有　(3)不知道					

表 F-5　60 岁及以上老年人调查表(1958 年 8 月及以前出生)

表　　号:国卫调 06 表
制定机关:国家卫生健康委员会
批准机关:国家统计局
批准文号:国统制[2018]87 号
有效期至:2018 年 12 月

被调查成员代码	01 (户主)	02	03	04	05	06
日常生活能力(ADL)情况						
184	自己穿衣服: (1)没有困难　(2)有困难,但仍可以独立完成　(3)有困难,需要帮助 (4)无法完成					

续表

被调查成员代码		01 (户主)	02	03	04	05	06
185	吃饭： (1)没有困难　(2)有困难,但仍可以独立完成　(3)有困难,需要帮助 (4)无法完成						
186	洗澡： (1)没有困难　(2)有困难,但仍可以独立完成　(3)有困难,需要帮助 (4)无法完成						
187	上、下床： (1)没有困难　(2)有困难,但仍可以独立完成　(3)有困难,需要帮助 (4)无法完成						
188	上厕所： (1)没有困难　(2)有困难,但仍可以独立完成　(3)有困难,需要帮助 (4)无法完成						
189	控制大小便： (1)没有困难　(2)有困难,但仍可以独立完成　(3)有困难,需要帮助 (4)无法完成						
190	做家务： (1)没有困难　(2)有困难,但仍可以独立完成　(3)有困难,需要帮助 (4)无法完成						
191	管理钱及财物： (1)没有困难　(2)有困难,但仍可以独立完成　(3)有困难,需要帮助 (4)无法完成						
身体与功能情况							
192	近6个月内,您在听力方面属于下列的哪种情况？(戴助听器者,回答戴助听器时情况) (1)很难听清楚　(2)需要别人提高声音　(3)能听清楚						
193	近6个月内,您辨认出20米外熟人的困难程度是？(戴眼镜者,回答戴眼镜时的情况) (1)自觉极度困难　(2)自觉中度困难　(3)没有或轻度困难						
194	(家人回答)该老人有没有被确诊为失智(痴呆)？ (1)有　(2)没有						
经济来源、社会参与和照护							
195	您最主要的经济来源是什么？ (1)劳动收入　(2)离退休养老金　(3)最低生活保障金　(4)财产性收入 (5)家庭成员供养　(6)其他(失业保险金、下岗生活费等)						
196	您参与了哪些社会活动(多选)？ (1)社区治安巡逻　(2)照料其他老人(如帮忙购物、起居照料等)　(3)环境卫生保护　(4)调解纠纷　(5)陪同聊天　(6)需要专业技术的志愿服务(如义诊)　(7)帮助照看小孩　(8)其他　(9)无						

续表

被调查成员代码		01（户主）	02	03	04	05	06
197	近1个月内,您的生活起居是否需要别人照顾？ (1)是　(2)否						
198	您需要照顾时,最主要由谁来提供帮助？ (1)配偶　(2)子女及其他亲属　(3)亲戚　(4)邻居　(5)保姆　(6)社区工作人员　(7)养老机构(护理员)　(8)医务人员　(9)其他　(10)无						
199	您患病时,最主要由谁照顾？ (1)无人照顾　(2)配偶　(3)子女及其他亲属　(4)亲戚　(5)邻居 (6)保姆　(7)社区工作人员　(8)雇佣的陪护人员　(9)其他						
200	您享受过哪些老龄服务项目(多选)？ (1)预防保健　(2)医疗协助　(3)康复护理　(4)精神慰藉　(5)生活照料 (6)文体活动　(7)老年辅具用品租赁　(8)老年教育　(9)其他　(10)无						
201	您最希望的养老方式是？ (1)居家养老　(2)社区养老　(3)机构养老						

附录G 医务人员调查表

单位地址：
_____省(市、区)_____县(市、区)_____街道(乡镇)

机构名称：_____

尊敬的各位医务人员：

您好！医务人员调查是全国第六次卫生服务调查的重要组成部分，其目的是了解医务人员的执业状况、工作状态等情况，为制定国家的医疗卫生政策以及改善管理提供依据。

研究结果的可信度取决于您对问题的认真和客观回答，请您填写此问卷时，细心阅读各项问题，真实地表达您的感受。本调查严格按照《中华人民共和国统计法》要求进行，不记姓名，答案没有对错之分，我们将对调查资料严格保密，请不要有任何顾虑。

谢谢您的支持与合作。

表 G-1 个人基本情况（在右侧空栏处填写数字）

序号	问题及选项	回答
1	性别： (1)男 (2)女	
2	年龄(岁)	
3	婚姻状况： (1)不在婚(包括未婚、离异和丧偶) (2)在婚	
4	最高学历： (1)博士研究生 (2)硕士研究生 (3)大学本科 (4)大专 (5)中专/中技 (6)技工学校 (7)高中 (8)初中及以下	
5	专业技术职称： (1)正高 (2)副高 (3)中级 (4)师(初)级 (5)士级 (6)无职称	
6	执业资格： (1)执业医师 (2)执业助理医师 (3)中医执业医师 (4)中医执业助理医师 (5)注册护士 (6)其他	
7	您现在工作的机构类型： (1)医院 (2)社区卫生服务中心 (3)乡镇卫生院	
8	是否为本机构正式编制人员： (1)是 (2)否 (3)不知道	
9	所在科室是： (1)内科 (2)外科 (3)妇产科 (4)儿科 (5)中医科 (6)药剂科 (7)放射科 (8)预防保健科(公共卫生) (9)其他	
10	行政业务管理职务： (1)院长、中心主任 (2)副院长、中心副主任 (3)科室主任 (4)科室副主任 (5)护士长 (6)无管理职务	
11	工作年数(年)	
12	在现机构工作年数(年)	
13	去年,您平均月收入是多少元？(含工资、奖金、补贴和其他所有收入)	
14	总收入中,固定收入部分(指不会受个人表现或机构发展情况影响的收入部分)所占比例(0～100%)	
15	弹性或浮动部分(指绩效/奖金等根据个人表现或机构发展情况有变化的部分)所占比例(0～100%)	
16	您目前的收入水平达到了您期望收入的百分比为_____％(0～100％)	
17	您是否在上级医院接受过阶段性进修培训(一个月及以上的脱产或半脱产)？ (1)是 (2)否	
18	如果是,最近一次进修培训持续_____个月	
19	过去一年里,您是否参加过专业相关课程培训？ (1)是 (2)否	
20	如果是,平均每次课程_____天	

续表

序号	问题及选项	回答
21	过去5年中,您的职务是否得到了晋升? (1)是　(2)否	
22	过去5年中,您的职称是否得到了晋升? (1)是　(2)否	
23	如果您曾经更换过工作,最近一次您从什么单位来到现单位工作? (1)没有更换过工作　(2)公立三级医院　(3)公立二级医院　(4)公立一级医院 (5)基层医疗机构　(6)私立医疗机构　(7)医疗卫生行政部门　(8)非医疗卫生机构 (9)其他	
24	您是否多点执业? (1)是　(2)否 (若回答"是",继续回答25—27;若回答"否",则直接转至问题28)	
25	本单位是否是您的第一执业机构? (1)是　(2)否	
26	您另外一个执业机构的产权性质: (1)公立(卫计委属)　(2)公立省(市)属　(3)公立区(县)属 (4)民营非营利　(5)民营营利　(6)其他	
27	您另外一个执业机构的专科类型: (1)综合　(2)专科　(3)中医医院(包括中西医医院和民族医院)	
28	您平均每周工作多少小时?	
29	您平均每月在单位值夜班(不包括在家听班)的次数?	
30	目前主要从事的专业类别: (1)临床医疗　(2)护理　(3)公共卫生　(4)医技　(5)药剂	
31	(医生回答)您在最近一次的门诊工作日,接诊工作时间(小时)	
32	(医生回答)您在最近一次的门诊工作日,接诊患者数(人)	
33	(护士回答)您在最近一个白班工作日,需要护理的床位数(张)	
34	(护士回答)您在最近一个白班工作日,平均每个患者的护理时间(小时)	
35	(基层医生护士回答)在日常接诊/护理的患者中,固定找您看病(包括签约居民)的患者比例为_____%(0~100%)	
36	(基层医生护士回答)在日常接诊/护理患者时,预防服务或行为建议内容(如饮食和锻炼指导等)占全部与患者交流时间的比例为_____%(0~100%)	
37	(基层医生护士回答)请选择您参与的公共卫生工作内容? (1)无　(2)健康档案更新管理　(3)健康体检　(4)慢性病患者和老年人随访 (5)健康教育　(6)预防接种　(7)孕产妇或儿童管理　(8)精神病患者管理 (9)传染病报告和管理　(10)卫生计生监督协办　(11)其他	
38	(基层医生护士回答)您一周工作时间中,有关上述公共卫生服务的工作占全部工作时间的_____%(0~100%)	

表 G-2 工作特征和个人特征（在最符合您状况的那个数字上面画圈）

以下是关于您所从事工作的一些描述。请根据您的实际感受标明您对以下叙述的同意程度。
1.完全不同意 2.不同意 3.同意 4.完全同意

1	我的工作会对他人的生活或幸福产生较大影响	1	2	3	4
2	我的工作需要我集中注意力	1	2	3	4
3	我工作完成得好坏会对很多人产生影响	1	2	3	4
4	我觉得工作对我的能力有很多要求	1	2	3	4
5	我的工作很有意义，非常重要	1	2	3	4
6	工作中，我必须承担很多责任	1	2	3	4
7	因为工作量大，我一直有时间上的压力	1	2	3	4
8	工作时，我常常被打断或受到干扰	1	2	3	4
9	最近几年来，我的工作负担越来越重	1	2	3	4
10	我很容易因工作上的压力而烦躁	1	2	3	4
11	回家后我很容易就可以放松，把工作放下	1	2	3	4
12	熟悉我的人说，我为工作牺牲太多了	1	2	3	4
13	我上床睡觉时还在想着工作上的事	1	2	3	4
14	如果我没有把今天该做的事做完，晚上我就会睡不好	1	2	3	4
15	（基层医生回答）公共卫生工作占据太多工作时间，影响了我临床诊疗工作的开展	1	2	3	4
16	（基层医生回答）我目前接受的教育和培训，让我储备了足够的知识为社区区民常见病提供预防、治疗和管理的连续型服务	1	2	3	4
17	（基层医生回答）基层医生需要更注重维持和管理好社区居民的健康，而非仅仅治疗好疾病	1	2	3	4

表 G-3 工作环境（在最符合您状况的那个数字上面画圈）

以下是关于您工作环境的一些描述。请根据您的实际感受标明您对以下叙述的同意程度。
1.完全不同意 2.不同意 3.同意 4.完全同意

1	单位领导和同事给我应有的尊重	1	2	3	4
2	我工作获得晋升的机会很少	1	2	3	4
3	我曾经经历（或预料会经历）工作环境变坏	1	2	3	4
4	我的工作没有保障	1	2	3	4
5	就我付出的努力与既有的成就而言，我在工作中得到应有的尊重和威望	1	2	3	4
6	就我付出的努力与既有的成就而言，我有恰当的工作前景	1	2	3	4
7	就我付出的努力与既有的成就而言，我有恰当的工资收入	1	2	3	4
8	我的领导很有组织能力，让职工团结一致开展工作	1	2	3	4
9	我的同事能胜任他们的工作	1	2	3	4
10	我的工作完成时，我能直接地了解和感受到自己工作的绩效	1	2	3	4
11	我能清晰知道自己的工作职责和目标	1	2	3	4
12	我的工作能给我成就感	1	2	3	4
13	我工作的单位提供了可以让我高效工作的设备和设施	1	2	3	4
14	我在单位可以方便地获得工作中需要的各种信息	1	2	3	4

续表

以下是关于您工作环境的一些描述。请根据您的实际感受标明您对以下叙述的同意程度。
1.完全不同意　2.不同意　3.同意　4.完全同意

15	等待别人或别的部门的工作经常减慢我的工作进度	1	2	3	4
16	有些行政程序和不必要的管理条框阻碍了我工作效率的提高	1	2	3	4
17	(基层所有人员回答)在治疗、护理或随访/管理患者过程中,如果需要更多信息,我会去查看其健康档案	1	2	3	4
18	(基层所有人员回答)为完成好基本公共卫生服务工作,我能方便地获得其他部门和同事的协助	1	2	3	4
19	(基层所有人员回答)我单位的医务人员有足够的能力为社区居民提供预防、治疗和管理的连续型服务	1	2	3	4

表 G-4　工作感受（在最符合您状况的那个数字上面画圈）

以下问题请根据您自身的感受在对应的符合程度上画圈。
1.非常不符合　2.比较不符合　3.有点不符合　4.有点符合　5.比较符合　6.非常符合

1	工作对我来说是一个学习和成长的过程	1	2	3	4	5	6
2	通过工作,我的知识和技能在逐步提升	1	2	3	4	5	6
3	在工作中我可以尝试一些新事物,积极挖掘自身潜能	1	2	3	4	5	6
4	现在的工作对我的个人成长没有任何帮助	1	2	3	4	5	6
5	总的来说,我感觉工作压力很大	1	2	3	4	5	6
6	总的来说,我感到工作的紧张程度很高	1	2	3	4	5	6
7	我因为工作而难以入睡	1	2	3	4	5	6
8	我因为工作而紧张不安	1	2	3	4	5	6
9	我经常想离开这家医院	1	2	3	4	5	6
10	我经常想离开我现在所从事的行业	1	2	3	4	5	6
11	最近,我经常想换一下工作	1	2	3	4	5	6
12	明年我很有可能会找一份新工作	1	2	3	4	5	6
13	总体来说,我对我目前的工作非常满意	1	2	3	4	5	6
14	我对单位的同事是满意的	1	2	3	4	5	6
15	考虑到我的技术水平和付出,我对自己收入水平是满意的	1	2	3	4	5	6
16	我对领导是满意的	1	2	3	4	5	6
17	我对单位的工作条件和设备配置是满意的	1	2	3	4	5	6
18	我对这份工作中的晋升和职业发展前景是满意的	1	2	3	4	5	6
19	我对单位的管理状况是满意的	1	2	3	4	5	6
20	我对工作中获得的福利待遇是满意的	1	2	3	4	5	6
21	我对工作中获得的培训机会是满意的	1	2	3	4	5	6
22	我对在工作中有机会施展自己的能力是满意的	1	2	3	4	5	6
23	最近我感到很有动力去努力工作	1	2	3	4	5	6

表 G-5　工作投入和动机(在最符合您状况的那个数字上面画圈)

请根据您在工作中的真实感受,判断您是否有如下感觉。如果您从来没有这种感受,请选择数字"0"。如果您有过这样的感受,请在最能反映感受出现频率或认同程度的相应数字上画圈。

0. 从来没有/完全不赞同　——　6. 总是/完全赞同

1	在工作中,我感到自己迸发出能量	0	1	2	3	4	5	6
2	我觉得我所从事的工作目的明确,且很有意义	0	1	2	3	4	5	6
3	当我工作时,时间总是过得飞快	0	1	2	3	4	5	6
4	工作时,我感到自己强大而且充满活力	0	1	2	3	4	5	6
5	我对工作充满热情	0	1	2	3	4	5	6
6	工作时我会忘记周围的一切	0	1	2	3	4	5	6
7	工作激发了我的灵感	0	1	2	3	4	5	6
8	早上一起床,我就想要去工作	0	1	2	3	4	5	6
9	当我紧张工作时,我会感到快乐	0	1	2	3	4	5	6
10	我为我所从事的工作感到自豪	0	1	2	3	4	5	6
11	我沉浸于自己的工作当中	0	1	2	3	4	5	6
12	我可以一次连续工作很长时间	0	1	2	3	4	5	6
13	对我来说,我的工作具有挑战性	0	1	2	3	4	5	6
14	我在工作时会达到忘我的境界	0	1	2	3	4	5	6
15	工作时,即使感到精神疲劳,我也能很快地恢复	0	1	2	3	4	5	6
16	我感觉到自己离不开这份工作	0	1	2	3	4	5	6
17	即使工作进展不顺利,我也总能够锲而不舍	0	1	2	3	4	5	6
18	我的工作动力源于我喜欢我的工作	0	1	2	3	4	5	6
19	我努力工作是因为这是我的本职工作	0	1	2	3	4	5	6
20	我努力工作是因为我的工作对患者非常重要	0	1	2	3	4	5	6
21	我努力工作是为了自我认可和肯定	0	1	2	3	4	5	6
22	我的工作动力源于患者和居民对我的感激	0	1	2	3	4	5	6
23	我努力工作是为了让别人对我有好的评价和看法	0	1	2	3	4	5	6
24	我努力工作是不想让我的团队有不好的表现	0	1	2	3	4	5	6
25	我的工作动力源于领导的认可和赞扬	0	1	2	3	4	5	6
26	我工作的动力是挣钱养活自己和家庭	0	1	2	3	4	5	6

表 G-6　执业环境(在右侧空栏处填写数字)

序号	问题及选项	回答
1	您感觉患者对您的尊重程度: (1)非常尊重　(2)比较尊重　(3)一般　(4)比较不尊重　(5)很不尊重	
2	您感觉社会整体对您这个职业的尊重程度: (1)非常尊重　(2)比较尊重　(3)一般　(4)比较不尊重　(5)很不尊重	
3	您认为,医务人员目前社会地位对应刻度尺中的哪一点?(0 为最低,100 为最高) 0　10　20　30　40　50　60　70　80　90　100	

续表

序号	问题及选项	回答
4	您感觉患者对您提供服务的信任程度： (1)很高 (2)较高 (3)一般 (4)较低 (5)很低	
5	您认为当前医患关系： (1)很好 (2)较好 (3)一般 (4)较差 (5)很差	
6	最近6个月内,您是否受到过患者以下行为(可多选)？ (1)带有负面情绪的沟通交流 (2)辱骂 (3)肢体暴力	
7	您感觉自己的工作能否得到患者的认可？ (1)非常认可(跳到9) (2)比较认可 (3)一般 (4)比较不认可 (5)很不认可	
8	如果有不认可,最主要的原因(单选)： (1)个人诊疗或护理技术问题 (2)医院环境和设备问题 (3)费用问题 (4)社会舆论引导问题 (5)医保、药品、监管指标等宏观政策问题 (6)患者需求高 (7)其他	
9	多数情况下患者对您提供的服务会表示： (1)很满意 (2)较满意 (3)不置可否 (4)较不满意 (5)很不满意	

表G-7 感知变化(在右侧空栏处填写数字。如工作时间未满5年,则与开始工作时相比)

序号	问题及选项	回答
1	与5年前相比,您工作的机构在就医环境方面： (1)明显改善 (2)略有改善 (3)无变化 (4)略有变差 (5)明显变差	
2	与5年前相比,您工作的机构在医疗设备方面： (1)明显改善 (2)略有改善 (3)无变化 (4)略有变差 (5)明显变差	
3	与5年前相比,您工作的机构在医疗技术水平方面： (1)明显改善 (2)略有改善 (3)无变化 (4)略有变差 (5)明显变差	
4	与5年前相比,您工作的机构在药品供应方面： (1)明显改善 (2)略有改善 (3)无变化 (4)略有变差 (5)明显变差	
5	与5年前相比,您的工作量： (1)大幅增加 (2)略有增加 (3)没有变化 (4)略有减少 (5)大幅减少	
6	与5年前相比,您的工作压力： (1)大幅增加 (2)略有增加 (3)没有变化 (4)略有减少 (5)大幅减少	
7	与5年前相比,您的收入水平： (1)大幅提高 (2)略有提高 (3)没有变化 (4)略有降低 (5)大幅降低	
8	考虑工作性质和整体社会收入水平,您感觉与5年前相比相对收入水平： (1)大幅提高 (2)略有提高 (3)没有变化 (4)略有降低 (5)大幅降低	
9	与5年前相比,您认为职称晋升标准有何变化？ (1)明显改善 (2)略有改善 (3)无变化 (4)略有变差 (5)明显变差	
10	与5年前相比,您觉得工作带来的培训和能力提高机会有何变化？ (1)明显改善 (2)略有改善 (3)无变化 (4)略有变差 (5)明显变差	
11	与5年前相比,您认为医院绩效考核和分配制度有何变化？ (1)明显改善 (2)略有改善 (3)无变化 (4)略有变差 (5)明显变差	

续表

序号	问题及选项	回答
12	与5年前相比,您感觉患者对医务人员的尊重程度: (1)大幅提高 (2)略有提高 (3)没有变化 (4)略有降低 (5)大幅降低	
13	与5年前相比,您感觉医务人员的社会地位: (1)大幅提高 (2)略有提高 (3)没有变化 (4)略有降低 (5)大幅降低	
14	与5年前相比,您感觉医患关系: (1)大幅改善 (2)略有改善 (3)没有变化 (4)略有恶化 (5)大幅恶化	
15	您认为与之前相比,近5年的医改政策对医务人员的鼓舞程度? (1)大幅改善 (2)略有改善 (3)没有变化 (4)略有恶化 (5)大幅恶化	
16	工作上您最希望得到改善的三个方面(按重要性从高到低填写三个): (1)个人收入和福利 (2)培训机会和个人工作能力 (3)职称晋升机会 (4)工作条件(单位的资源设备等) (5)社会认可和尊重(医患关系、声望等) (6)单位管理制度(奖惩制度、考核指标等) (7)工作量 (8)其他	

表 G-8 身心健康

以下问题关于您的身体健康状况,请按照您的感受和实际情况回答。

1	您是否有被诊断的以下疾病或健康问题? (1)心肌梗死 (2)冠心病或心绞痛 (3)高血压 (4)高血脂 (5)脑卒中 (6)糖尿病 (7)抑郁或焦虑 (8)其他	
2	过去6个月,您是否有以下不适或健康问题? (1)颈椎或后背疼痛 (2)持续的头疼 (3)严重的疲惫乏力 (4)膝盖和腿部疼痛 (5)抑郁或焦虑 (6)其他	
3	您感觉总体的身体健康状况如何? (1)好 (2)比较好 (3)一般 (4)比较差 (5)差	
4	您现在的吸烟状况: (1)每天吸 (2)非每天吸 (3)不吸烟	
5	您的饮酒频率: (1)不喝酒 (2)每周不到1次 (3)每周1~2次 (4)每周至少3次	
6	您一天一般有多长时间久坐?(小时数,请填写具体数字)	
7	近6个月内,您平均每周体育锻炼几次: (1)6次及以上 (2)3~5次 (3)1~2次 (4)不到1次 (5)从不锻炼	
8	您平均每次锻炼的强度是多大(自我呼吸、心跳加快的感觉): (1)轻度 (2)中度 (3)重度	

附录 H 全国第六次卫生服务调查县(市、区)级基本情况调查表

_____省(自治区、直辖市)_____县(市/区)

行政区划代码 □□□□□□

调查负责人:_____

联系电话:_____

填报日期:2018 年_____月_____日

表 H-1 2017 年全县(市/区)基本情况调查表

序号	调查内容	结果
1	总面积(平方千米)	
2	地理地貌： (1)山区 (2)丘陵 (3)平原 (4)湖区	
3	居民户数(户)	
4	总人口数(人)	
5	其中:城镇人口数(人)	
6	其中:享受最低生活保障人数(人)	
7	农村人口数(人)	
8	其中:贫困人口数(扶贫办登记)(人)	
9	低保人口数(民政部门登记)(人)	
10	(农村地区)长期在外务工人数(人)(离家半年以上)	
11	合作医疗是否与城镇居民基本医疗保险合并？ (1)是 (2)否 (3)只存在一种	
12	地区生产总值(万元)	
13	县(市、区)级财政收入(万元)	
14	县(市、区)级财政支出(万元)	
15	农村居民年人均总收入(元)	
16	城镇居民年人均总收入(元)	
17	农村低保标准(元)	
18	城镇低保标准(元)	
19	街道数	
20	乡(镇)数	
21	居委会数	
22	行政村数	

注:该表数字以当地统计数字为准,可从各相关部门抄录。

附录 I 全国第六次卫生服务调查县(市、区)级医院调查表

　　_____省(市、自治区)_____县(市、市区)

　　行政区划代码 □□□□□□

　　机构全称(《医疗机构执业许可证》上登记的名称):

　　_____

　　组织机构代码　　□□□□□□□□-□

　　机构属性代码　　□□□□□□□

(填写《医疗机构执业许可证》登记号后 7 位)

填表负责人姓名:_____　　联系电话:_____

填表日期　2018 年_____月_____日（单位盖章）

填表说明

　　调查范围与要求:国家卫生服务调查样本县中规模最大的一所县级综合医院(或城市公立医院)和一所中医院(或其他传统医学医院)需填报本表。

表 I-1　2017 年医疗保险定点情况

序号	调查内容	结果
1	是否作为城镇职工基本医疗保险定点机构：①是 ②否	
2	是否作为新农合定点机构：①是 ②否	
3	是否作为城镇居民基本医疗保险定点机构：①是 ②否	
4	是否作为城乡居民基本医疗保险定点机构：①是 ②否	

表 I-2　2017 年人员情况

序号	调查内容	人员数
1	在岗工作人员数	
2	其中：在编人员数	
3	合同聘用制人员数	
4	返聘人员数	
5	其他临时人员数	
6	在岗卫生技术人员数	
7	执业分类：儿科医师数量	
8	执业医师中男性人数	
9	执业医师中女性人数	
10	执业医师年龄：25 岁以下	
11	25～34 岁	
12	35～44 岁	
13	45～54 岁	
14	55～59 岁	
15	60 岁及以上	
16	执业医师学历：研究生	
17	大学本科	
18	大专	
19	中专	
20	高中及以下	
21	执业医师中职称（按聘任）：正高	
22	副高	
23	中级	
24	师级/助理	
25	士级	
26	不详	
27	2017 年本医院到医联体内下级医疗机构对口支援的医师数量	
28	过去 5 年（2013—2017 年）新进人员数	
29	其中：研究生	
30	大学本科	
31	大专	

续表

序号	调查内容	人员数
32	中专	
33	高中及以下	
34	来源:应届毕业生	
35	上级医疗卫生机构	
36	同级医疗卫生机构	
37	下级医疗卫生机构	
38	其他来源	
39	过去5年(2013—2017年)流失人员数(不包括离退休)	
40	其中:研究生	
41	大学本科	
42	大专	
43	中专	
44	高中及以下	
45	人员流失去向:上级医疗卫生机构	
46	同级医疗卫生机构	
47	下级医疗卫生机构	
48	非医疗卫生机构	
49	不清楚流失去向	

注:本表根据调查时的实际情况进行填写。

表 I-3　2017年床位情况

序号	调查内容	数量(没有填0)
1	急诊床位数	
2	医院ICU床位数	

表 I-4　2017年财务收支情况

序号	调查内容	数量(千元)
1	总收入	
2	财政补助收入	
3	基本支出补助	
4	人员经费	
5	其中:离退休人员经费	
6	项目支出补助	
7	基本建设补助	
8	设备购置补助	
9	重点学科发展补助	
10	承担政府指定的公共卫生任务补助	
11	来自医疗保险的收入总额	

续表

序号	调查内容	数量(千元)
12	其中:新农合的收入总额	
13	城镇居民医疗保险收入总额	
14	城镇职工医疗保险收入总额	
15	城乡居民医疗保险收入总额	
16	总支出	
17	总支出中管理费用	
18	其中:行政管理人员费用	
19	离退休人员费用	
20	患者累计欠费总额	
21	其中:年内患者欠费总额	

表 I-5 2017 年卫生服务提供情况表

序号	调查内容	数量
1	总诊疗人次	
2	其中:门诊人次	
3	急诊人次	
4	门急诊 CT 检查人次	
5	门急诊 MRI 检查人次	
6	本医院转往基层医疗卫生机构门诊患者数量	
7	基层医疗卫生机构向本医院转诊的门诊患者数量	
8	本医院转往上级医院的门诊患者数量	
9	上级医院向本医院转诊的门诊患者数量	
10	出院人次	
11	住院 CT 检查人次	
12	住院 MRI 检查人次	
13	基层医疗卫生机构向本医院转诊的住院患者数量	
14	本医院转往上级医院的住院患者数量	
15	上级医院向本医院转诊的住院患者数量	
16	院内感染例数	

表 I-6 医改进展情况

序号	调查内容	结果
1	是否建立医联体(或医共体、医疗集团等)? ①是 ②否	
2	医联体覆盖的基层医疗卫生机构数?	
3	是否与上级医疗机构开展远程医疗服务? ①是 ②否	
4	开展远程医疗会诊(或病例讨论)服务人次数	
5	与本医院建立远程医疗服务关系的基层单位数	
6	是否开展同级检查结果互认? ①是 ②否	

续表

序号	调查内容	结果
7	是否开展日间手术？①是 ②否	
8	2017年开展日间手术例数	
9	是否实施总会计师制度？①是 ②否	
10	是否实施院长聘任制？①是 ②否	
11	医院是否实行了药品零差率制度？①是 ②否	
12	医院开始实施药品零差率的时间（YYYY/MM）	
13	如实行药品零差率制度,是否获得了如下补偿	
14	财政补贴：①是 ②否	
15	通过收取一般诊疗费(或医事服务费、药事服务费等)：①是 ②否	
16	调整价格：①是 ②否	
17	其他方式：①是_____ ②否	
18	2013—2017年是否调整医疗服务价格？①是 ②否	
19	2013—2017年调整价格的医疗服务项目数量	
20	在省级药品集中采购平台采购药品金额的比例	
21	是否在省级药品集中采购平台采购高值医用耗材？①是 ②否	
22	是否在全区县建立统一的临床检验中心？①是 ②否	
23	是否开展预约诊疗？①是 ②否	
24	是否建立门诊电子病历？①是 ②否	
25	是否建立住院电子病历？①是 ②否	
26	医院是否开展薪酬制度改革？①是 ②否	
27	是否实行院长年薪制？①是 ②否	

本医院是否实行以下医保支付方式改革？

序号	调查内容	门诊	住院
28	按病种付费的病种个数		
29	按病种付费的患者例数		
30	医保是否开展按人头付费？①是 ②否		
31	医保是否开展按疾病诊断相关组 DRG 付费？①是 ②否		
32	医保是否开展按床日付费？①是 ②否		
33	医保是否开展按总额预付/包干付费？①是 ②否		

附录 J　全国第六次卫生服务调查社区卫生服务中心、乡镇/街道卫生院调查表

_____县(市、区)　_____乡镇/街道

行政区划代码：□□□□□□

乡镇/街道代码：□□□

机构全称(《医疗机构执业许可证》上登记的名称)：

_____

组织机构代码　　□□□□□□□□-□

机构属性代码　　□□□□□□□　（填写《医疗机构执业许可证》登记号后7位）

填表负责人姓名：_____　　联系电话：_____

填表日期　2018年_____月_____日（单位盖章）

填表说明

1. 调查范围：国家卫生服务调查样本乡镇或街道中所有具有独立法人资格的社区卫生服务中心、乡镇/街道卫生院和虽不具有独立法人资格但独立进行人、财、物等管理的社区卫生服务中心分中心或乡镇/街道卫生院分院均需填报本表。

2. 在填写本调查表时，除特别注明外，各项数据均只填写本中心、卫生院的情况，不应将其下设的社区卫生服务站、村卫生室的数字计入。

表 J-1 2017 年医疗机构基本情况

序号	调查内容	结果
1	机构收支管理方式： ①全额预算拨款(严格的收支两条线) ②差额预算拨款 ③自收自支 ④承包经营 ⑤其他	
2	上级管理机构是否对本机构实施会计委派制：①是 ②否	
3	业务用房面积(平方米)	
4	其中：自有产权(包括政府或集体免费提供)面积(平方米)	
5	非自有产权(租赁)面积(平方米)	
6	是否为城镇职工基本医疗保险定点机构：①是 ②否	
7	是否为城镇居民基本医疗保险定点机构：①是 ②否	
8	是否为新农合定点机构：①是 ②否	
9	是否作为城乡居民基本医疗保险定点机构：①是 ②否	

表 J-2 2017 年服务人口情况

序号	调查内容	结果
1	服务辖区内居委会数	
2	服务辖区内行政村数	
3	其中：通公路的行政村数	
4	到最远的行政村/居委会的距离(千米)	
5	采用常用交通工具到最远的行政村/居委会所需的时间(分钟)	
6	2017 年服务辖区内总户数	
7	2017 年服务辖区内人口总数	
8	其中：农业人口数	
9	女性人口数	
10	1 岁以下儿童数	
11	3 岁以下儿童数	
12	7 岁以下儿童数	
13	65 岁及以上人口数	
14	活产数	
15	糖尿病患者总数	
16	高血压患者总数	
17	严重精神障碍患者总数	
18	结核病患者总数	
19	艾滋病病毒携带者或艾滋病患者总数	
20	外出打工人数(出本县)	

表 J-3　2017 年人力资源情况

序号	调查内容	人员总数	其中：下派到直属社区卫生服务站/村卫生室工作的人员数
1	在岗工作人员数		
2	其中：在编人员数		
3	合同聘用制人员数		
4	返聘人员数		
5	其他临时人员数		
6	在岗卫生技术人员数		
7	性别：男性		—
8	女性		—
9	学历：研究生		
10	大学本科		
11	大专		
12	中专		—
13	高中及以下		—
14	职称(聘任)：高级		—
15	中级		
16	师级/助理		
17	士级		
18	从事基本公共卫生服务人员数		
19	其中：专职人员数		
20	2017年上级医院到本机构对口支援的医师人次		—
21	过去5年(2013—2017年)新进人员数		—
22	其中：研究生		
23	大学本科		
24	大专		
25	中专		—
26	高中及以下		—
27	来源：应届毕业生		—
28	上级医疗卫生机构		—
29	同级医疗卫生机构		—
30	下级医疗卫生机构		—
31	其他来源		
32	过去5年(2013—2017年)流失人员数(不含离退休)		
33	其中：研究生		
34	大学本科		
35	大专		
36	中专		

续表

序号	调查内容	人员总数	其中:下派到直属社区卫生服务站/村卫生室工作的人员数
37	高中及以下		—
38	人员流失去向:上级医疗卫生机构		—
39	同级医疗卫生机构		—
40	下级医疗卫生机构		—
41	非医疗卫生机构		—
42	不清楚流失去向		—

表 J-4 2017 年设备配备情况

序号	调查内容	可用数量(没有填0)
1	DR 机(台)	
2	CT 机(台)	
3	硬件设备是否达到与上级机构共享信息的基本要求? ①是 ②否	

表 J-5 药品配备与使用情况

序号	调查内容	结果
1	现配备的药物品种数(按通用名,不包括中药饮片,不分剂型和规格)	
2	其中:基本药物品种数	
3	其中:化学药品	
4	中成药	
5	非基本药物品种数	
6	2017 年药品销售总额(万元)	
7	其中:基本药物销售额(万元)	
8	基本药物零差率补偿方式(可多选): ①财政专项补助 ②医保报销 ③收支两条线管理 ④服务价格调整 ⑤其他	

表 J-6 2017 年收支情况

序号	调查内容	数额(千元)
1	总收入	
2	财政补助收入	
3	其中:基本支出补助收入	
4	内:人员经费补助收入	
5	公用经费补助收入	
6	基本公共卫生服务补助收入	
7	项目支出补助收入	
8	内:基本建设补助收入	
9	设备购置补助收入	
10	重大公共卫生服务补助收入	

续表

序号	调查内容	数额(千元)
11	来自医疗保险的收入总额	
12	总支出	

表 J-7 2017 年服务开展情况

序号	调查内容	数量
基本医疗		
1	出院人次数	
2	其中:分娩人数	
3	手术人次数	
基本公共卫生服务		
4	签约服务人数	
5	其中:有偿签约人数	
6	7岁以下儿童国家免疫规划疫苗常规预防接种人次数	
7	7岁以下儿童二类疫苗接种人次数	
8	7岁以下儿童保健人次数	
9	3岁以下儿童保健人次数	
10	产前检查人次数	
11	产后访视人次数	
12	65岁及以上老年人健康体检人次数	
13	高血压患者规范管理人数	
14	其中:血压得到有效控制的患者人数	
15	2型糖尿病患者规范健康管理人数	
16	其中:血糖得到有效控制的患者人数	
17	严重精神障碍患者规范管理人数	
18	其中:病情得到有效控制的患者人数	
健康教育		
19	发放健康教育印刷材料的数量	
20	播放健康教育音像资料的次数	
21	健康教育宣传栏更新次数	
22	举办健康教育讲座和健康教育咨询活动次数	
公共卫生事件报告及卫生监督协管		
23	传染病报告例数	
24	年内卫生监督协管信息报告例数	
25	为育龄人群免费提供避孕药具	
重大公共卫生服务		
26	结核病患者全程督导化疗人数	
27	艾滋病患者管理人数	
28	艾滋病快速检测人次	

续表

序号	调查内容	数量
29	叶酸服用人数	
30	乳腺癌筛查人数	
31	宫颈癌筛查人数	

附录 K 珠海市第六次国家卫生服务调查工作人员名单

一、珠海市

领导小组组长:陶海林
副组长:欧阳亚南　李子松　黄林富　柴宏亮　王景坚　戴世登
成　员:梅文华　李湘君　常学勤　沈向东　黄　河　蒋晓晖　李季委　杨卫国
　　　　贵　艳　王同兴　徐晓丽　林　伟　管　伟　丰　霞　黄　芸　曾秋丽
领导小组下设办公室主任:李子松
副主任:梅文华　王同兴　徐晓丽　林　伟　管　伟　丰　霞　黄　芸　曾秋丽
成　员:方国伦　胡文锋　武　涛　黄轩流　郭　薇　陈　丹　罗　勇　梁结添
　　　　艾　艳　谢　芳　刘　星　徐玉良
督导专家组成员:李子松　梅文华　方国伦　徐玉良　马玉全　江　鸿　徐素梅
　　　　　　　宋　宏　王　曦　朱灿槟

二、香洲区与横琴新区

领导小组组长:王同兴
副组长:胡文锋
领导小组下设办公室主任:胡　文
成　员:许　可　吕桂良　杜婷婷　罗　勇　汤嘉亮　潘锡溪　杨　静　黄海英
　　　　方丽珊　邹文焦
调查员:黄静雯　黄月清　张　碧　代显威　肖振利　刘　娥　张　燕　庄晓琳
　　　　武　装　薛　怡　陶金伟　黄晓蓓　郑永昌　徐群笑　方丽珊　古毅俊
　　　　郑子龙　李意涛　庞慧敏　缪　霞　林丰源　李艾雯　张俊毅　王康旦
　　　　黎子豪　黄裴婷　郑惠芳　张挺胜　刘　仁　潘兆佳　黄庆超　郑梓筠
　　　　周国文　蔡伟恒　李　岳

三、斗门区

领导小组组长:徐晓丽
副组长:武　涛　甘显富　刘　平　叶淑仪　谭新时　周　权
成　员:黄豪辉　梁翠玲　林琼婵　杨小群　陈立东　杨巧灵　陈世玖　黎清成
　　　　谭炳添　周界志　刘耀贵　曾麓松　黄可忠
质控小组组长:武　涛
成　员:黄豪辉　梁翠玲　林琼婵　杨小群　陈立东　杨巧灵　黄海能　梁　粤
　　　　曾天健　余世宁　张华源　赵叠珠　崔耀庭
调查指导员:周俊卫　梅淑仪　梁炳安　高文超　梁翠远　杨云辉　祁钰湘　蒋建新　陈仕沛
调查员:邹志强　张树权　黄艳萍　陈治国　彭燕玲　陈菊珍　林惠娜　周运嫦　周悦庆
　　　　周银欢　布润娣　孙仲全　黄燕群　张键怡　蒋结榕　陈秋灵　高丰玉　黄少红
　　　　何关梅　刘细华　陈秀芳　吴杰燕　彭文佳　黎桂兰　李晓琳　唐芷慧　梁翠远

　　　　黄结连　容艳春　蔡小玲　温素清　林丽庆　邓　婕　余洪吉　曾艳玲　黄少英
　　　　吴健勇　张紫淇　全淼枝　李瑶仙　陈玉玲　梁惠芳　梁宝仪　廖培英　吴文川
　　　　余景良　赵晓晴　杨锡华　蔡杨栩埒　潘美娟　邝耀辉　周秀燕　赵红珠　李穗莲
　　　　赵淑英　梁娟玲　郑红怡　钟　瑜　梁巾帼　严宇彬　黄家豪　吴庆梅　林嘉政
　　　　谢天喜　周瑞东　黄淑娇　郑红怡　梁二晓　李木娇　林　杏　陈欢弟　梁雅贞
　　　　陈仕沛　陈杏云　陈志军　周丽逢　周迎春　张克妮　欧卓机　郑金浩　吴卫贞
　　　　刘小红　吴惠娴　邝春婵　王柏成　梁锦菊　梁卫精　谢文婷

四、金湾区

领导小组组长:林　伟

副组长:胡连胜　彭斌汉　杨明杰　曹晓丽

成　员:梁结添　朱学军　周颖玲　魏肖林　朱　伍　张桂良　赖仕坚

领导小组下设办公室主任:梁结添

成　员:梁诗婷　陈思勤　周雯君　何　嫦　欧阳月仙

督导组成员:胡连胜　梁结添　梁诗婷　陈思勤　周雯君　林雨松　赵玉莹
　　　　　　梁成峰　曹颖欣　吴海娟

调查员:陈柳蓉　张素贞　周燕霞　曾丽霞　梁鉴聪　吴海娟　方少云　赵玉莹
　　　　陈少强　谭月欣　何文欢　袁志豪　梁海泉　赵鹏健　杨盛坚　万文婷
　　　　冯新燕　梁成峰　吴江源　曹颖欣　林培敏　陈凤好　简正红　冼华明

五、高新区

领导小组组长:曾秋丽

副组长:陈　丹　艾　艳

成　员:黎　程　张海春　曹　静　许鹏飞　各样本社区卫生分管领导

领导小组下设办公室主任:陈　丹

副主任:艾　艳

成　员:张　榕　邓海林　陈丽玲

区质控督导专家组成员:艾　艳　王友芝　崔　英　肖雪萍　张　榕

区级指导员:艾　艳　张　榕　邓海林

镇级指导员:肖雪萍　古玉棉　梁龙盛　谢春旺

入户调查员:陈　卓　曾马徐　姚诗敏　黄钰铃　陈玉华　付耀华　甘丽雅　梁佩结

六、万山区

领导小组组长:吕红珍

副组长:梁德胜

成　员:匡　澍　肖旭清　丰　霞　杨　兵

领导小组下设办公室主任:丰　霞

副主任:黄轩流

成　员:李楚珍　李运祥　詹伟智

督导专家组成员:王桂湘　李灯明　郑文明　郑志雄

桂山镇调查员:黎倩茵　严小莲　谢少芬　郑文明

担杆镇调查员:郑美华　罗　楚　张少燕

桂山镇级调查指导员:梁佩儿

担杆镇级调查指导员:吴锦云
万山区级调查指导员:詹伟智

七、高栏港区

领导小组组长:黄　芸
副组长:林海强
领导小组下设办公室主任:林海强
副主任:郭　薇　成月荣　钟伟舵　曹　治　谢　群　刘　冈
成　员:刘亚龙　周雪芬　黄机敏　陈喜梅　邱　超　覃月娟
督导专家组成员:郭　薇　刘亚龙　周雪芬　黄机敏　张晓波　陈喜梅　陆少范
　　　　　　　　罗小妍　莫柯龙　邱　超　覃月娟
调查指导员:刘亚龙　张晓波　莫柯龙　邱超　杨择瑜　覃月娟　何爱丽
调查员:李小华　欧炜发　姚　斌　许华泽　吴国玲　杨俊斌　罗　参　温惠珍
　　　　佘碧炯　王小青　黄　惠　谢树灿　彭建平　张慧妮　张海英　胡小阳
　　　　张启芬　张玉玲　戴楚雄　冼永涛　黄燕花　周雪兰　陈沛玲　陈雅莹
　　　　梁家丽　李秋菊　林焕萍　王思洁　张伟红　杨丽霞　李爱霞　黄秀云
　　　　林月明　欧惠华　胡成威　杨家宝

附录 L 珠海市第六次国家卫生服务调查分析结果表

表 L-1 家庭健康询问调查范围和家庭规模

区域范围	样本人口/人	样本户数/户	户均人口/人
合计	7425	2340	3.17
行政区			
香洲区	1721	600	2.87
斗门区	2149	600	3.58
金湾区	821	240	3.42
功能区			
高新区	741	240	3.09
万山区	589	240	2.45
横琴新区	619	180	3.44
高栏港区	785	240	3.27

表 L-2 调查家庭的收支情况构成

区域范围	平均每户每年总收入/元	平均每户每年总支出/元	食品支出		医疗支出		保健支出	
			均值/元	占比/(%)	均值/元	占比/(%)	均值/元	占比/(%)
合计	125328.31	73478.84	34272.09	46.64	7065.39	9.62	1508.66	2.05
行政区								
香洲区	143761.31	88789.61	39584.83	44.58	9296.80	10.47	2922.72	3.29
斗门区	90477.73	52827.05	27038.80	51.18	5457.56	10.33	636.27	1.20
金湾区	105290.13	80707.63	39487.75	48.93	5708.86	7.07	1129.04	1.40
功能区								
高新区	113074.72	74382.05	31933.68	42.93	4117.40	5.54	891.03	1.20
万山区	129824.08	74379.67	28308.25	38.06	8226.48	11.06	1674.57	2.25
横琴新区	260533.69	96934.36	53488.43	55.18	7966.26	8.22	1517.61	1.57
高栏港区	92764.23	60206.97	27747.81	46.09	7974.18	13.24	979.83	1.63

表 L-3 调查家庭人均年收入和人均年支出 （单位：元）

区域范围	人年均收入	人年均支出
合计	43232.83	26135.85
行政区		
香洲区	57370.32	35235.32
斗门区	27379.90	16051.83

续表

区域范围	人年均收入	人年均支出
金湾区	33326.56	25943.67
功能区		
高新区	40000.85	26588.77
万山区	56660.40	32846.10
横琴新区	63843.71	27223.38
高栏港区	31773.94	20810.62

表 L-4 调查家庭生活饮用水类型　　　　　　　　　　　　　　　　　　　　　　（单位：%）

区域范围	集中净化处理的自来水	受保护的井水或泉水	不受保护的井水或泉水	收集雨水	江河湖泊沟塘水	其他水源
合计	94.32	3.63	1.45	0.04	0.00	0.56
行政区						
香洲区	95.50	2.17	0.83	0.00	0.00	1.50
斗门区	97.67	0.33	2.00	0.00	0.00	0.00
金湾区	92.92	4.17	2.92	0.00	0.00	0.00
功能区						
高新区	98.75	1.25	0.00	0.00	0.00	0.00
万山区	82.50	16.67	0.00	0.42	0.00	0.42
横琴新区	92.78	7.22	0.00	0.00	0.00	0.00
高栏港区	92.92	1.67	4.17	0.00	0.00	1.25

表 L-5 调查家庭使用厕所类型　　　　　　　　　　　　　　　　　　　　　　（单位：%）

区域范围	水冲式卫生厕所	水冲式非卫生厕所	卫生旱厕	非卫生旱厕	公厕	无厕所	其他
合计	97.52	1.67	0.64	0.00	0.13	0.00	0.04
行政区							
香洲区	99.67	0.33	0.00	0.00	0.00	0.00	0.00
斗门区	97.17	1.83	0.33	0.00	0.50	0.00	0.17
金湾区	95.42	4.58	0.00	0.00	0.00	0.00	0.00
功能区							
高新区	100.00	0.00	0.00	0.00	0.00	0.00	0.00
万山区	96.67	3.33	0.00	0.00	0.00	0.00	0.00
横琴新区	100.00	0.00	0.00	0.00	0.00	0.00	0.00
高栏港区	91.67	2.92	5.42	0.00	0.00	0.00	0.00

表 L-6　调查家庭贫困户或低保户及致困原因

区域范围	贫困户比例/(%)	低保户比例/(%)	致困原因			
			因疾病损伤影响劳动力	劳动力不足	因治疗疾病的花费	其他
合计	0.98	1.20	20.00	53.33	13.33	13.33
行政区						
香洲区	0.00	0.00				
斗门区	2.83	3.67	9.09	63.64	13.64	13.64
金湾区	1.25	0.83	25.00	25.00	25.00	25.00
功能区						
高新区	0.42	0.42	100.00	0.00	0.00	0.00
万山区	0.00	0.42	0.00	100.00	0.00	0.00
横琴新区	0.00	0.00				
高栏港区	0.83	0.83	100.00	0.00	0.00	0.00

表 L-7　调查人口性别构成和性别比

区域范围	男/(%)	女/(%)	男女性别比
合计	49.99	50.01	1.00
行政区			
香洲区	48.69	51.31	0.95
斗门区	50.58	49.42	1.02
金湾区	49.09	50.91	0.96
功能区			
高新区	50.61	49.39	1.02
万山区	51.61	48.39	1.07
横琴新区	49.60	50.40	0.98
高栏港区	50.70	49.30	1.03

表 L-8　调查人口年龄构成　　　　　　　　　　　　(单位:%)

区域范围	0~4岁	5~14岁	15~24岁	25~34岁	35~44岁	45~54岁	55~64岁	65岁及以上
合计	7.15	10.86	6.86	15.81	15.19	18.06	13.52	12.55
行政区								
香洲区	5.87	11.45	7.21	14.06	17.26	18.30	13.36	12.49
斗门区	7.26	11.03	7.03	15.40	12.52	14.70	16.71	15.36
金湾区	8.28	10.48	8.04	16.32	16.44	17.78	12.30	10.35
功能区								
高新区	7.15	15.25	5.40	17.00	17.54	17.68	8.50	11.47
万山区	3.74	3.90	3.90	12.05	22.41	31.24	11.04	11.71
横琴新区	9.21	11.63	8.24	20.84	14.05	17.45	10.02	8.56
高栏港区	9.43	9.94	6.88	17.96	9.94	17.96	15.80	12.10

表 L-9　6 岁及以上调查人口的文化程度构成　　　　　　　　　　　　　　　　（单位:%）

区域范围	没上过学	小学	初中	高中/技工学校	中专	大专	本科及以上
合计	5.66	25.98	29.26	15.74	6.27	9.61	7.47
行政区							
香洲区	2.06	16.01	19.51	21.39	7.13	15.01	18.89
斗门区	8.41	35.10	29.14	13.60	4.84	5.76	3.16
金湾区	4.69	24.66	31.77	16.49	8.31	9.92	4.16
功能区							
高新区	4.14	23.63	34.86	13.88	6.65	10.64	6.20
万山区	7.98	29.79	41.13	10.11	3.55	4.96	2.48
横琴新区	4.17	24.68	28.86	13.25	8.53	13.25	7.26
高栏港区	8.03	24.82	34.58	16.36	6.17	7.60	2.44

表 L-10　10 岁及以上调查人口的婚姻状况构成　　　　　　　　　　　　　　　（单位:%）

区域范围	未婚	已婚	丧偶	离婚	其他
合计	18.08	75.07	5.23	1.37	0.25
行政区					
香洲区	19.52	74.19	3.97	1.99	0.33
斗门区	19.81	71.74	7.53	0.91	0.00
金湾区	18.39	72.28	5.94	1.84	1.56
功能区					
高新区	20.19	73.77	4.93	1.11	0.00
万山区	7.41	87.88	3.98	0.72	0.00
横琴新区	18.39	78.54	2.30	0.77	0.00
高栏港区	16.24	77.24	4.55	1.97	0.00

表 L-11　10 岁及以上调查人口的就业状况构成　　　　　　　　　　　　　　　（单位:%）

区域范围	在业	离退休	在校学生	失业	无业
合计	58.81	16.87	8.65	2.90	12.77
行政区					
香洲区	56.32	25.35	10.13	2.05	6.15
斗门区	56.94	9.26	8.61	3.01	22.17
金湾区	61.67	17.26	9.19	3.25	8.63
功能区					
高新区	59.94	15.26	10.81	1.59	12.40
万山区	75.95	11.03	1.99	0.90	10.13
横琴新区	55.56	15.71	10.54	4.41	13.79
高栏港区	53.87	25.80	6.83	5.92	7.59

表 L-12　10岁及以上调查人口的职业类型构成　　　　　　　　　　　　　　　　　　　　　（单位：%）

区域范围	国家公务员	专业技术人员	职员	企业管理人员	工人	农民	现役军人	自由职业者	个体经营者	其他
合计	2.28	9.81	22.80	4.64	20.21	9.64	0.04	9.58	13.75	7.24
行政区										
香洲区	5.02	16.45	32.17	10.62	10.94	1.22	0.08	7.46	8.35	7.70
斗门区	1.38	7.32	13.17	1.54	30.41	18.13	0.08	12.36	10.89	4.72
金湾区	1.08	6.63	28.85	4.84	22.04	7.89	0.00	9.32	13.44	5.91
功能区										
高新区	2.11	13.32	28.75	4.44	26.43	3.59	0.00	5.07	15.22	1.06
万山区	1.04	2.08	16.42	2.49	4.99	2.29	0.00	19.54	38.05	13.10
横琴新区	1.88	7.26	28.23	1.08	12.10	8.87	0.00	8.33	18.28	13.98
高栏港区	0.76	9.14	13.52	2.29	30.29	24.19	0.00	4.19	6.67	8.95

表 L-13　调查人口的户口性质构成　　　　　　　　　　　　　　　　　　　　　（单位：%）

区域范围	农业	非农业	现为居民，之前为农业	现为居民，之前为非农业	直接登记为居民户口	无户口
合计	38.33	39.42	3.77	2.92	15.06	0.50
行政区						
香洲区	15.22	38.70	0.93	1.92	42.48	0.76
斗门区	71.52	11.96	5.86	1.02	9.35	0.28
金湾区	30.21	66.75	0.97	0.73	0.61	0.73
功能区						
高新区	35.49	52.77	2.16	0.27	9.18	0.13
万山区	42.95	45.50	7.64	1.19	2.55	0.17
横琴新区	20.52	51.53	7.11	15.99	4.85	0.00
高栏港区	19.87	60.89	3.18	6.11	8.66	1.27

表 L-14　调查人口的户口登记地构成　　　　　　　　　　　　　　　　　　　　　（单位：%）

区域范围	本县/区	本省外县/区	外省	户口待定
合计	75.16	11.87	12.43	0.54
行政区				
香洲区	72.81	14.12	12.55	0.52
斗门区	93.90	3.35	2.47	0.28
金湾区	68.82	12.55	18.15	0.49
功能区				
高新区	55.87	20.51	23.21	0.40
万山区	46.52	27.33	25.98	0.17
横琴新区	75.28	12.76	10.50	1.45
高栏港区	75.29	9.04	14.65	1.02

表 L-15　调查人口的民族构成　　　　　　　　　　　　　　　　　　　　　　　　　　　　（单位：%）

区域范围	汉族	其他
合计	98.06	1.94
行政区		
香洲区	98.49	1.51
斗门区	98.79	1.21
金湾区	98.29	1.71
功能区		
高新区	97.71	2.29
万山区	93.89	6.11
横琴新区	100.00	0.00
高栏港区	96.82	3.18

表 L-16　距调查地区居民最近的医疗机构类型构成　　　　　　　　　　　　　　　　　　（单位：%）

区域范围	诊所	门诊部	村卫生室	社区卫生服务站	社区卫生服务中心	乡镇卫生院	医院	其他
合计	9.70	4.02	12.91	25.26	12.61	27.31	8.12	0.09
行政区								
香洲区	3.50	12.00	0.17	41.17	20.50	0.00	22.33	0.33
斗门区	7.33	0.33	48.67	1.50	2.83	37.00	2.33	0.00
金湾区	28.33	1.25	0.42	46.25	3.75	16.67	3.33	0.00
功能区								
高新区	2.08	3.33	0.00	19.58	16.67	48.33	10.00	0.00
万山区	1.67	0.42	0.00	0.00	0.00	97.92	0.00	0.00
横琴新区	22.78	4.44	0.00	8.89	58.33	0.56	5.00	0.00
高栏港区	18.33	0.00	3.33	67.08	0.42	10.42	0.42	0.00

表 L-17　按地区分居民存在中度及以上困难的比例及自评健康得分

区域范围	行动/(%)	自我照顾/(%)	日常活动/(%)	疼痛/不适/(%)	焦虑/抑郁/(%)	自评健康得分/分
合计	3.59	1.65	2.14	9.61	5.00	82.57
行政区						
香洲区	2.78	0.99	1.39	8.80	7.48	81.19
斗门区	4.52	2.05	3.01	10.87	3.66	82.22
金湾区	3.25	2.26	2.40	7.64	6.08	82.79
功能区						
高新区	1.75	0.48	0.79	5.56	1.43	88.84
万山区	5.06	1.63	1.99	12.12	4.34	82.91

续表

区域范围	行动/(%)	自我照顾/(%)	日常活动/(%)	疼痛/不适/(%)	焦虑/抑郁/(%)	自评健康得分/分
横琴新区	2.87	1.53	2.11	7.85	6.90	82.15
高栏港区	4.25	2.58	2.58	13.20	4.40	80.58

表 L-18 调查地区居民两周患病人(次)数和患病率

区域范围	两周患病人数/人	两周患病人次数/人次	调查总人口数/人	两周患病率/(%)
合计	1809.00	2167.00	7425.00	29.19
行政区				
香洲区	426.00	513.00	1721.00	29.81
斗门区	499.00	575.00	2149.00	26.76
金湾区	173.00	204.00	821.00	24.85
功能区				
高新区	168.00	206.00	741.00	27.80
万山区	195.00	245.00	589.00	41.60
横琴新区	142.00	165.00	619.00	26.66
高栏港区	206.00	259.00	785.00	32.99

表 L-19 按性别分调查地区居民两周患病率　　　　　　　　　　　　（单位:%）

区域范围	男	女
合计	27.75	30.62
行政区		
香洲区	28.64	30.92
斗门区	26.22	27.31
金湾区	24.07	25.60
功能区		
高新区	25.33	30.33
万山区	39.14	44.21
横琴新区	27.36	25.96
高栏港区	27.64	38.50

表 L-20 调查地区居民年龄别两周患病率　　　　　　　　　　　　（单位:%）

区域范围	0～4岁	5～14岁	15～24岁	25～34岁	35～44岁	45～54岁	55～64岁	65岁及以上
合计	14.88	7.82	7.27	10.22	16.84	33.11	49.80	78.76
行政区								
香洲区	15.84	10.66	9.68	12.40	16.84	29.52	50.87	80.93
斗门区	14.74	5.49	3.31	7.25	9.67	31.96	42.06	70.30
金湾区	8.82	12.79	7.58	11.94	17.04	19.18	52.48	72.94

续表

区域范围	0~4岁	5~14岁	15~24岁	25~34岁	35~44岁	45~54岁	55~64岁	65岁及以上
功能区								
高新区	20.75	4.42	10.00	10.32	15.38	31.30	65.08	83.53
万山区	4.55	0.00	8.70	15.49	31.06	47.28	63.08	89.86
横琴新区	24.56	11.11	11.76	9.30	14.94	35.19	41.94	90.57
高栏港区	10.81	6.41	5.56	9.93	21.79	39.72	57.26	89.47

表 L-21　调查地区 6 岁及以上调查人口的文化程度别两周患病率　　　　（单位：%）

区域范围	没上过学	小学	初中	高中/技工学校	中专	大专	本科及以上
合计	59.48	41.22	27.10	25.98	17.14	19.75	20.28
行政区							
香洲区	84.85	37.50	28.21	31.87	24.56	29.58	24.50
斗门区	50.91	37.45	25.00	13.86	14.74	8.85	8.06
金湾区	57.14	40.22	20.25	26.83	14.52	9.46	19.35
功能区							
高新区	57.14	35.63	30.93	24.47	11.11	19.44	16.67
万山区	46.67	55.36	39.66	42.11	35.00	17.86	14.29
横琴新区	60.87	47.06	17.61	24.66	10.64	16.44	20.00
高栏港区	82.14	49.71	27.80	29.82	11.63	18.87	5.88

表 L-22　调查地区 10 岁及以上调查人口的婚姻别两周患病率　　　　（单位：%）

区域范围	未婚	已婚	丧偶	离婚	其他
合计	9.71	34.30	71.81	36.36	6.25
行政区					
香洲区	11.19	35.33	68.33	43.33	20.00
斗门区	7.88	31.73	63.57	17.65	—
金湾区	10.77	28.96	64.29	15.38	0.00
功能区					
高新区	9.45	31.90	93.55	42.86	—
万山区	9.76	43.83	95.45	150.00	—
横琴新区	13.54	30.24	66.67	0.00	—
高栏港区	7.48	40.47	90.00	38.46	—

注："—"表示在斗门区、高新区、万山区、横琴新区和高栏港区的 10 岁及以上调查人口中没有婚姻状况为其他的人群，故无法计算两周患病率。

表 L-23　调查地区两周患病发病时间构成　　　　（单位：%）

区域范围	两周内新发	急性病两周前发病	慢性病持续到两周内
合计	27.46	5.45	67.10
行政区			

续表

区域范围	两周内新发	急性病两周前发病	慢性病持续到两周内
香洲区	36.45	4.87	58.67
斗门区	21.91	7.30	70.78
金湾区	27.45	5.39	67.16
功能区			
高新区	23.30	3.88	72.82
万山区	21.22	4.49	74.29
横琴新区	37.58	4.85	57.58
高栏港区	24.71	5.02	70.27

表 L-24　调查地区居民疾病系统别两周患病率　　　　　　　　　　　　　　　　　（单位：‰）

区域范围	循环系统	呼吸系统	内分泌营养代谢系统	肌肉骨骼结缔组织系统	消化系统	泌尿生殖系统	皮肤	损伤中毒	眼、耳	神经系统
合计	106.26	64.78	32.73	27.21	24.24	7.41	5.25	4.58	4.18	2.96
行政区										
香洲区	98.20	83.09	31.96	16.85	28.47	6.39	4.07	3.49	6.39	4.65
斗门区	111.21	55.84	27.92	26.99	18.15	3.72	5.58	6.05	3.72	1.86
金湾区	73.08	54.81	28.01	25.58	17.05	8.53	9.74	1.22	2.44	1.22
功能区										
高新区	116.06	44.53	37.79	22.94	29.69	8.10	5.40	4.05	0.00	2.70
万山区	149.41	74.70	47.54	47.54	33.96	13.58	6.79	5.09	8.49	6.79
横琴新区	79.16	63.00	33.93	29.08	27.46	11.31	3.23	4.85	6.46	3.23
高栏港区	124.84	72.61	35.67	39.49	24.20	10.19	2.55	6.37	1.27	1.27

表 L-25　调查地区居民疾病别两周患病率　　　　　　　　　　　　　　　　　　　（单位：‰）

区域范围	1 高血压	2 糖尿病	3 上呼吸道感染	4 急性鼻咽炎	5 急慢性胃肠炎
合计	93.87	25.59	25.32	20.88	9.70
行政区					
香洲区	84.83	23.82	29.05	29.05	6.39
斗门区	98.19	21.41	26.06	13.49	9.77
金湾区	66.99	20.71	23.14	17.05	7.31
功能区					
高新区	97.17	24.29	21.59	14.84	14.84
万山区	139.22	37.35	22.07	16.98	15.28
横琴新区	71.08	30.69	21.00	32.31	12.92
高栏港区	110.83	34.39	26.75	26.75	7.64

续表

区域范围	6 椎间盘疾病	7 流行性感冒	8 牙齿疾患	9 类风湿性关节炎	10 脑血管病
合计	9.43	6.73	5.66	5.39	2.83
行政区					
香洲区	6.97	13.95	8.72	4.07	1.16
斗门区	11.17	3.72	1.86	3.26	3.72
金湾区	7.31	1.22	4.87	7.31	0.00
功能区					
高新区	10.80	0.00	5.40	4.05	5.40
万山区	5.09	20.37	10.19	13.58	3.40
横琴新区	12.92	1.62	4.85	3.23	4.85
高栏港区	11.46	5.10	7.64	8.92	2.55

表 L-26　调查地区两周患病严重程度及构成　　　　　　　　　　　　　　　　（单位：%）

区域范围	严重	一般	不严重
合计	15.97	61.88	22.15
行政区			
香洲区	16.76	53.41	29.82
斗门区	16.87	67.13	16.00
金湾区	17.65	60.78	21.57
功能区			
高新区	19.90	55.83	24.27
万山区	9.39	71.43	19.18
横琴新区	13.33	59.39	27.27
高栏港区	15.83	65.25	18.92

表 L-27　调查地区居民两周患病严重程度指标

区域范围	每千人两周患病天数/天	每千人两周卧床天数/天	两周患病卧床率/(%)	每千人两周患病休工/休学天数/天	两周患病休工/休学率/(%)
合计	2896.84	108.02	2.05	57.91	1.35
行政区					
香洲区	2836.14	110.98	1.86	52.30	1.28
斗门区	2836.67	127.50	2.37	59.10	1.26
金湾区	2386.11	121.80	2.07	95.01	1.58
功能区					
高新区	2431.85	21.59	0.67	13.50	0.54
万山区	4471.99	42.44	2.04	66.21	2.38
横琴新区	2386.11	143.78	2.75	61.39	1.29
高栏港区	3388.54	136.31	2.29	61.15	1.53

表 L-28　调查地区居民慢性病患病率　　　　　　　　　　　　　　　　　　　　　　（单位：%）

区域范围	按患病人数计算	按患病例数计算
合计	27.25	38.30
行政区		
香洲区	24.88	35.56
斗门区	27.56	37.98
金湾区	23.24	30.58
功能区		
高新区	26.09	38.61
万山区	35.11	48.71
横琴新区	24.69	34.90
高栏港区	32.23	46.92

表 L-29　调查地区不同性别居民慢性病患病率　　　　　　　　　　　　　　　　　　（单位：%）

区域范围	男	女
合计	36.90	39.68
行政区		
香洲区	36.73	34.46
斗门区	36.24	39.79
金湾区	29.41	31.69
功能区		
高新区	37.41	39.73
万山区	49.10	48.30
横琴新区	33.05	36.58
高栏港区	38.36	55.56

表 L-30　调查地区居民年龄别慢性病患病率　　　　　　　　　　　　　　　　　　　（单位：%）

区域范围	15～24 岁	25～34 岁	35～44 岁	45～54 岁	55～64 岁	65 岁及以上
合计	2.55	7.33	15.34	34.30	64.34	102.36
行政区						
香洲区	3.23	9.92	10.77	32.38	59.57	96.28
斗门区	1.99	4.23	10.04	32.28	55.99	96.97
金湾区	0.00	5.97	16.30	23.97	63.37	88.24
功能区						
高新区	5.00	10.32	12.31	35.11	80.95	110.59
万山区	4.35	16.90	27.27	47.28	78.46	113.04
横琴新区	3.92	4.65	25.29	32.41	72.58	115.09
高栏港区	1.85	6.38	23.08	37.59	78.23	125.26

表 L-31 调查地区居民文化程度别慢性病患病率 (单位:%)

区域范围	没上过学	小学	初中	高中/技工学校	中专	大专	本科及以上
合计	82.17	65.03	34.98	26.29	16.71	20.09	19.49
行政区							
香洲区	90.91	67.44	40.00	29.71	31.58	31.25	23.51
斗门区	77.78	55.94	32.33	18.05	11.58	13.27	6.45
金湾区	85.29	63.71	23.29	26.83	11.29	4.05	6.45
功能区							
高新区	80.00	73.12	41.18	20.21	15.56	19.44	23.81
万山区	54.55	70.86	40.43	45.61	15.00	21.43	42.86
横琴新区	100.00	72.16	27.66	26.76	8.70	15.28	12.50
高栏港区	101.79	85.83	40.00	29.82	6.98	13.21	5.88

表 L-32 调查地区居民婚姻别慢性病患病率 (单位:%)

区域范围	未婚	已婚	丧偶	离婚	其他
合计	8.16	39.53	95.54	38.64	25.00
行政区					
香洲区	8.92	38.25	76.67	40.00	100.00
斗门区	8.21	38.84	88.57	23.53	—
金湾区	6.12	31.31	83.33	23.08	0.00
功能区					
高新区	6.67	38.96	109.68	42.86	—
万山区	18.18	47.42	109.09	125.00	—
横琴新区	10.77	36.83	109.09	25.00	—
高栏港区	3.70	47.54	153.33	46.15	—

注:"—"表示在斗门区、高新区、万山区、横琴新区和高栏港区的15岁及以上调查人口中没有婚姻状况为其他的人群,故无法计算慢性病患病率。

表 L-33 调查地区居民疾病系统别慢性病患病率 (单位:‰)

区域范围	循环系统	肌肉骨骼结缔组织系统	内分泌营养代谢系统	消化系统	呼吸系统	泌尿生殖系统	眼及附器	传染病	神经系统	良性肿瘤
合计	166.06	58.64	52.07	32.19	27.27	12.48	6.08	4.43	4.11	3.78
行政区										
香洲区	163.04	34.43	55.52	23.89	34.43	10.54	4.92	3.51	2.81	4.22
斗门区	168.56	66.63	45.56	39.29	26.20	6.83	5.69	2.28	3.42	1.71
金湾区	131.93	44.98	44.98	17.99	11.99	6.00	6.00	3.00	4.50	3.00
功能区										
高新区	193.04	59.13	43.48	29.57	26.09	10.43	1.74	3.48	1.74	6.96
万山区	189.34	58.82	69.85	56.99	29.41	25.74	11.03	9.19	9.19	11.03

续表

区域范围	循环系统	肌肉骨骼结缔组织系统	内分泌营养代谢系统	消化系统	呼吸系统	泌尿生殖系统	眼及附器	传染病	神经系统	良性肿瘤
横琴新区	128.57	61.22	55.10	26.53	30.61	12.24	12.24	8.16	8.16	0.00
高栏港区	186.41	102.69	60.03	31.60	26.86	30.02	4.74	7.90	3.16	3.16

表 L-34 调查地区居民疾病别慢性病患病率　　　　　　　　　　　　　　（单位：‰）

区域范围	1 高血压	2 糖尿病	3 椎间盘疾病	4 急慢性胃肠炎	5 类风湿性关节炎
合计	137.32	35.81	23.32	19.55	11.83
行政区					
香洲区	127.90	37.95	18.27	12.65	8.43
斗门区	136.67	28.47	29.61	24.49	10.82
金湾区	116.94	34.48	11.99	17.99	10.49
功能区					
高新区	151.30	22.61	24.35	10.43	8.70
万山区	172.79	44.12	9.19	36.76	9.19
横琴新区	112.24	46.94	18.37	12.24	12.24
高栏港区	157.98	48.97	44.23	22.12	28.44

区域范围	6 脑血管病	7 慢性咽喉炎	8 泌尿系结石	9 甲亢	10 白内障
合计	8.54	7.23	4.11	3.94	3.78
行政区					
香洲区	10.54	13.35	1.41	4.22	1.41
斗门区	7.97	5.69	3.42	3.99	4.56
金湾区	1.50	3.00	0.00	6.00	1.50
功能区					
高新区	17.39	5.22	5.22	0.00	1.74
万山区	7.35	9.19	3.68	7.35	7.35
横琴新区	10.20	4.08	2.04	2.04	10.20
高栏港区	4.74	4.74	17.38	3.16	3.16

表 L-35 调查地区居民两周患病治疗情况　　　　　　　　　　　　　　（单位：%）

区域范围	就诊	两周内就诊	两周前就诊	未就诊	纯自我治疗	未采取任何治疗措施
合计	80.29	43.42	36.87	19.71	14.82	4.89
行政区						
香洲区	73.69	49.32	24.37	26.31	20.66	5.65
斗门区	89.05	46.96	42.09	10.95	8.86	2.09
金湾区	71.57	43.14	28.43	28.43	18.14	10.29

续表

区域范围	就诊	两周内就诊	两周前就诊	未就诊	纯自我治疗	未采取任何治疗措施
功能区						
高新区	81.56	51.46	30.10	18.44	16.98	1.46
万山区	76.33	17.96	58.37	23.67	14.28	9.39
横琴新区	78.79	44.85	33.94	21.21	17.57	3.64
高栏港区	84.56	40.93	43.63	15.44	10.81	4.63

表 L-36　调查居民两周就诊人(次)数和两周就诊率

区域范围	就诊人数/人	就诊人次数/人次	调查人口数/人	两周就诊率/(%)
合计	941.00	1243.00	7425.00	16.74
行政区				
香洲区	253.00	314.00	1721.00	18.25
斗门区	270.00	397.00	2149.00	18.47
金湾区	88.00	115.00	821.00	14.01
功能区				
高新区	106.00	117.00	741.00	15.79
万山区	44.00	49.00	589.00	8.32
横琴新区	74.00	89.00	619.00	14.38
高栏港区	106.00	162.00	785.00	20.64

表 L-37　调查地区不同性别居民两周就诊率　　　　　　　　　　　　（单位:%）

区域范围	男	女
合计	15.36	18.13
行政区		
香洲区	16.35	20.05
斗门区	17.30	19.68
金湾区	15.14	12.92
功能区		
高新区	13.87	17.76
万山区	8.88	7.72
横琴新区	16.94	11.86
高栏港区	13.32	28.17

表 L-38　调查地区居民年龄别两周就诊率　　　　　　　　　　　　（单位:%）

区域范围	0～4岁	5～14岁	15～24岁	25～34岁	35～44岁	45～54岁	55～64岁	65岁及以上
合计	17.33	7.32	5.11	7.41	9.84	17.30	26.10	40.13
行政区								
香洲区	13.86	6.09	6.45	9.09	8.42	20.00	36.52	40.00
斗门区	23.72	7.17	1.99	8.76	8.18	19.30	23.68	43.33
金湾区	10.29	10.47	1.52	10.45	11.11	10.96	13.86	45.88

续表

区域范围	0～4岁	5～14岁	15～24岁	25～34岁	35～44岁	45～54岁	55～64岁	65岁及以上
功能区								
高新区	20.75	6.19	7.50	3.97	10.77	18.32	28.57	41.18
万山区	4.55	0.00	13.04	1.41	5.30	11.96	9.23	13.04
横琴新区	19.30	13.89	9.80	3.10	4.60	18.52	19.35	43.40
高栏港区	14.86	5.13	5.56	8.51	30.77	18.44	34.68	41.05

表 L-39　调查地区 6 岁及以上居民文化程度别两周就诊率　　　　　　（单位：%）

区域范围	没上过学	小学	初中	高中/技工学校	中专	大专	本科及以上
合计	27.27	23.78	14.98	13.83	10.33	11.03	11.02
行政区							
香洲区	30.30	22.66	23.08	18.13	14.91	17.50	12.58
斗门区	30.91	25.83	16.61	8.24	9.47	1.77	3.23
金湾区	20.00	26.09	10.13	10.57	11.29	5.41	12.90
功能区							
高新区	32.14	16.88	17.37	12.77	6.67	9.72	16.67
万山区	2.22	12.50	7.33	8.77	5.00	10.71	0.00
横琴新区	21.74	23.53	10.06	13.70	8.51	5.48	7.50
高栏港区	39.29	32.37	13.69	21.05	6.98	18.87	11.76

表 L-40　调查地区居民疾病系统别两周就诊率　　　　　　（单位：‰）

区域范围	呼吸系统	循环系统	消化系统	肌肉骨骼结缔组织系统	内分泌营养代谢系统	泌尿生殖系统	皮肤、皮下组织	损伤中毒	眼、耳	恶性肿瘤
合计	46.73	35.15	21.01	17.51	10.91	9.56	6.46	5.79	4.04	2.15
行政区										
香洲区	38.93	51.71	18.59	22.66	13.95	8.13	3.49	5.23	4.65	1.16
斗门区	66.54	30.25	22.34	24.20	7.91	6.05	6.51	7.91	5.12	3.26
金湾区	40.19	30.45	15.83	4.87	7.31	7.31	17.05	0.00	1.22	3.65
功能区										
高新区	21.59	51.28	28.34	14.84	22.94	4.05	5.40	4.05	0.00	4.05
万山区	18.68	13.58	10.19	6.79	1.70	8.49	3.40	5.09	10.19	0.00
横琴新区	33.93	24.23	22.62	14.54	11.31	12.92	8.08	4.85	4.85	0.00
高栏港区	71.34	26.75	28.03	14.01	11.46	28.03	3.82	10.19	1.27	1.27

表 L-41　调查地区居民疾病别两周就诊率　　　　　　（单位：‰）

区域范围	1	2	3	4	5
	高血压	急性上呼吸道感染	急性鼻咽炎	急慢性胃肠炎	糖尿病
合计	28.96	20.47	13.06	7.95	7.54
行政区					

续表

区域范围	1 高血压	2 急性上呼吸道感染	3 急性鼻咽炎	4 急慢性胃肠炎	5 糖尿病
香洲区	43.58	12.20	13.95	3.49	9.30
斗门区	24.66	31.64	13.96	12.56	5.12
金湾区	26.80	24.36	8.53	3.65	6.09
功能区					
高新区	43.18	10.80	9.45	16.19	16.19
万山区	11.88	5.09	6.79	3.40	1.70
横琴新区	21.00	12.92	14.54	6.46	11.31
高栏港区	16.56	30.57	20.38	6.37	5.10

区域范围	6 椎间盘疾病	7 牙齿疾患	8 流行性感冒	9 类风湿性关节炎	10 皮炎
合计	6.33	6.20	4.85	3.77	2.69
行政区					
香洲区	4.65	6.97	6.97	9.30	0.58
斗门区	11.63	2.33	7.45	2.79	4.65
金湾区	0.00	7.31	0.00	2.44	2.44
功能区					
高新区	6.75	6.75	0.00	2.70	4.05
万山区	1.70	6.79	3.40	1.70	1.70
横琴新区	6.46	1.62	0.00	1.62	0.00
高栏港区	5.10	16.56	7.64	0.00	3.82

表 L-42　调查地区居民两周就诊机构构成　　　　　　　　　　（单位:%）

区域范围	诊所、村卫生室	社区卫生服务站	卫生院、社区卫生服务中心	县属医疗机构	县属以上医疗机构	其他
合计	19.98	10.31	28.16	19.66	14.88	7.01
行政区						
香洲区	3.95	18.18	24.11	16.21	27.27	10.28
斗门区	33.33	0.74	34.07	20.74	5.19	5.93
金湾区	21.59	20.45	18.18	23.86	9.09	6.82
功能区						
高新区	12.26	10.38	33.96	18.87	17.92	6.60
万山区	4.55	4.55	50.00	27.27	9.09	4.55
横琴新区	14.86	9.46	39.19	6.76	24.32	5.41
高栏港区	40.57	10.38	8.49	28.30	7.55	4.72

表 L-43 调查地区居民两周患者中医药利用情况　　　　　　　　　　　　　　（单位：%）

区域范围	利用中医服务	到中医类医疗机构就诊
合计	15.94	60.67
行政区		
香洲区	20.16	64.71
斗门区	14.07	50.00
金湾区	3.41	66.67
功能区		
高新区	13.21	50.00
万山区	9.09	50.00
横琴新区	31.08	78.26
高栏港区	16.04	58.82

表 L-44 调查地区不同性别居民两周未就诊比例　　　　　　　　　　　　　　（单位：%）

区域范围	总体	男	女
合计	19.71	20.00	19.44
行政区			
香洲区	26.31	25.42	27.11
斗门区	10.95	11.58	10.34
金湾区	28.43	30.93	26.17
功能区			
高新区	18.44	20.00	17.12
万山区	23.67	21.85	25.40
横琴新区	21.21	25.00	17.28
高栏港区	15.44	14.55	16.11

表 L-45 调查地区居民年龄别两周未就诊比例　　　　　　　　　　　　　　（单位：%）

区域范围	0～4 岁	5～14 岁	15～24 岁	25～34 岁	35～44 岁	45～54 岁	55～64 岁	65 岁及以上
合计	15.19	33.33	37.84	26.67	33.16	24.32	20.40	10.22
行政区								
香洲区	25.00	52.38	33.33	30.00	48.00	35.48	17.95	16.67
斗门区	13.04	7.69	20.00	16.67	3.85	19.80	13.25	5.60
金湾区	16.67	36.36	80.00	25.00	30.43	25.00	41.51	14.52
功能区								
高新区	9.09	20.00	25.00	30.77	40.00	17.07	24.39	8.45
万山区	0.00	—	0.00	27.27	26.83	26.44	39.02	8.06
横琴新区	14.29	50.00	33.33	41.67	61.54	21.05	11.54	6.25
高栏港区	12.50	0.00	66.67	21.43	23.53	17.86	14.08	11.76

注："—"表示万山区 5～14 岁的调查人口中没有两周患病的例数，故无法计算两周未就诊比例。

表 L-46　调查地区居民两周患者纯自我治疗情况构成　　　　　　　　　　　　　　（单位：%）

区域范围	自行用药	药物为处方药	药物中含有抗生素
合计	91.17	20.79	6.03
行政区			
香洲区	93.85	22.62	9.52
斗门区	92.02	14.00	5.33
金湾区	83.33	12.00	6.00
功能区			
高新区	79.31	23.91	6.52
万山区	92.65	7.94	1.59
横琴新区	92.86	37.18	5.13
高栏港区	94.94	28.00	4.00

表 L-47　调查地区居民住院人(次)数和住院率

区域范围	住院人数/人	住院人次数/人次	调查人口数/人	住院率/(%)
合计	616	765	7425	10.30
行政区				
香洲区	117	132	1721	7.67
斗门区	207	267	2149	12.42
金湾区	62	89	821	10.84
功能区				
高新区	55	76	741	10.26
万山区	26	27	589	4.58
横琴新区	50	56	619	9.05
高栏港区	99	118	785	15.03

表 L-48　调查地区不同性别居民住院率　　　　　　　　　　　　　　（单位：%）

区域范围	男	女
合计	8.19	12.42
行政区		
香洲区	7.04	8.27
斗门区	9.11	15.82
金湾区	10.67	11.00
功能区		
高新区	8.80	11.75
万山区	3.95	5.26
横琴新区	4.89	13.14
高栏港区	10.80	19.38

表 L-49　调查地区不同年龄别居民住院率　　　　　　　　　　　　　　　　　　（单位：%）

区域范围	0~4岁	5~14岁	15~24岁	25~34岁	35~44岁	45~54岁	55~64岁	65岁及以上
合计	4.71	1.36	4.32	11.58	9.13	6.26	12.85	27.36
行政区								
香洲区	2.97	1.02	0.81	8.68	5.39	6.98	6.96	23.72
斗门区	4.49	2.11	3.97	8.46	12.64	5.38	17.27	32.73
金湾区	4.41	0.00	7.58	17.16	11.11	4.79	14.85	24.71
功能区								
高新区	1.89	1.77	2.50	15.87	14.62	8.40	9.52	18.82
万山区	0.00	0.00	4.35	9.86	1.52	4.35	4.62	8.70
横琴新区	0.00	0.00	3.92	9.30	8.05	6.48	11.29	39.62
高栏港区	14.86	2.56	11.11	17.73	12.82	8.51	16.13	33.68

表 L-50　调查地区 6 岁及以上居民文化程度别住院率　　　　　　　　　　　　（单位：%）

区域范围	没上过学	小学	初中	高中/技工学校	中专	大专	本科及以上
合计	17.92	12.51	9.80	8.32	10.33	9.34	11.22
行政区							
香洲区	18.18	8.59	6.41	7.31	10.53	7.92	7.95
斗门区	21.82	14.08	13.46	10.11	9.47	7.08	6.45
金湾区	11.43	14.67	6.75	12.20	9.68	21.62	6.45
功能区							
高新区	7.14	10.63	6.36	6.38	15.56	8.33	52.38
万山区	2.22	7.14	3.02	1.75	10.00	10.71	7.14
横琴新区	47.83	11.76	7.55	6.85	10.64	4.11	10.00
高栏港区	16.07	17.34	19.92	8.77	6.98	11.32	0.00

表 L-51　调查地区居民疾病系统别住院率　　　　　　　　　　　　　　　　　（单位：‰）

区域范围	妊娠分娩疾病系统	循环系统	呼吸系统	消化系统	泌尿生殖系统	肌肉骨骼结缔组织系统	恶性肿瘤	损伤中毒	内分泌营养代谢系统	良性肿瘤
合计	18.72	16.16	10.91	9.70	9.02	7.00	6.87	6.60	5.12	3.10
行政区										
香洲区	13.95	11.62	11.62	5.81	3.49	2.32	1.74	4.07	7.55	4.07
斗门区	15.82	27.45	13.03	11.17	12.56	9.77	5.58	9.31	4.65	4.19
金湾区	19.49	2.44	12.18	14.62	12.18	2.44	23.14	6.09	3.65	1.22
功能区										
高新区	20.24	13.50	5.40	9.45	8.10	13.50	20.24	2.70	4.05	1.35
万山区	10.19	1.70	3.40	3.40	1.70	5.09	0.00	0.00	3.40	3.40
横琴新区	27.46	12.92	9.69	8.08	6.46	3.23	1.62	11.31	4.85	1.62
高栏港区	34.39	25.48	14.01	15.29	16.56	12.74	1.27	10.19	5.10	2.55

表 L-52 调查地区居民疾病别住院率 （单位:‰）

区域范围	1 正常分娩	2 高血压	3 脑血管病	3 肺炎	5 骨折
合计	14.81	5.12	4.31	4.31	3.91
行政区					
香洲区	9.88	5.23	2.32	3.49	1.74
斗门区	13.03	9.31	8.38	5.58	5.58
金湾区	15.83	1.22	0.00	0.00	3.65
功能区					
高新区	17.54	2.70	4.05	2.70	2.70
万山区	10.19	0.00	0.00	1.70	0.00
横琴新区	25.85	3.23	4.85	6.46	9.69
高栏港区	21.66	5.10	5.10	8.92	3.82

区域范围	6 糖尿病	7 泌尿系统结石	8 椎间盘疾病	9 急慢性胃肠炎	10 鼻咽恶性肿瘤
合计	3.50	3.23	2.83	2.69	2.56
行政区					
香洲区	4.65	1.74	0.58	2.32	0.58
斗门区	2.33	3.26	5.12	2.79	1.40
金湾区	3.65	4.87	0.00	4.87	18.27
功能区					
高新区	2.70	6.75	4.05	0.00	0.00
万山区	3.40	0.00	1.70	0.00	0.00
横琴新区	3.23	1.62	1.62	3.23	0.00
高栏港区	5.10	5.10	5.10	5.10	0.00

表 L-53 调查地区居民住院原因构成 （单位:%）

区域范围	疾病	损伤中毒	康复	计划生育服务	分娩	健康体检	其他
合计	74.64	2.61	1.31	0.26	16.73	1.31	3.14
行政区							
香洲区	71.21	1.52	2.27	0.76	17.42	3.79	3.03
斗门区	79.03	3.37	2.25	0.00	11.61	0.75	3.00
金湾区	77.53	3.37	1.12	0.00	15.73	2.25	0.00
功能区							
高新区	77.63	0.00	0.00	0.00	18.42	0.00	3.95
万山区	70.37	0.00	0.00	0.00	22.22	3.70	3.70
横琴新区	62.50	5.36	0.00	0.00	30.36	0.00	1.79
高栏港区	71.19	2.54	0.00	0.85	19.49	0.00	5.93

表 L-54　调查地区居民住院机构构成　　　　　　　　　　　　　　　　（单位：%）

区域范围	卫生院、社区卫生服务中心	县级医院	县级以上医院	其他（民营医院等）
合计	3.92	46.80	46.93	2.35
行政区				
香洲区	0.76	22.73	74.24	2.27
斗门区	4.12	61.80	30.71	3.37
金湾区	2.25	57.30	38.20	2.25
功能区				
高新区	0.00	43.42	56.58	0.00
万山区	7.41	55.56	25.93	11.11
横琴新区	0.00	12.50	85.71	1.79
高栏港区	11.86	48.31	39.83	0.00

表 L-55　调查地区居民住院情况　　　　　　　　　　　　　　　　　（单位：天）

区域范围	等候入院时间	平均住院天数
合计	1.36	8.46
行政区		
香洲区	1.70	10.01
斗门区	1.14	7.91
金湾区	1.25	10.28
功能区		
高新区	1.07	7.07
万山区	2.04	7.78
横琴新区	1.27	8.05
高栏港区	1.65	7.81

表 L-56　调查地区出院患者出院原因构成　　　　　　　　　　　　　（单位：%）

区域范围	遵医嘱离院	未遵医嘱离院	遵医嘱转院	其他
合计	95.42	3.53	0.52	0.52
行政区				
香洲区	96.21	3.79	0.00	0.00
斗门区	94.01	3.37	1.50	1.12
金湾区	92.13	7.87	0.00	0.00
功能区				
高新区	100.00	0.00	0.00	0.00
万山区	100.00	0.00	0.00	0.00
横琴新区	94.64	3.57	0.00	1.79
高栏港区	96.61	3.39	0.00	0.00

表 L-57　调查地区居民应住院而未住院的比例

区域范围	应住院人次数/人次	未住院人次数/人次	应住院而未住院比例/(%)
合计	882	117	13.27
行政区			
香洲区	146	14	9.59
斗门区	298	31	10.40
金湾区	97	8	8.25
功能区			
高新区	90	14	15.56
万山区	29	2	6.90
横琴新区	58	2	3.45
高栏港区	164	46	28.05

表 L-58　调查地区不同性别人口应住院而未住院的比例　　（单位：%）

区域范围	男	女
合计	13.39	13.18
行政区		
香洲区	6.35	12.05
斗门区	17.50	5.62
金湾区	10.42	6.12
功能区		
高新区	17.50	14.00
万山区	0.00	11.76
横琴新区	6.25	2.38
高栏港区	17.31	33.04

表 L-59　调查地区不同年龄别应住院而未住院的比例　　（单位：%）

区域范围	0～4 岁	5～14 岁	15～24 岁	25～34 岁	35～44 岁	45～54 岁	55～64 岁	65 岁及以上
合计	16.67	15.38	4.35	2.16	9.65	20.75	24.12	11.15
行政区								
香洲区	25.00	33.33	0.00	0.00	5.88	21.43	11.11	5.56
斗门区	12.50	0.00	14.29	3.45	2.86	19.05	11.43	12.20
金湾区	0.00	—	0.00	0.00	6.25	30.00	6.25	12.50
功能区								
高新区	50.00	33.33	0.00	4.76	20.83	21.43	14.29	11.11
万山区	—	—	0.00	0.00	33.33	11.11	0.00	0.00
横琴新区	100.00	—	0.00	0.00	12.50	0.00	0.00	0.00
高栏港区	8.33	0.00	0.00	3.85	9.09	29.41	59.18	21.95

注："—"表示金湾区 5～14 岁、万山区 0～4 岁和 5～14 岁、横琴新区 5～14 岁的调查人口中没有需要住院的人次数，故无法计算应住院而未住院的比例。

表 L-60　调查地区居民应住院而未住院的原因构成　　（单位：%）

区域范围	自认为不需要	无有效措施	经济困难	医院服务差	没有时间	医院无床位	医疗保险限制	其他
合计	33.33	4.17	19.44	1.39	20.83	4.17	1.39	15.28
行政区								
香洲区	53.85	0.00	0.00	0.00	15.38	15.38	7.69	7.69
斗门区	41.18	0.00	17.65	0.00	17.65	5.88	0.00	17.65
金湾区	50.00	0.00	25.00	0.00	12.50	0.00	0.00	12.50
功能区								
高新区	16.67	8.33	33.33	0.00	25.00	0.00	0.00	16.67
万山区	100.00	0.00	0.00	0.00	0.00	0.00	0.00	0.00
横琴新区	50.00	0.00	0.00	0.00	50.00	0.00	0.00	0.00
高栏港区	5.56	11.11	27.78	5.56	27.78	0.00	0.00	22.22

表 L-61　调查地区居民门诊医疗费用　　（单位：元）

区域范围	次均门诊自付费用	次均门诊间接费用
合计	488.99	74.52
行政区		
香洲区	263.06	34.00
斗门区	472.29	73.70
金湾区	892.19	52.75
功能区		
高新区	453.14	11.19
万山区	610.11	134.49
横琴新区	860.54	13.55
高栏港区	466.71	231.64

表 L-62　调查地区居民住院费用　　（单位：元）

区域范围	次均住院医疗费用	次均住院自付费用	次均住院间接费用
合计	14536.75	5134.10	941.38
行政区			
香洲区	17388.25	6462.75	1637.37
斗门区	13133.20	3764.38	729.98
金湾区	18526.64	6680.98	1112.87
功能区			
高新区	12205.68	3811.77	353.43
万山区	13626.00	6003.41	1551.33
横琴新区	15464.39	6594.23	798.18
高栏港区	12782.94	5540.21	818.91

表 L-63　按性别分调查地区 15 岁及以上居民高血压患病率　　（单位：%）

区域范围	总体	男	女
合计	13.60	12.75	14.43
行政区			
香洲区	12.79	12.10	13.43
斗门区	13.67	12.86	14.50
金湾区	11.69	11.15	12.21
功能区			
高新区	13.74	12.23	15.15
万山区	17.28	16.13	18.49
横琴新区	11.22	12.02	10.51
高栏港区	15.80	13.52	18.10

表 L-64　按年龄分调查地区 15 岁及以上居民高血压患病率　　（单位：%）

区域范围	15~24 岁	25~34 岁	35~44 岁	45~54 岁	55~64 岁	65 岁及以上
合计	0.00	0.51	3.55	11.48	22.11	43.56
行政区						
香洲区	0.00	0.83	2.36	9.52	24.78	40.00
斗门区	0.00	0.30	2.23	9.81	17.55	42.12
金湾区	0.00	0.00	5.93	8.90	21.78	41.18
功能区						
高新区	0.00	0.79	0.00	13.74	28.57	49.41
万山区	0.00	2.82	7.58	16.85	26.15	49.28
横琴新区	0.00	0.00	4.60	8.33	22.58	52.83
高栏港区	0.00	0.00	6.41	15.60	25.00	44.21

表 L-65　调查地区 15 岁及以上高血压患者最近一次血压测量时间构成　　（单位：%）

区域范围	1 周及以内	1 个月内	1 个月~	3 个月~	6 个月~	12 个月及以上
合计	52.54	30.07	7.25	5.07	2.66	2.42
行政区						
香洲区	49.45	29.67	7.69	5.49	4.95	2.75
斗门区	58.75	25.42	7.50	4.17	2.08	2.08
金湾区	48.72	30.77	5.13	10.26	3.85	1.28
功能区						
高新区	64.56	30.38	3.80	0.00	0.00	1.27
万山区	39.36	34.04	12.77	7.45	3.19	3.19
横琴新区	45.45	29.09	10.91	7.27	1.82	5.45
高栏港区	53.00	38.00	3.00	3.00	1.00	2.00

表 L-66　调查地区 15 岁及以上高血压患者服用降压药频率构成　　　　　（单位:%）

区域范围	规律服用	偶尔或必要时服用	间断服用	从不服用
合计	75.85	11.47	4.71	7.97
行政区				
香洲区	71.98	10.99	4.95	12.09
斗门区	78.75	12.08	4.58	4.58
金湾区	64.10	19.23	5.13	11.54
功能区				
高新区	79.75	15.19	1.27	3.80
万山区	76.60	7.45	7.45	8.51
横琴新区	74.55	12.73	1.82	10.91
高栏港区	82.00	5.00	6.00	7.00

表 L-67　调查地区 15 岁及以上高血压患者随访服务形式构成　　　　　（单位:%）

区域范围	血压测量	生活方式指导	询问疾病情况	了解用药情况
合计	96.65	90.89	93.61	93.77
行政区				
香洲区	94.00	77.00	92.00	95.00
斗门区	97.25	94.04	96.33	96.33
金湾区	100.00	95.83	93.75	91.67
功能区				
高新区	100.00	94.29	94.29	95.71
万山区	96.25	90.00	83.75	86.25
横琴新区	100.00	95.56	97.78	97.78
高栏港区	90.77	92.31	95.38	89.23

表 L-68　按性别分调查地区 15 岁及以上居民糖尿病患病率　　　　　（单位:%）

区域范围	总体	男	女
合计	3.71	3.99	3.44
行政区			
香洲区	3.79	4.52	3.12
斗门区	2.85	3.13	2.55
金湾区	3.45	4.33	2.62
功能区			
高新区	3.65	3.60	3.70
万山区	4.41	3.58	5.28
横琴新区	4.69	5.58	3.89
高栏港区	4.90	4.40	5.40

表 L-69　按年龄分调查地区 15 岁及以上居民糖尿病患病率　　　　　　　　　　　（单位:%）

区域范围	15~24 岁	25~34 岁	35~44 岁	45~54 岁	55~64 岁	65 岁及以上
合计	0.00	0.26	0.98	3.13	6.97	10.73
行政区						
香洲区	0.00	0.41	0.00	2.22	6.96	13.95
斗门区	0.00	0.30	0.37	2.22	5.85	6.06
金湾区	0.00	0.00	1.48	2.05	9.90	9.41
功能区						
高新区	0.00	0.00	0.00	6.87	6.35	9.41
万山区	0.00	0.00	3.79	3.80	6.15	11.59
横琴新区	0.00	0.78	0.00	4.63	12.90	16.98
高栏港区	0.00	0.00	3.85	2.84	5.65	17.89

表 L-70　调查地区 15 岁及以上糖尿病患者最近一次血糖检测时间构成　　　　　　（单位:%）

区域范围	1 周及以内	1 个月内	1 个月~	3 个月~	6 个月~	12 个月及以上
合计	41.59	31.86	11.95	7.08	2.21	5.31
行政区						
香洲区	33.33	29.63	18.52	7.41	3.70	7.41
斗门区	48.00	34.00	6.00	6.00	2.00	4.00
金湾区	52.17	8.70	13.04	8.70	8.70	8.70
功能区						
高新区	42.86	47.62	9.52	0.00	0.00	0.00
万山区	33.33	29.17	16.67	20.83	0.00	0.00
横琴新区	52.17	34.78	4.35	0.00	0.00	8.70
高栏港区	35.48	38.71	12.90	6.45	0.00	6.45

表 L-71　调查地区 15 岁及以上糖尿病患者服用降糖药频率构成　　　　　　　　　（单位:%）

区域范围	规律服用	偶尔或必要时服用	间断服用	从不服用
合计	74.78	11.06	4.87	9.29
行政区				
香洲区	62.96	14.81	3.70	18.52
斗门区	80.00	8.00	4.00	8.00
金湾区	73.91	8.70	13.04	4.35
功能区				
高新区	76.19	9.52	9.52	4.76
万山区	75.00	12.50	4.17	8.33
横琴新区	82.61	8.70	0.00	8.70
高栏港区	80.65	12.90	3.23	3.23

表 L-72　调查地区 15 岁及以上糖尿病患者目前空腹血糖测量情况构成　　　（单位：%）

区域范围	正常	不正常	不知道
合计	51.33	42.48	6.19
行政区			
香洲区	48.15	46.30	5.56
斗门区	58.00	38.00	4.00
金湾区	39.13	56.52	4.35
功能区			
高新区	80.95	19.05	0.00
万山区	37.50	54.17	8.33
横琴新区	52.17	30.43	17.39
高栏港区	45.16	48.39	6.45

表 L-73　调查地区 15 岁及以上糖尿病患者随访服务形式构成　　　（单位：%）

区域范围	空腹血糖测量	生活方式指导	询问疾病情况	了解用药情况
合计	96.93	93.30	95.71	94.48
行政区				
香洲区	91.67	75.00	87.50	87.50
斗门区	100.00	92.86	95.24	95.24
金湾区	100.00	100.00	100.00	100.00
功能区				
高新区	100.00	100.00	100.00	100.00
万山区	95.00	100.00	90.00	90.00
横琴新区	100.00	100.00	100.00	95.24
高栏港区	91.30	91.30	100.00	95.65

表 L-74　调查地区居民健康档案拥有率　　　（单位：%）

区域范围	是	否	不知道
合计	55.85	16.55	27.60
行政区			
香洲区	31.44	23.59	44.97
斗门区	77.99	10.42	11.59
金湾区	41.53	17.66	40.80
功能区			
高新区	66.94	12.42	20.65
万山区	65.87	21.56	12.56
横琴新区	55.57	20.52	23.91
高栏港区	45.99	13.76	40.25

表 L-75　调查地区不同性别居民健康体检率　　　　　　　　　　　　　　　　　　　　　（单位:%）

区域范围	总体	男	女
合计	60.15	58.14	62.16
行政区			
香洲区	64.79	63.48	66.02
斗门区	45.46	43.97	46.99
金湾区	63.82	61.04	66.51
功能区			
高新区	69.64	69.33	69.95
万山区	68.25	61.18	75.79
横琴新区	69.31	69.06	69.55
高栏港区	64.08	61.31	66.93

表 L-76　调查地区居民年龄别健康体检率　　　　　　　　　　　　　　　　　　　　　（单位:%）

区域范围	0～4岁	5～14岁	15～24岁	25～34岁	35～44岁	45～54岁	55～64岁	65岁及以上
合计	95.10	71.96	55.21	52.81	55.85	54.14	49.90	66.85
行政区								
香洲区	92.08	78.68	56.45	61.98	63.64	57.14	61.74	63.26
斗门区	97.44	56.96	36.42	31.72	33.83	36.71	34.82	60.00
金湾区	92.65	67.44	60.61	61.94	62.96	55.48	53.47	70.59
功能区								
高新区	96.23	84.07	80.00	61.11	62.31	62.60	52.38	76.47
万山区	100.00	95.65	73.91	63.38	64.39	66.85	55.38	75.36
横琴新区	96.49	79.17	64.71	55.04	56.32	63.89	74.19	92.45
高栏港区	93.24	74.36	62.96	63.12	64.10	53.19	52.42	66.32

表 L-77　调查地区 6 岁及以上居民文化程度别健康体检率　　　　　　　　　　　　　（单位:%）

区域范围	没上过学	小学	初中	高中/技工学校	中专	大专	本科及以上
合计	52.99	57.13	51.28	53.64	60.33	65.24	75.20
行政区							
香洲区	54.55	64.84	51.28	53.51	67.54	70.42	76.82
斗门区	47.27	43.11	34.09	34.83	45.26	52.21	50.00
金湾区	51.43	63.04	53.16	64.23	61.29	67.57	87.10
功能区							
高新区	67.86	70.63	61.86	69.15	66.67	66.67	80.95
万山区	51.11	66.07	68.53	59.65	70.00	82.14	92.86
横琴新区	86.96	73.53	62.89	61.64	59.57	56.16	75.00
高栏港区	50.00	61.27	55.60	65.79	62.79	67.92	88.24

表 L-78　调查地区 10 岁及以上居民婚姻别健康体检率　　　　　　　　　　　　　　（单位：%）

区域范围	未婚	已婚	丧偶	离婚	其他
合计	56.27	56.21	57.27	54.55	62.50
行政区					
香洲区	61.69	61.55	55.00	70.00	100.00
斗门区	38.04	39.38	50.71	29.41	—
金湾区	63.08	60.27	64.29	53.85	45.45
功能区					
高新区	81.10	62.93	67.74	28.57	—
万山区	68.29	67.08	54.55	25.00	—
横琴新区	57.29	67.07	83.33	50.00	—
高栏港区	60.75	59.14	63.33	76.92	—

注："—"表示在斗门区、高新区、万山区、横琴新区和高栏港区的 10 岁及以上调查人口中没有婚姻状况为其他的人群,故无法计算健康体检率。

表 L-79　调查地区 10 岁及以上不同性别居民吸烟率　　　　　　　　　　　　　　（单位：%）

区域范围	总体	男	女
合计	23.84	46.00	2.09
行政区			
香洲区	19.99	39.56	1.79
斗门区	26.00	48.56	3.04
金湾区	23.34	47.38	0.55
功能区			
高新区	20.51	40.65	0.94
万山区	29.48	51.41	6.32
横琴新区	22.80	45.31	1.13
高栏港区	26.40	52.42	0.30

表 L-80　调查地区 10 岁及以上居民年龄别吸烟率　　　　　　　　　　　　　　（单位：%）

区域范围	10~24 岁	25~34 岁	35~44 岁	45~54 岁	55~64 岁	65 岁及以上
合计	7.09	23.68	25.09	29.08	30.88	22.85
行政区						
香洲区	6.13	23.14	19.19	25.40	26.96	15.81
斗门区	6.32	24.17	28.25	30.06	32.59	30.00
金湾区	9.43	18.66	23.70	28.77	32.67	27.06
功能区						
高新区	4.26	20.63	20.00	28.24	30.16	20.00
万山区	15.63	28.17	33.33	31.52	33.85	20.29
横琴新区	1.20	27.13	25.29	30.56	30.65	16.98
高栏港区	15.00	25.53	33.33	31.91	30.65	17.89

表 L-81　调查地区 10 岁及以上居民文化程度别吸烟率　　　　　　　　　　　　　　　（单位：%）

区域范围	没上过学	小学	初中	高中/技工学校	中专	大专	本科及以上
合计	12.74	23.90	28.11	26.59	26.82	17.76	14.57
行政区							
香洲区	12.12	14.71	21.86	24.34	28.07	16.25	16.89
斗门区	16.34	26.92	31.40	26.22	23.16	18.58	8.06
金湾区	11.76	21.92	27.00	27.64	25.81	16.22	9.68
功能区							
高新区	4.00	22.61	22.03	27.66	22.22	15.28	7.14
万山区	11.11	28.03	31.47	38.60	40.00	28.57	21.43
横琴新区	0.00	22.02	28.30	18.06	30.43	26.03	10.00
高栏港区	14.29	22.06	32.08	31.58	27.91	11.32	29.41

表 L-82　调查地区 10 岁及以上居民婚姻别吸烟率　　　　　　　　　　　　　　　（单位：%）

区域范围	未婚	已婚	丧偶	离婚	其他
合计	15.21	26.42	15.73	31.82	0.00
行政区					
香洲区	12.88	22.66	11.67	10.00	0.00
斗门区	15.49	29.18	20.71	47.06	—
金湾区	14.62	26.61	14.29	30.77	0.00
功能区					
高新区	11.02	22.63	19.35	57.14	—
万山区	34.15	29.22	18.18	75.00	—
横琴新区	11.46	26.34	0.00	0.00	—
高栏港区	22.43	28.09	3.33	46.15	—

注："—"表示在斗门区、高新区、万山区、横琴新区和高栏港区的 10 岁及以上调查人口中没有婚姻状况为其他的人群，故无法计算吸烟率。

表 L-83　调查地区 10 岁及以上居民就业状况别吸烟率　　　　　　　　　　　　　　　（单位：%）

区域范围	在业	离退休	在校学生	失业	无业
合计	28.70	20.07	0.36	32.09	20.44
行政区					
香洲区	25.73	15.93	0.00	25.81	15.05
斗门区	30.62	25.58	0.00	35.71	23.06
金湾区	25.69	23.77	0.00	34.78	26.23
功能区					
高新区	26.26	19.79	0.00	10.00	12.82
万山区	31.19	32.79	0.00	20.00	19.64

续表

区域范围	在业	离退休	在校学生	失业	无业
横琴新区	28.28	20.73	0.00	39.13	15.28
高栏港区	33.80	16.47	4.44	33.33	22.00

表 L-84 调查地区10岁及以上不同性别吸烟者平均每天吸烟量　　　　（单位：支）

区域范围	总体	男	女
合计	16.91	17.04	14.03
行政区			
香洲区	14.85	15.12	9.29
斗门区	16.80	16.99	13.68
金湾区	17.21	17.12	25.00
功能区			
高新区	16.01	15.91	20.00
万山区	19.61	19.99	16.35
横琴新区	17.82	18.00	11.00
高栏港区	18.03	18.02	20.00

表 L-85 调查地区10岁及以上吸烟者吸烟量构成　　　　（单位：%）

区域范围	10支以内	10~19支	20支及以上
合计	16.87	29.64	53.49
行政区			
香洲区	24.83	30.46	44.70
斗门区	14.08	32.71	53.21
金湾区	15.15	29.70	55.15
功能区			
高新区	20.93	26.36	52.71
万山区	11.04	25.77	63.19
横琴新区	15.97	20.17	63.87
高栏港区	15.52	32.18	52.30

表 L-86 调查地区10岁及以上不同性别居民过去一年饮酒率　　　　（单位：%）

区域范围	总体	男	女
合计	20.76	34.56	7.23
行政区			
香洲区	23.63	38.46	9.83
斗门区	16.68	29.78	3.37
金湾区	21.92	34.88	9.64
功能区			
高新区	18.92	31.94	6.27

续表

区域范围	总体	男	女
万山区	32.55	48.24	15.99
横琴新区	15.13	26.56	4.14
高栏港区	20.79	36.06	5.47

表 L-87　调查地区 10 岁及以上居民年龄别过去一年饮酒率　　　　　　　　　　（单位：%）

区域范围	10～24 岁	25～34 岁	35～44 岁	45～54 岁	55～64 岁	65 岁及以上
合计	6.05	20.95	24.20	28.26	22.71	17.06
行政区						
香洲区	6.60	24.79	25.93	32.06	28.26	18.60
斗门区	3.56	14.20	15.24	23.73	20.06	20.00
金湾区	7.55	25.37	27.41	28.08	24.75	11.76
功能区						
高新区	7.45	18.25	21.54	29.01	22.22	10.59
万山区	21.88	39.44	37.12	33.15	29.23	23.19
横琴新区	0.00	17.83	17.24	24.07	19.35	5.66
高栏港区	8.75	21.99	33.33	26.24	16.94	15.79

表 L-88　调查地区 10 岁及以上居民文化程度别过去一年饮酒率　　　　　　　（单位：%）

区域范围	没上过学	小学	初中	高中/技工学校	中专	大专	本科及以上
合计	9.21	17.61	22.57	22.19	22.12	22.97	24.02
行政区							
香洲区	12.12	13.53	20.90	23.75	31.58	26.67	27.81
斗门区	7.84	19.06	18.95	15.36	16.84	10.62	11.29
金湾区	2.94	19.18	26.58	23.58	20.97	18.92	22.58
功能区							
高新区	0.00	15.65	18.22	26.60	17.78	26.39	14.29
万山区	24.44	26.11	33.19	40.35	40.00	42.86	57.14
横琴新区	0.00	10.09	18.24	20.83	8.70	23.29	7.50
高栏港区	10.71	12.50	26.25	20.18	20.93	22.64	41.18

表 L-89　调查地区 10 岁及以上居民婚姻别过去一年饮酒率　　　　　　　　　（单位：%）

区域范围	未婚	已婚	丧偶	离婚	其他
合计	10.91	23.71	10.39	32.95	0.00
行政区					
香洲区	12.20	27.21	8.33	36.67	0.00
斗门区	8.15	19.20	12.14	41.18	—
金湾区	13.08	26.03	7.14	15.38	0.00

续表

区域范围	未婚	已婚	丧偶	离婚	其他
功能区					
高新区	12.60	21.34	9.68	14.29	—
万山区	21.95	33.95	13.64	75.00	—
横琴新区	3.13	18.54	0.00	0.00	—
高栏港区	14.95	22.00	13.33	38.46	—

注:"—"表示在斗门区、高新区、万山区、横琴新区和高栏港区的10岁及以上调查人口中没有婚姻状况为其他的人群,故无法计算饮酒率。

表 L-90　调查地区10岁及以上居民就业状况别过去一年饮酒率　　　　　　　　　　　(单位:%)

区域范围	在业	离退休	在校学生	失业	无业
合计	25.90	16.76	0.90	24.06	15.09
行政区					
香洲区	30.08	18.80	1.31	35.48	17.20
斗门区	20.23	16.28	0.00	19.64	13.83
金湾区	26.15	15.57	1.54	43.48	18.03
功能区					
高新区	24.93	14.58	1.47	10.00	11.54
万山区	33.57	27.87	0.00	40.00	35.71
横琴新区	21.03	13.41	0.00	17.39	4.17
高栏港区	28.45	12.35	2.22	15.38	16.00

表 L-91　调查地区10岁及以上居民每周体育锻炼次数构成　　　　　　　　　　　(单位:%)

区域范围	6次及以上	3~5次	1~2次	不到1次	从不锻炼
合计	31.32	15.59	11.51	2.64	38.93
行政区					
香洲区	35.08	19.92	18.33	3.38	23.30
斗门区	24.22	13.51	7.80	1.88	52.58
金湾区	28.01	16.55	9.76	2.83	42.86
功能区					
高新区	34.50	14.79	13.35	2.70	34.66
万山区	43.94	15.37	9.04	3.80	27.85
横琴新区	38.12	15.33	11.88	3.45	31.23
高栏港区	27.31	11.68	8.19	1.21	51.59

表 L-92　调查地区10岁及以上居民平均每次体育锻炼时间　　　　　　　　　　　(单位:分钟)

区域范围	平均每次体育锻炼时间	男	女
合计	51.18	51.66	50.73
行政区			
香洲区	55.04	55.46	54.64

续表

区域范围	平均每次体育锻炼时间	男	女
斗门区	45.14	46.39	43.93
金湾区	47.61	46.47	48.64
功能区			
高新区	58.19	58.25	58.13
万山区	45.68	45.83	45.53
横琴新区	54.09	54.88	53.36
高栏港区	52.90	54.59	51.49

表 L-93　调查地区居民平均每天刷牙次数构成　　　　　　　　　　　　　　（单位:%）

区域范围	2次及以上	1次	不刷牙
合计	63.08	33.37	3.54
行政区			
香洲区	71.99	25.62	2.38
斗门区	55.00	41.74	3.26
金湾区	62.00	33.62	4.38
功能区			
高新区	74.76	19.97	5.26
万山区	50.93	46.18	2.89
横琴新区	75.77	20.03	4.20
高栏港区	54.90	40.76	4.33

表 L-94　调查地区门诊就诊者医院候诊所花时间长短的评价　　　　　　　（单位:%）

区域范围	短	一般	长
合计	42.83	42.93	14.24
行政区			
香洲区	41.11	43.87	15.02
斗门区	39.26	43.33	17.41
金湾区	32.95	56.82	10.23
功能区			
高新区	53.77	35.85	10.38
万山区	56.82	38.64	4.55
横琴新区	47.30	43.24	9.46
高栏港区	44.34	36.79	18.87

表 L-95　调查地区门诊就诊者对就诊机构环境的评价　　　　　　　　　　　　　　　（单位：%）

区域范围	好	一般	差
合计	48.25	49.95	1.81
行政区			
香洲区	49.01	49.01	1.98
斗门区	48.89	49.26	1.85
金湾区	38.64	55.68	5.68
功能区			
高新区	52.83	47.17	0.00
万山区	43.18	54.55	2.27
横琴新区	52.70	47.30	0.00
高栏港区	47.17	51.89	0.94

表 L-96　调查地区门诊就诊者对医护人员态度的评价　　　　　　　　　　　　　　（单位：%）

区域范围	好	一般	差
合计	68.33	30.39	1.28
行政区			
香洲区	60.08	37.55	2.37
斗门区	77.04	22.22	0.74
金湾区	63.64	34.09	2.27
功能区			
高新区	66.98	32.08	0.94
万山区	77.27	22.73	0.00
横琴新区	59.46	39.19	1.35
高栏港区	73.58	26.42	0.00

表 L-97　调查地区门诊就诊者对就诊花费的评价　　　　　　　　　　　　　　　　（单位：%）

区域范围	不贵	一般	贵
合计	31.77	41.98	26.25
行政区			
香洲区	31.62	44.27	24.11
斗门区	31.85	44.07	24.07
金湾区	25.00	45.45	29.55
功能区			
高新区	41.51	27.36	31.13
万山区	45.45	31.82	22.73
横琴新区	33.78	43.24	22.97
高栏港区	20.75	46.23	33.02

表 L-98 调查地区门诊就诊者总体满意度的评价　　　　　　　　　　　　　　　　　（单位:%）

区域范围	满意	一般	不满意
合计	63.44	33.37	3.19
行政区			
香洲区	56.13	39.92	3.95
斗门区	68.15	30.37	1.48
金湾区	56.82	37.50	5.68
功能区			
高新区	72.64	27.36	0.00
万山区	72.73	22.73	4.55
横琴新区	58.11	35.14	6.76
高栏港区	65.09	31.13	3.77

表 L-99 调查地区不同性别门诊就诊者门诊总体满意度　　　　　　　　　　　　　（单位:%）

区域范围	总体	男	女
合计	63.44	63.95	63.00
行政区			
香洲区	56.13	56.41	55.88
斗门区	68.15	69.23	67.14
金湾区	56.82	60.98	53.19
功能区			
高新区	72.64	67.39	76.67
万山区	72.73	72.00	73.68
横琴新区	58.11	67.50	47.06
高栏港区	65.09	59.52	68.75

表 L-100 调查地区不同年龄别门诊就诊者门诊总体满意度　　　　　　　　　　　（单位:%）

区域范围	0~4 岁	5~14 岁	15~24 岁	25~34 岁	35~44 岁	45~54 岁	55~64 岁	65 岁及以上
合计	58.46	65.85	71.43	62.69	61.25	65.71	61.65	64.34
行政区								
香洲区	66.67	70.00	50.00	35.29	52.17	60.98	60.00	52.78
斗门区	80.00	75.00	66.67	73.68	80.00	53.85	63.08	71.13
金湾区	20.00	57.14	100.00	58.33	64.29	61.54	25.00	70.83
功能区								
高新区	30.00	75.00	100.00	80.00	66.67	83.33	87.50	68.57
万山区	100.00	—	100.00	100.00	57.14	68.42	60.00	88.89
横琴新区	70.00	25.00	100.00	100.00	25.00	73.68	27.27	52.63
高栏港区	28.57	75.00	0.00	66.67	62.50	70.00	77.78	60.00

注:"—"表示万山区 5~14 岁的调查人口两周内未患病也未就诊,故未调查门诊总体满意度。

表 L-101　调查地区门诊就诊者不满意的原因及占比　　　　　　　　　　　　　　　　（单位：%）

区域范围	技术水平低	设备条件差	服务态度差	医疗费用高	看病手续多	等候时间长	不必要服务	药品种类少	环境条件差	其他
合计	20.00	3.33	6.67	36.67	6.67	20.00	3.33	0.00	0.00	3.33
行政区										
香洲区	20.00	0.00	10.00	40.00	10.00	10.00	0.00	0.00	0.00	10.00
斗门区	25.00	0.00	0.00	75.00	0.00	0.00	0.00	0.00	0.00	0.00
金湾区	0.00	0.00	20.00	40.00	20.00	20.00	0.00	0.00	0.00	0.00
功能区										
高新区	—	—	—	—	—	—	—	—	—	—
万山区	0.00	0.00	0.00	50.00	0.00	50.00	0.00	0.00	0.00	0.00
横琴新区	40.00	0.00	0.00	20.00	0.00	20.00	20.0	0.00	0.00	0.00
高栏港区	25.00	25.00	0.00	0.00	0.00	50.00	0.00	0.00	0.00	0.00

注："—"表示高新区门诊就诊的两周患者对本次就诊都持满意或一般的态度，故未调查不满意的原因。

表 L-102　调查地区住院就诊者对病房环境的评价　　　　　　　　　　　　　　　　（单位：%）

区域范围	好	一般	差
合计	59.22	37.91	2.88
行政区			
香洲区	66.67	30.30	3.03
斗门区	59.55	38.58	1.87
金湾区	53.93	41.57	4.49
功能区			
高新区	65.79	27.63	6.58
万山区	62.96	33.33	3.70
横琴新区	55.36	42.86	1.79
高栏港区	50.85	47.46	1.69

表 L-103　调查地区住院就诊者对医护人员态度的评价　　　　　　　　　　　　　　（单位：%）

区域范围	好	一般	差
合计	73.20	25.62	1.18
行政区			
香洲区	78.03	19.70	2.27
斗门区	70.41	29.59	0.00
金湾区	74.16	21.35	4.49
功能区			
高新区	81.58	17.11	1.32
万山区	74.07	22.22	3.70
横琴新区	66.07	33.93	0.00
高栏港区	71.19	28.81	0.00

表 L-104　调查地区住院就诊者对医护人员解释治疗方案的清晰程度的评价　　　（单位：%）

区域范围	好	一般	差
合计	71.90	26.27	1.83
行政区			
香洲区	71.97	27.27	0.76
斗门区	69.29	29.96	0.75
金湾区	83.15	15.73	1.12
功能区			
高新区	72.37	21.05	6.58
万山区	81.48	14.81	3.70
横琴新区	66.07	32.14	1.79
高栏港区	69.49	27.97	2.54

表 L-105　调查地区住院就诊者对医护人员倾听病情认真程度的评价　　　（单位：%）

区域范围	好	一般	差
合计	76.21	22.88	0.92
行政区			
香洲区	78.79	20.45	0.76
斗门区	70.41	29.59	0.00
金湾区	89.89	8.99	1.12
功能区			
高新区	76.32	22.37	1.32
万山区	81.48	14.81	3.70
横琴新区	71.43	28.57	0.00
高栏港区	77.12	20.34	2.54

表 L-106　调查地区住院就诊者对住院花费的评价　　　（单位：%）

区域范围	不贵	一般	贵
合计	15.16	35.42	49.41
行政区			
香洲区	12.88	40.15	46.97
斗门区	17.98	34.46	47.57
金湾区	4.49	31.46	64.04
功能区			
高新区	13.16	36.84	50.00
万山区	40.74	29.63	29.63
横琴新区	16.07	48.21	35.71
高栏港区	14.41	29.66	55.93

表 L-107　调查地区住院就诊者总体满意度的评价　　　　　　　　　　　　　　　（单位:%）

区域范围	满意	一般	不满意
合计	60.78	34.12	5.10
行政区			
香洲区	59.09	34.09	6.82
斗门区	59.18	35.21	5.62
金湾区	56.18	40.45	3.37
功能区			
高新区	64.47	31.58	3.95
万山区	77.78	14.81	7.41
横琴新区	58.93	37.50	3.57
高栏港区	64.41	31.36	4.24

表 L-108　调查地区不同性别住院就诊者住院总体满意度　　　　　　　　　　　（单位:%）

区域范围	总体	男	女
合计	60.78	63.75	58.77
行政区			
香洲区	59.09	49.12	66.67
斗门区	59.18	60.78	58.18
金湾区	56.18	66.67	46.81
功能区			
高新区	64.47	72.73	58.14
万山区	77.78	66.67	86.67
横琴新区	58.93	68.75	55.00
高栏港区	64.41	76.60	56.34

表 L-109　调查地区不同年龄别住院就诊者住院总体满意度　　　　　　　　　　（单位:%）

区域范围	0～4岁	5～14岁	15～24岁	25～34岁	35～44岁	45～54岁	55～64岁	65岁及以上
合计	72.00	72.73	86.36	62.50	54.37	60.71	63.57	57.25
行政区								
香洲区	66.67	100.00	100.00	71.43	50.00	54.55	81.25	49.02
斗门区	100.00	40.00	100.00	57.14	41.18	58.82	69.35	55.56
金湾区	33.33	—	80.00	78.26	46.67	71.43	40.00	42.86
功能区								
高新区	0.00	100.00	100.00	45.00	78.95	81.82	16.67	75.00
万山区	—	—	100.00	85.71	100.00	75.00	100.00	50.00
横琴新区	—	—	100.00	75.00	42.86	42.86	57.14	57.14
高栏港区	72.73	100.00	66.67	48.00	70.00	50.00	60.00	78.13

注:"—"表示金湾区5～14岁居民,万山区0～4岁和5～14岁居民,横琴新区0～4岁和5～14岁居民中没有住院就诊者,故未调查住院总体满意度。

表 L-110　调查地区住院就诊者不满意的原因及占比　　　　　　　　　　　　　　　（单位：%）

区域范围	技术水平低	设备条件差	药品种类少	服务态度差	医疗费用高	看病手续多	等候时间长	环境条件差	不必要服务	其他
合计	23.08	2.56	2.56	2.56	38.46	7.69	10.26	5.13	7.69	0.00
行政区										
香洲区	22.22	0.00	0.00	0.00	33.33	11.11	0.00	11.11	22.22	0.00
斗门区	13.33	0.00	0.00	0.00	66.67	0.00	20.00	0.00	0.00	0.00
金湾区	0.00	0.00	0.00	33.33	0.00	33.33	33.33	0.00	0.00	0.00
功能区										
高新区	100.00	0.00	0.00	0.00	0.00	0.00	0.00	0.00	0.00	0.00
万山区	0.00	50.00	0.00	0.00	0.00	0.00	50.00	0.00	0.00	0.00
横琴新区	0.00	0.00	0.00	0.00	50.00	0.00	0.00	50.00	0.00	0.00
高栏港区	40.00	0.00	20.00	0.00	20.00	0.00	0.00	0.00	20.00	0.00

表 L-111　调查地区 15~64 岁女性怀孕情况

区域范围	平均怀孕次数/次	妇女孕次构成/(%)				
		0 次	1 次	2 次	3 次	4 次及以上
合计	1.90	14.05	22.50	36.66	17.41	9.39
行政区						
香洲区	1.63	17.10	33.55	28.39	15.00	5.97
斗门区	1.81	14.98	19.53	43.91	15.71	5.87
金湾区	2.00	11.72	24.14	37.24	14.48	12.41
功能区						
高新区	1.98	12.10	21.77	34.68	21.37	10.08
万山区	2.50	7.86	10.04	35.81	25.76	20.52
横琴新区	1.77	17.78	22.67	34.67	16.44	8.44
高栏港区	2.17	11.03	13.69	41.06	20.53	13.69

表 L-112　调查地区 15~64 岁女性分娩情况

区域范围	平均分娩次数/次	妇女分娩次数构成/(%)				
		0 次	1 次	2 次	3 次	4 次及以上
合计	1.72	1.64	39.69	47.38	8.74	2.55
行政区						
香洲区	1.42	1.17	64.20	29.38	3.31	1.95
斗门区	1.92	0.86	27.98	55.27	12.44	3.45
金湾区	1.63	2.73	41.41	48.05	5.86	1.95
功能区						
高新区	1.69	3.67	36.70	48.17	9.63	1.83
万山区	1.96	0.95	26.54	54.03	13.74	4.74
横琴新区	1.65	2.16	42.16	46.49	7.57	1.62
高栏港区	1.85	1.71	25.64	60.68	10.26	1.71

表 L-113　调查地区孕产妇产前检查情况

区域范围	平均次数/次	0～3次/(%)	4～7次/(%)	5次及以上/(%)	8次及以上/(%)
合计	10.72	2.05	11.89	96.52	86.07
行政区					
香洲区	11.35	2.00	21.00	95.00	77.00
斗门区	10.08	1.67	11.67	96.67	86.67
金湾区	10.25	3.17	12.70	95.24	84.13
功能区					
高新区	10.56	1.82	3.64	98.18	94.55
万山区	8.21	7.14	28.57	92.86	64.29
横琴新区	9.93	1.72	3.45	96.55	94.83
高栏港区	13.33	0.00	4.69	100.00	95.31

表 L-114　调查地区 15～64 岁女性产后访视情况

区域范围	平均访视次数/次	产后访视次数构成/(%)			
		0次	1次	2次	3次及以上
合计	1.18	19.26	54.51	19.26	6.97
行政区					
香洲区	0.98	29.00	48.00	19.00	4.00
斗门区	1.32	6.67	70.00	17.50	5.83
金湾区	1.19	14.29	61.90	14.29	9.52
功能区					
高新区	1.13	14.55	63.64	16.36	5.45
万山区	1.39	25.00	32.14	28.57	14.29
横琴新区	1.16	37.93	25.86	31.03	5.17
高栏港区	1.20	17.19	56.25	15.63	10.94

表 L-115　调查地区产妇产后访视形式构成　　　　　　　　　　　　　　　（单位：%）

区域范围	家访	电话访	家访及电话访
合计	57.61	18.02	24.11
行政区			
香洲区	46.48	28.17	25.35
斗门区	72.32	9.82	17.86
金湾区	59.26	16.67	22.22
功能区			
高新区	72.34	23.40	4.26
万山区	38.10	33.33	28.57
横琴新区	33.33	19.44	47.22
高栏港区	50.94	11.32	37.74

表 L-116　调查地区产妇分娩地点构成　　　　　　　　　　　　　　　　　　　　（单位：%）

区域范围	医院	妇幼保健机构	卫生院/社区	其他
合计	55.53	28.89	14.14	1.43
行政区				
香洲区	63.00	31.00	4.00	2.00
斗门区	39.17	36.67	22.50	1.67
金湾区	52.38	30.16	17.46	0.00
功能区				
高新区	69.09	27.27	3.64	0.00
万山区	67.86	10.71	21.43	0.00
横琴新区	51.72	34.48	8.62	5.17
高栏港区	64.06	14.06	21.88	0.00

表 L-117　调查地区产妇分娩方式构成　　　　　　　　　　　　　　　　　　　　（单位：%）

区域范围	自然分娩	剖宫产
合计	57.79	42.21
行政区		
香洲区	53.00	47.00
斗门区	60.83	39.17
金湾区	53.97	46.03
功能区		
高新区	49.09	50.91
万山区	67.86	32.14
横琴新区	79.31	20.69
高栏港区	46.88	53.13

表 L-118　调查地区产妇平均分娩费用　　　　　　　　　　　　　　　　　　　　（单位：元）

区域范围	平均分娩费用	平均自付
合计	9306.34	5279.78
行政区		
香洲区	12438.94	6252.77
斗门区	7159.22	4563.89
金湾区	11732.35	4737.29
功能区		
高新区	7431.81	4182.92
万山区	8601.36	5697.50
横琴新区	8614.78	5973.19
高栏港区	8595.52	5767.23

表 L-119 调查地区活产儿平均出生体重及低体重儿比例

区域范围	平均出生体重/克	低体重儿比例/(%)
合计	3288.59	4.51
行政区		
香洲区	3259.90	5.00
斗门区	3219.67	1.67
金湾区	3241.27	6.35
功能区		
高新区	3591.09	7.27
万山区	3176.43	0.00
横琴新区	3349.83	5.17
高栏港区	3242.84	6.25

表 L-120 调查地区 15~64 岁妇女两周患病率、慢性病患病率　　（单位：%）

区域范围	两周患病率	慢性病患病率
合计	24.59	26.12
行政区		
香洲区	24.62	24.46
斗门区	20.86	23.51
金湾区	20.49	20.85
功能区		
高新区	24.18	26.02
万山区	38.00	38.43
横琴新区	21.79	25.23
高栏港区	29.43	32.26

表 L-121 调查地区 6 岁及以下儿童健康体检情况

区域范围	健康体检率/(%)	平均体检次数/次
合计	93.08	2.21
行政区		
香洲区	90.32	1.63
斗门区	95.74	2.19
金湾区	90.67	2.13
功能区		
高新区	95.38	2.83
万山区	100.00	4.60
横琴新区	89.86	2.38
高栏港区	92.22	1.90

表 L-122　调查地区 6 岁及以下儿童计划免疫建卡率

区域范围	建卡率/(%)
合计	99.53
行政区	
香洲区	99.19
斗门区	100.00
金湾区	100.00
功能区	
高新区	100.00
万山区	100.00
横琴新区	98.55
高栏港区	98.89

表 L-123　调查地区 6 岁及以下儿童母乳喂养情况

区域范围	母乳喂养比例/(%)	纯母乳喂养时间/月
合计	89.31	3.38
行政区		
香洲区	85.48	3.70
斗门区	89.89	3.52
金湾区	93.33	3.59
功能区		
高新区	95.38	1.00
万山区	88.00	4.23
横琴新区	89.86	4.07
高栏港区	85.56	3.56

表 L-124　调查地区 6 岁及以下儿童两周患病率及两周就诊率　　　　　　　　　（单位:%）

区域范围	两周患病率	两周就诊率
合计	13.84	15.72
行政区		
香洲区	15.32	12.10
斗门区	12.77	20.21
金湾区	9.33	10.67
功能区		
高新区	16.92	16.92
万山区	4.00	4.00
横琴新区	23.19	21.74
高栏港区	11.11	13.33

表 L-125　60岁及以上老年人地区构成　　　　　　　　　　　　（单位：%）

区域范围	合计
行政区	
香洲区	21.36
斗门区	36.57
金湾区	10.29
功能区	
高新区	8.43
万山区	6.86
横琴新区	5.86
高栏港区	10.64

表 L-126　60岁及以上老年人婚姻状况构成　　　　　　　　　　（单位：%）

区域范围	未婚	已婚	丧偶	离婚	其他
合计	2.00	78.00	19.29	0.64	0.07
行政区					
香洲区	1.00	81.94	16.05	0.67	0.33
斗门区	2.93	74.22	22.46	0.39	0.00
金湾区	2.78	72.22	25.00	0.00	0.00
功能区					
高新区	2.54	77.12	19.49	0.85	0.00
万山区	0.00	82.29	17.71	0.00	0.00
横琴新区	0.00	90.24	9.76	0.00	0.00
高栏港区	2.01	79.87	15.44	2.68	0.00

表 L-127　60岁及以上老年人文化程度构成　　　　　　　　　　（单位：%）

区域范围	没上过学	小学	初中	高中/技工学校	中专	大专	本科及以上
合计	18.50	43.36	22.21	9.14	2.43	2.57	1.79
行政区							
香洲区	8.70	27.76	23.75	16.39	6.02	9.03	8.36
斗门区	21.09	51.76	19.53	6.05	1.17	0.39	0.00
金湾区	20.14	50.00	19.44	9.03	1.39	0.00	0.00
功能区							
高新区	14.41	39.83	29.66	7.63	5.08	3.39	0.00
万山区	20.83	43.75	29.17	5.21	0.00	1.04	0.00
横琴新区	23.17	54.88	14.63	3.66	2.44	1.22	0.00
高栏港区	26.85	35.57	24.83	12.08	0.00	0.67	0.00

表 L-128　按地区分 60 岁及以上老年人存在中度及以上困难的比例及自评健康得分

区域范围	行动/(%)	自我照顾/(%)	日常活动/(%)	疼痛/不适/(%)	焦虑/抑郁/(%)	自评健康得分/分
合计	13.00	5.93	7.64	24.57	7.86	73.47
行政区						
香洲区	12.04	3.34	4.68	24.41	12.71	72.38
斗门区	13.09	6.05	8.98	25.20	5.66	73.07
金湾区	9.72	7.64	8.33	18.75	8.33	73.18
功能区						
高新区	7.63	2.54	3.39	18.64	1.69	80.08
万山区	21.88	7.29	8.33	31.25	6.25	73.79
横琴新区	14.63	7.32	10.98	19.51	13.41	74.49
高栏港区	15.44	10.07	9.40	31.54	8.05	71.34

表 L-129　调查地区 60 岁及以上老年人两周患病人(次)数和患病率

区域范围	两周患病人数/人	两周患病人次数/人次	调查总人口数/人	两周患病率/(%)
合计	753.00	998.00	1400.00	71.29
行政区				
香洲区	160.00	221.00	299.00	73.91
斗门区	258.00	320.00	512.00	62.50
金湾区	69.00	99.00	144.00	68.75
功能区				
高新区	71.00	97.00	118.00	82.20
万山区	59.00	80.00	96.00	83.33
横琴新区	47.00	62.00	82.00	75.61
高栏港区	89.00	119.00	149.00	79.87

表 L-130　按性别分调查地区 60 岁及以上老年人两周患病率　　　　　（单位：%）

区域范围	男	女
合计	66.52	75.58
行政区		
香洲区	68.57	78.62
斗门区	56.97	67.82
金湾区	70.77	67.09
功能区		
高新区	73.47	88.41
万山区	74.51	93.33
横琴新区	71.43	78.72
高栏港区	79.17	80.52

表 L-131　调查地区 60 岁及以上老年人年龄别两周患病率　　（单位：%）

区域范围	60~69 岁	70~79 岁	80 岁及以上
合计	61.14	85.34	90.77
行政区			
香洲区	59.17	91.67	95.65
斗门区	55.80	76.27	69.33
金湾区	64.65	80.00	73.33
功能区			
高新区	67.16	94.44	120.00
万山区	69.35	104.76	115.38
横琴新区	60.00	86.96	107.14
高栏港区	69.79	83.33	129.41

表 L-132　调查地区 60 岁及以上老年人的文化程度别两周患病率　　（单位：%）

区域范围	没上过学	小学	初中	高中/技工学校	中专	大专	本科及以上
合计	75.29	74.96	62.06	65.63	76.47	77.78	68.00
行政区							
香洲区	103.85	85.54	50.70	69.39	66.67	88.89	68.00
斗门区	64.81	63.77	61.00	48.39	83.33	0.00	—
金湾区	65.52	72.22	53.57	76.92	150.00	—	—
功能区							
高新区	70.59	85.11	94.29	88.89	50.00	25.00	—
万山区	70.00	92.86	71.43	100.00	—	200.00	—
横琴新区	68.42	88.89	33.33	33.33	150.00	100.00	—
高栏港区	100.00	83.02	64.86	61.11	—	0.00	—

注："—"表示在调查地区的 60 岁及以上老年人中没有对应文化程度的人群，故无法计算两周患病率。

表 L-133　调查地区 60 岁及以上老年人的婚姻别两周患病率　　（单位：%）

区域范围	未婚	已婚	丧偶	离婚	其他
合计	71.43	69.32	78.52	88.89	100.00
行政区					
香洲区	100.00	72.24	81.25	50.00	100.00
斗门区	73.33	60.00	68.70	100.00	—
金湾区	75.00	67.31	72.22	—	—
功能区					
高新区	66.67	78.02	100.00	100.00	—
万山区	—	82.28	88.24	—	—
横琴新区	—	74.32	87.50	—	—
高栏港区	33.33	76.47	100.00	100.00	—

注："—"表示在调查地区的 60 岁及以上老年人中没有对应婚姻状况的人群，故无法计算两周患病率。

表 L-134　调查地区 60 岁及以上老年人慢性病患病率　　　　　　　　　　　　　　　　（单位：%）

区域范围	按患病人数计算	按患病例数计算
合计	59.50	92.07
行政区		
香洲区	55.85	88.63
斗门区	56.84	84.96
金湾区	55.56	80.56
功能区		
高新区	66.95	107.63
万山区	64.58	103.13
横琴新区	60.98	93.90
高栏港区	69.80	114.09

表 L-135　调查地区不同性别 60 岁及以上老年人慢性病患病率　　　　　　　　　　　　（单位：%）

区域范围	男	女
合计	85.97	97.56
行政区		
香洲区	86.43	90.57
斗门区	80.88	88.89
金湾区	75.38	84.81
功能区		
高新区	102.04	111.59
万山区	96.08	111.11
横琴新区	71.43	110.64
高栏港区	101.39	125.97

表 L-136　调查地区 60 岁及以上老年人年龄别慢性病患病率　　　　　　　　　　　　　（单位：%）

区域范围	60~69 岁	70~79 岁	80 岁及以上
合计	79.46	111.21	113.33
行政区			
香洲区	68.05	115.48	115.22
斗门区	75.55	105.08	93.33
金湾区	73.74	83.33	120.00
功能区			
高新区	88.06	130.56	140.00
万山区	96.77	119.05	107.69
横琴新区	75.56	113.04	121.43
高栏港区	103.13	119.44	164.71

表 L-137　调查地区 60 岁及以上老年人文化程度别慢性病患病率　　　　（单位：%）

区域范围	没上过学	小学	初中	高中/技工学校	中专	大专	本科及以上
合计	100.00	94.89	84.24	71.88	100.00	111.11	104.00
行政区							
香洲区	107.69	89.16	78.87	59.18	100.00	125.93	104.00
斗门区	92.59	84.91	83.00	67.74	83.33	50.00	—
金湾区	93.10	84.72	53.57	76.92	150.00	—	—
功能区							
高新区	111.76	114.89	111.43	88.89	83.33	50.00	—
万山区	80.00	133.33	71.43	100.00	—	200.00	—
横琴新区	115.79	93.33	66.67	33.33	150.00	100.00	—
高栏港区	117.50	120.75	110.81	100.00	—	0.00	—

注："—"表示在调查地区的 60 岁及以上老年人中没有对应文化程度的人群，故无法计算慢性病患病率。

表 L-138　调查地区 60 岁及以上老年人婚姻别慢性病患病率　　　　（单位：%）

区域范围	未婚	已婚	丧偶	离婚	其他
合计	75.00	89.47	104.44	88.89	100.00
行政区					
香洲区	100.00	88.98	87.50	50.00	100.00
斗门区	86.67	81.84	94.78	100.00	—
金湾区	75.00	75.96	94.44	—	—
功能区					
高新区	66.67	104.40	126.09	100.00	—
万山区	—	101.27	111.76	—	—
横琴新区	—	90.54	125.00	—	—
高栏港区	0.00	106.72	169.57	100.00	—

注："—"表示在调查地区的 60 岁及以上老年人中没有对应婚姻状况的人群，故无法计算慢性病患病率。

表 L-139　调查地区 60 岁及以上老年人两周患病治疗情况　　　　（单位：%）

区域范围	就诊	两周内就诊	两周前就诊	未就诊	纯自我治疗	未采取任何治疗措施
合计	86.87	38.78	48.10	13.13	8.62	4.51
行政区						
香洲区	83.26	46.15	37.10	16.74	11.76	4.98
斗门区	92.50	41.25	51.25	7.50	5.94	1.56
金湾区	74.75	31.31	43.43	25.25	7.07	18.18
功能区						
高新区	87.63	48.45	39.18	12.37	11.34	1.03
万山区	82.50	12.50	70.00	17.50	11.25	6.25
横琴新区	91.94	38.71	53.23	8.06	6.45	1.61
高栏港区	88.24	34.45	53.78	11.76	8.40	3.36

表 L-140　调查地区 60 岁及以上老年人两周就诊人(次)数和两周就诊率

区域范围	就诊人数/人	就诊人次数/人次	调查人口数/人	两周就诊率/(%)
合计	387.00	502.00	1400.00	35.86
行政区				
香洲区	102.00	122.00	299.00	40.80
斗门区	132.00	188.00	512.00	36.72
金湾区	31.00	48.00	144.00	33.33
功能区				
高新区	47.00	47.00	118.00	39.83
万山区	10.00	10.00	96.00	10.42
横琴新区	24.00	29.00	82.00	35.37
高栏港区	41.00	58.00	149.00	38.93

表 L-141　调查地区不同性别 60 岁及以上老年人两周就诊率　　　　　　　　　　(单位:%)

区域范围	男	女
合计	30.02	41.11
行政区		
香洲区	32.86	47.80
斗门区	26.69	46.36
金湾区	36.92	30.38
功能区		
高新区	38.78	40.58
万山区	13.73	6.67
横琴新区	37.14	34.04
高栏港区	31.94	45.45

表 L-142　调查地区 60 岁及以上老年人年龄别两周就诊率　　　　　　　　　　(单位:%)

区域范围	60~69 岁	70~79 岁	80 岁及以上
合计	32.67	43.68	35.90
行政区			
香洲区	46.15	35.71	30.43
斗门区	30.41	55.93	33.33
金湾区	35.35	33.33	20.00
功能区			
高新区	31.34	52.78	46.67
万山区	6.45	14.29	23.08
横琴新区	28.89	30.43	64.29
高栏港区	33.33	47.22	52.94

表 L-143 调查地区不同性别 60 岁及以上老年人两周未就诊比例　　（单位：%）

区域范围	总体	男	女
合计	13.13	15.42	11.31
行政区			
香洲区	16.74	17.71	16.00
斗门区	7.50	9.79	5.65
金湾区	25.25	36.96	15.09
功能区			
高新区	12.37	11.11	13.11
万山区	17.50	21.05	14.29
横琴新区	8.06	16.00	2.70
高栏港区	11.76	7.02	16.13

表 L-144 调查地区 60 岁及以上老年人住院人（次）数和住院率

区域范围	住院人数/人	住院人次数/人次	调查人口数/人	住院率/(%)
合计	246.00	323.00	1400.00	23.07
行政区				
香洲区	48.00	60.00	299.00	20.07
斗门区	106.00	142.00	512.00	27.73
金湾区	20.00	31.00	144.00	21.53
功能区				
高新区	18.00	20.00	118.00	16.95
万山区	6.00	6.00	96.00	6.25
横琴新区	19.00	24.00	82.00	29.27
高栏港区	29.00	40.00	149.00	26.85

表 L-145 调查地区不同性别 60 岁及以上老年人住院率　　（单位：%）

区域范围	男	女
合计	22.02	24.02
行政区		
香洲区	22.14	18.24
斗门区	23.11	32.18
金湾区	21.54	21.52
功能区		
高新区	20.41	14.49
万山区	7.84	4.44
横琴新区	22.86	34.04
高栏港区	29.17	24.68

表 L-146　调查地区不同年龄别 60 岁及以上老年人住院率　　　　　　　　　　（单位：%）

区域范围	60～69 岁	70～79 岁	80 岁及以上
合计	18.32	25.00	40.51
行政区			
香洲区	11.24	26.19	41.30
斗门区	25.08	25.42	42.67
金湾区	20.20	16.67	40.00
功能区			
高新区	13.43	25.00	13.33
万山区	6.45	9.52	0.00
横琴新区	11.11	39.13	71.43
高栏港区	20.83	27.78	58.82

表 L-147　调查地区 60 岁及以上老年人住院情况构成　　　　　　　　　　（单位：天）

区域范围	等候入院时间	平均住院天数
合计	1.36	9.35
行政区		
香洲区	2.12	10.88
斗门区	1.15	8.86
金湾区	1.06	9.26
功能区		
高新区	1.05	10.15
万山区	1.00	10.17
横琴新区	1.08	8.83
高栏港区	1.58	8.67

表 L-148　调查地区 60 岁及以上老年人应住院而未住院的比例

区域范围	应住院人次数/人次	未住院人次数/人次	应住院而未住院比例/（%）
合计	363	40	11.02
行政区			
香洲区	64	4	6.25
斗门区	160	18	11.25
金湾区	35	4	11.43
功能区			
高新区	22	2	9.09
万山区	6	0	0.00
横琴新区	24	0	0.00
高栏港区	52	12	23.08

表 L-149　调查地区不同性别 60 岁及以上老年人应住院而未住院的比例　　（单位：%）

区域范围	男	女
合计	10.98	11.06
行政区		
香洲区	3.13	9.38
斗门区	17.14	6.67
金湾区	12.50	10.53
功能区		
高新区	9.09	9.09
万山区	0.00	0.00
横琴新区	0.00	0.00
高栏港区	8.70	34.48

表 L-150　调查地区 60 岁及以上老年人主要经济来源构成　　（单位：%）

区域范围	劳动收入	离退休养老金	最低生活保障金	财产性收入	家庭成员供养	其他
合计	9.71	56.14	3.79	2.93	25.36	2.07
行政区						
香洲区	3.01	83.61	0.67	1.34	10.70	0.67
斗门区	13.87	33.98	5.27	0.00	45.90	0.98
金湾区	10.42	60.42	5.56	7.64	15.97	0.00
功能区						
高新区	4.24	67.80	0.85	1.69	18.64	6.78
万山区	23.96	47.92	6.25	3.13	17.71	1.04
横琴新区	6.10	36.59	8.54	23.17	10.98	14.63
高栏港区	5.37	79.87	1.34	1.34	11.41	0.67